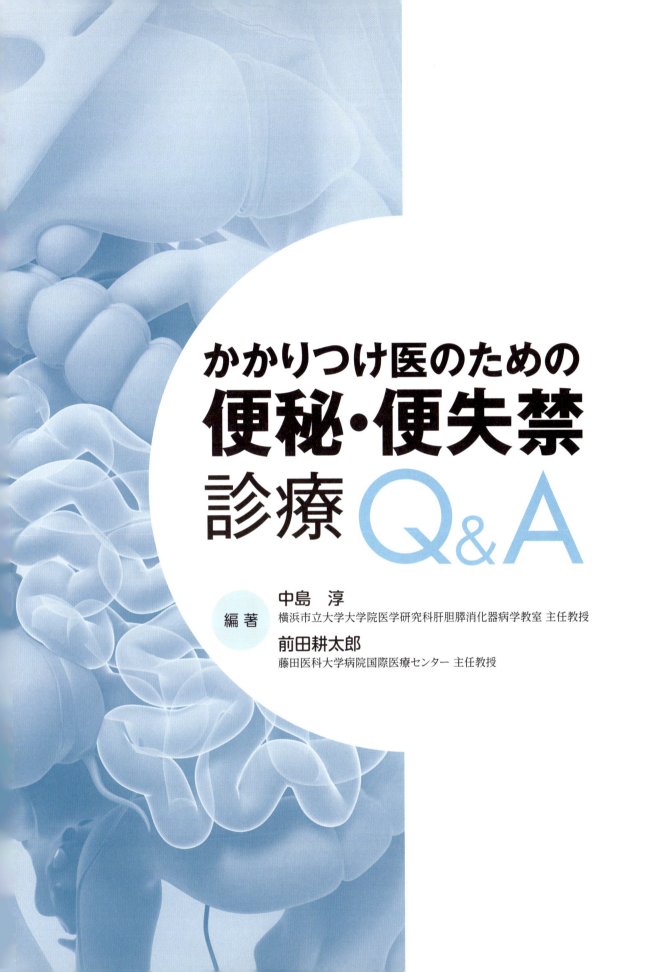

かかりつけ医のための
便秘・便失禁
診療 Q&A

編著

中島 淳
横浜市立大学大学院医学研究科肝胆膵消化器病学教室 主任教授

前田耕太郎
藤田医科大学病院国際医療センター 主任教授

謹 告

本書に記載されている事項に関しては，発行時点における最新の情報に基づき，正確を期するよう，著者・出版社は最善の努力を払っております。しかし，医学・医療は日進月歩であり，記載された内容が正確かつ完全であると保証するものではありません。したがって，実際，診断・治療等を行うにあたっては，読者ご自身で細心の注意を払われるようお願いいたします。

本書に記載されている事項が，その後の医学・医療の進歩により本書発行後に変更された場合，その診断法・治療法・医薬品・検査法・疾患への適応等による不測の事故に対して，著者ならびに出版社は，その責を負いかねますのでご了承下さい。

序 文

　「たかが便秘」―少し前まではこれが世の中の一般的な認識でしたが，『慢性便秘症診療ガイドライン2017』が公表され，便秘は"疾患"であり，患者さんのQOLを著しく損なうことが周知されました。しかし，450万人の患者さんがいるにもかかわらず，まだまだ「高血圧」などと比べて，医療者・患者さんの中で疾患としての市民権を得ているとは言い難い状況ではないでしょうか。便失禁もしかりで，「多少の便漏れは年だから仕方ない」という向きがありました。500万人以上の潜在患者さんにスポットをあてるべく『便失禁診療ガイドライン2017年版』が公表されるに至りましたが，便秘以上に患者さんが人知れず一人で悩みを抱えがちです。

　本書は，より多くの患者さんに，いまは良い治療法があることを知って頂きたく，なじみの患者さんがもっとも相談しやすい，かかりつけの先生方に向けて解説しました。ぜひ先生方から，お通じのことで困っていることはないかと，日々のご診療の中でご確認をお願いできればと思います。

　Q＆A形式をとり，基本の「き」から，なるべく平易に解説したつもりです。すでに治療に取り組まれているものの，なかなか患者さんの満足が得られず困っている先生方にもぜひ活用して頂きたいと思います。最近になり，エビデンスのある薬剤や治療法が次々登場し，それぞれの患者さんに合わせた戦略が使えるようになってきました。

　ちょっと手に負えないなと思われたときに紹介できる専門施設も掲載しましたので，お困りのときにはお声掛け下さい。みな熱意あふれるメンバーで，患者さんの悩みに寄り添えない者は一人もおりませんので，安心してご紹介頂きたいと思います。

2019年10月　　中島　淳

カラー口絵

便失禁編 Q16

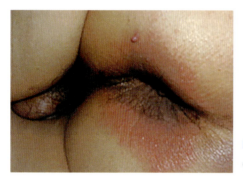

図3 ▶ 肛門周囲の発赤（紅斑）　本文P188

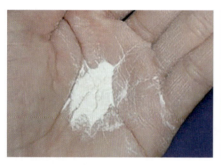
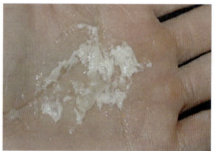

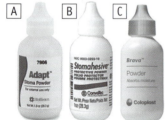

図5 ▶ 粉状皮膚保護剤　本文P190

滲出液などの水分を吸収するとゲル状になり，皮膚表面に固着して刺激から保護する。
A：アダプト®ストーマパウダー（ホリスター社）
B：バリケア®パウダー（コンバテック社）
C：ブラバ®パウダー（コロプラスト社）

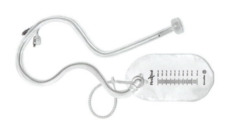

肛門用カテーテル

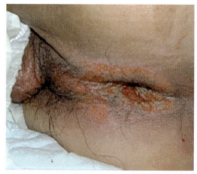

図6 ▶ 水様便を認める場合（重度のスキントラブル）　本文P190

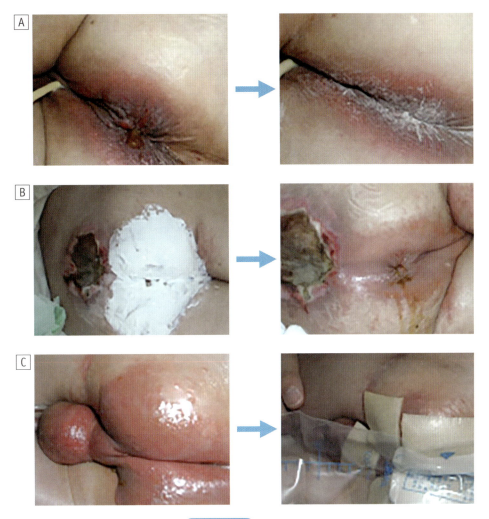

図4 ▶ びらんの程度とその対応　本文P189

A：びらん；びらん部にパウダーを直接散布する。パウダー散布後に排便した場合，パウダーを除去する必要はなく，便をつまみ取り，そのままパウダーを追加散布する。

B：滲出液の多いびらん・潰瘍①；滲出液の多いびらんの場合には，亜鉛華軟膏とパウダーを1：1の割合で混ぜ，びらん部位から健全な皮膚にかけて塗布する。亜鉛華軟膏塗布後に排便した場合，軟膏を除去する必要はなく，便をつまみ取り，そのまま亜鉛華軟膏を追加塗布する。

C：滲出液が多いびらん・潰瘍②；板状皮膚保護剤やハイドロコロイドドレッシング剤をスキントラブルの形状や範囲に合わせて分割して貼付し，剥がれたら交換する。無理に剥がさない。板状皮膚保護剤を細かく分割してカットすることで，剥がれた部分のみを交換することができる。パウチングする場合，ストーマ用装具や肛門失禁用装具等を肛門から会陰までのサイズに開口し，用手形成皮膚保護剤や練状皮膚保護剤で隙間を埋め，密着させる。

便失禁編 Q17

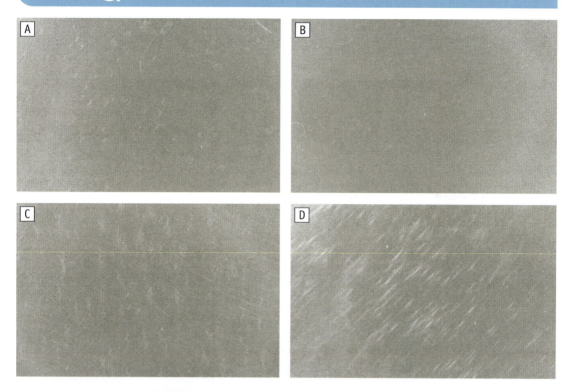

図1 ▶ 衛生材料の比較　本文P193

A:コットン，B:不織布ガーゼ，C:タオル，D:ガーゼ
各衛生材料を用いて，プラスチック板に100回摩擦刺激を加えた後の状態。コットンや不織布ガーゼよりタオルやガーゼのほうが白く傷ついている。

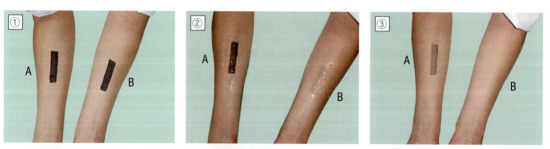

図2 ▶ 事前に皮膜を作ることによる効果　本文P194

洗浄剤の化学的刺激，摩擦刺激を緩和し，汚れを効果的に落とすためには，事前に油性清浄剤や撥水性クリームなどを使用して，汚れが皮膚のきめに入りにくい環境を作ること，加えて便を除去した後にクレンジング効果として，ウェットワイプや油性清浄剤で汚れを浮かせてから洗浄剤で汚れを落とす。

① Bに油性清浄剤（サニーナ®）を塗布して30分経過した時点で，A，Bそれぞれに油性ペンで汚れを作った。
② Bは汚れを浮き立たせる目的で油性清浄剤をスプレーして軽く拭き取り，Aはそのままの状態で，それぞれに弱酸性洗浄剤（セキューラ®CL）をスプレーした。
③ Bは汚れを除去できたが，Aは除去できなかった。再度，Aの汚れを取る目的でAに油性清浄剤をスプレーして拭き取り，洗浄剤を使用したが，Aの汚れは完全には落ちなかった。

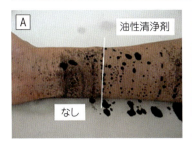
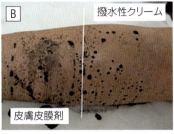
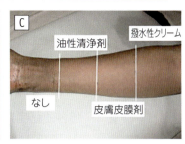

図3 ▶ 撥水効果の比較　本文P195

スキンケア用品の撥水効果はそれぞれ異なるため，便の性状に合わせて使い分ける。
A・B：腕に皮膜を形成するスキンケア用品を使用した後に墨汁を散布した。「なし」「皮膚被膜剤」は皮膚に墨汁がしみ込んでいるが，「油性清浄剤」「撥水性クリーム」は墨汁が弾いて皮膚に残留しなかった。
C：油性清浄剤を湿らせたコットンで墨汁をふき取った。「なし」は皮膚のきめに墨汁が入り込んでいたが，それ以外は墨汁の残留はなかった。「皮膚被膜剤」は，一見するときめに入り込んだように見えたが，皮膜を形成し皮膚を保護していることがわかる。

便失禁編 Q24

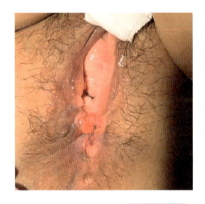

図1 ▶ 会陰部の視診　本文P212
会陰裂傷にて皮膚が欠損し腟口と直腸が連続している状態。

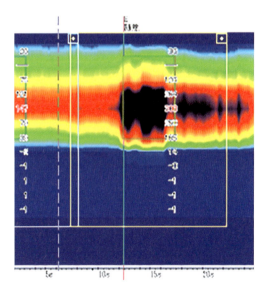

図5 ▶ HRAMでの静止圧と随意圧の変化
本文P214

カラー口絵

● 目 次

便秘編

Q1	便秘の定義は?	2
Q2	慢性便秘症の分類は?	4
Q3	慢性便秘症の診断基準は?	7
Q4	わが国における慢性便秘症の有病率は? 加齢による影響は?	10
Q5	慢性便秘症の警告症状, リスク因子, 原因となる薬剤, 基礎疾患は?	13
Q6	慢性便秘症と心理的異常の関係は?	17
Q7	慢性便秘症の長期予後は? ―― 大腸癌の発生リスクを中心に	19
Q8	慢性便秘症の病態はどのようなものか?	22
Q9	慢性便秘症によくみられる併存疾患は?	25
Q10	便秘型IBSと機能性便秘の違いは?	28
Q11	患者が「便秘」症状を訴えた時, どのようなことを聞いたらよいのか?	32
Q12	身体検査や通常検査はどう進めるか?	36
Q13	慢性便秘症患者のQOLはどのように測定するか?	39
Q14	慢性便秘症の初期診療はどのように進めればよいのか?	44
Q15	慢性便秘症の初期診療の目標は, どこに置くのか?	49
Q16	慢性便秘症の内服治療薬の特徴と使い方は?	52
Q17	低い処方継続率を向上させるためにはどうすればよいか?	59
Q18	新規便秘治療薬のエビデンスと使い分けは?	61

Q19	慢性便秘症に浣腸，坐剤，摘便は有効か？	68
Q20	慢性便秘症にバイオフィードバック療法は有効か？	71
Q21	慢性便秘症に精神・心理療法は有効か？	75
Q22	慢性便秘症における生活習慣の改善は有効か？	79
Q23	食事・栄養指導はどのようにすればよいのか？ プロバイオティクスは有効か？	83
Q24	難治性便秘の症状と原因は？	87
Q25	専門医に紹介するタイミングはどう判断するのか？	90
Q26	専門医は，どのように探したらよいのか？	93
Q27	慢性便秘症の専門的診療は，どのように進められるのか？	95
Q28	専門的機能検査にはどのようなものがあり，何を評価するのか？	98
Q29	オピオイド誘発性便秘のメカニズムと治療法は？	101
Q30	外科治療の適応と治療法は？	106
Q31	在宅患者，高齢者の生理機能を鑑みた診療のポイントは？	109
Q32	認知症，フレイルの慢性便秘症にどう対応すればよいのか？	113
Q33	小児の慢性便秘症・便失禁にどう対応すればよいのか？	118
Q34	妊婦の便秘症にどう対応すればよいのか？	123

便失禁編

Q 1	どのような症状が出たら便失禁を疑い治療するか？ 便失禁の定義は？	**128**
Q 2	実際に便失禁はどの程度の頻度で，どのような人に起こっているのか？	**131**
Q 3	便失禁に関連する疾患や病態，原因，発症のリスク因子は何か？	**134**
Q 4	便失禁は，どのような手順で診断，治療を行うのか？	**138**
Q 5	便失禁の問診では，どのようなことを聞いたらよいのか？	**142**
Q 6	便失禁の程度や重症度はどのように評価するのか？	**146**
Q 7	便失禁患者の診察・検査のポイントは何か？	**150**
Q 8	便失禁の臨床的初期評価で気をつけなければいけないポイントは何か？	**153**
Q 9	便失禁の初期保存的療法選択のコツは？	**156**
Q 10	便失禁の初期診療の目標は，どこに置くのか？	**161**
Q 11	便失禁の薬物療法では，何を使用し，何に気をつけるのか？	**165**
Q 12	便失禁の生活・排便習慣指導では，どのようなことを指導するのか？	**171**
Q 13	便失禁の食事指導では，どのような指導を行うか？	**174**
Q 14	失禁に良いとされる骨盤底筋訓練とはどのようなものか？	**178**
Q 15	便失禁に対するバイオフィードバックとはどのようなものか？またその効果は？	**182**
Q 16	便失禁に関連して起こるスキントラブルとその対処法は？	**185**
Q 17	便失禁関連のスキントラブルに予防法はあるのか？	**191**
Q 18	便失禁ケア用品には，どのようなものがあるか？	**196**
Q 19	出産後の便失禁に対して，どのように対応すればよいか？	**199**

Q	20	便失禁の初期保存的治療法は，どの程度継続し，効果を判定するのか？	202
Q	21	便失禁患者を専門施設に紹介するタイミングや時期はどう判断するのか？	205
Q	22	専門施設はどうやって探したらよいのか？	207
Q	23	便失禁の専門的診療は，どのような手順で行われるのか？	209
Q	24	専門的検査にはどのようなものがあり，何を評価するのか？	212
Q	25	挿入型肛門失禁装具とは，どのようなものか？どのような時に使用するのか？	217
Q	26	経肛門的洗腸療法とは，どのようなものか？どのような患者に使用するか？	219
Q	27	専門的外科治療には，どのような治療法があるのか？	222
Q	28	専門的外科治療は，どのように選択するのか？	226
Q	29	新しい仙骨神経刺激療法とは，どのような治療法か？	229
Q	30	直腸癌術後の便失禁には，どのように対応すればよいのか？	231
Q	31	脊損患者の便失禁の実態は？ 対応はどのようにすればよいか？	234
Q	32	認知症・フレイル・寝たきり高齢者にどう対応すればよいのか？	238
Q	33	便失禁と尿失禁の関連はあるのか？	243
Q	34	便失禁患者に対するチーム医療はどのように行うのか？	247
Q	35	便失禁患者に対する精神的サポートはどう行うのか？	251
		▶小児の便失禁 ☞ 便秘編 Q33	118

索 引	253

執筆者一覧

総編集／便秘編 編集

中島　淳　　横浜市立大学大学院医学部肝胆膵消化器病学教室 主任教授

便失禁編 編集

前田耕太郎　藤田医科大学病院国際医療センター 主任教授

便秘編 (執筆順)

鳥居　明　　鳥居内科クリニック 院長

山本貴嗣　　帝京大学医学部内科学講座 教授

春日井邦夫　愛知医科大学医学部内科学講座消化管内科 教授

北條麻理子　順天堂大学医学部消化器内科学講座 先任准教授

栗林志行　　群馬大学大学院医学系研究科内科学講座消化器・肝臓内科学 助教

奥村利勝　　旭川医科大学内科学講座消化器・血液腫瘍制御内科学分野 (第三内科) 教授

中川義仁　　藤田医科大学医学部医学科消化管内科学 准教授

大宮直木　　藤田医科大学医学部医学科消化管内科学 教授

眞部紀明　　川崎医科大学検査診断学 (内視鏡・超音波) 教授

高林英日己　埼玉医科大学総合医療センター消化器・肝臓内科 講師

岡　政志　　埼玉医科大学総合医療センター消化器・肝臓内科 教授

千葉俊美　　岩手医科大学口腔医学講座 (関連医学分野) 教授

富田寿彦　　兵庫医科大学内視鏡センター／内科学消化管科 准教授

三輪洋人　　兵庫医科大学内科学消化管科 主任教授

正岡建洋　　慶應義塾大学医学部内科学教室 (消化器) 専任講師

山本悠太　　慶應義塾大学医学部内科学教室 (消化器)

中田浩二	東京慈恵会医科大学附属第三病院臨床検査医学 教授
一志公夫	一志胃腸科クリニック 院長
大久保秀則	横浜市立大学医学部肝胆膵消化器病学教室 助教
永原章仁	順天堂大学医学部消化器内科学講座 教授
三澤　昇	横浜市立大学医学部肝胆膵消化器病学教室
福土　審	東北大学大学院医学系研究科行動医学 教授
田村彰朗	兵庫医科大学医学部内科学消化管科 助教
玉川祐司	島根大学医学部医学科内科学講座（内科学第二）助教
山本さゆり	愛知医科大学医学部内科学講座消化管内科 講師
舟木　康	愛知医科大学医学部内科学講座消化管内科 准教授
海老正秀	愛知医科大学医学部内科学講座消化管内科 講師
小笠原尚高	愛知医科大学医学部内科学講座消化管内科 准教授
佐々木誠人	愛知医科大学医学部内科学講座消化管内科 特任教授
冬木晶子	横浜市立大学医学部肝胆膵消化器病学教室 助教
二神生爾	日本医科大学武蔵小杉病院消化器内科 教授
山脇博士	日本医科大学武蔵小杉病院消化器内科 助教
水上　健	国立病院機構久里浜医療センター 内視鏡部長
河原秀次郎	国立病院機構西埼玉中央病院 外科 医療経営部長
有賀悦子	帝京大学医学部緩和医療学講座／附属病院緩和ケアセンター 教授
木村貴純	木村内科・胃腸内科 院長
加藤孝征	国際医療福祉大学熱海病院消化器内科 講師
友政　剛	パルこどもクリニック 院長
岡田真由美	島根大学医学部医学科内科学講座（内科学第二）

便失禁編 (執筆順)

山口恵実	JCHO東京山手メディカルセンター大腸肛門病外科
山名哲郎	JCHO東京山手メディカルセンター大腸肛門病外科 部長
味村俊樹	自治医科大学消化器一般移植外科 教授
本間祐子	自治医科大学消化器一般移植外科 病院助教
幸田圭史	帝京大学ちば総合医療センター外科 教授
黒水丈次	松島病院大腸肛門病センター 院長
勝野秀稔	藤田医科大学総合消化器外科 准教授
安部達也	くにもと病院 院長
積 美保子	JCHO東京山手メディカルセンター看護部 副看護師長
谷口珠実	山梨大学大学院総合研究部医学域健康・生活看護学講座 教授
高橋知子	亀田総合病院消化器外科 部長
祖父江正代	江南厚生病院看護部
西村かおる	日本コンチネンス協会 会長
中田真木	三井記念病院産婦人科 医長
吉岡和彦	関西医科大学総合医療センター消化管外科 教授
大矢雅敏	獨協医科大学埼玉医療センター外科 教授
角田明良	亀田総合病院 消化器外科 部長
髙野正太	大腸肛門病センター高野病院 副院長
鶴間哲弘	JR札幌病院外科 副院長
乃美昌司	兵庫県立リハビリテーション中央病院泌尿器科 部長
野明俊裕	大腸肛門病センターくるめ病院 副院長
荒木靖三	大腸肛門病センターくるめ病院 院長
錦織英知	神鋼記念病院消化器外科 医長

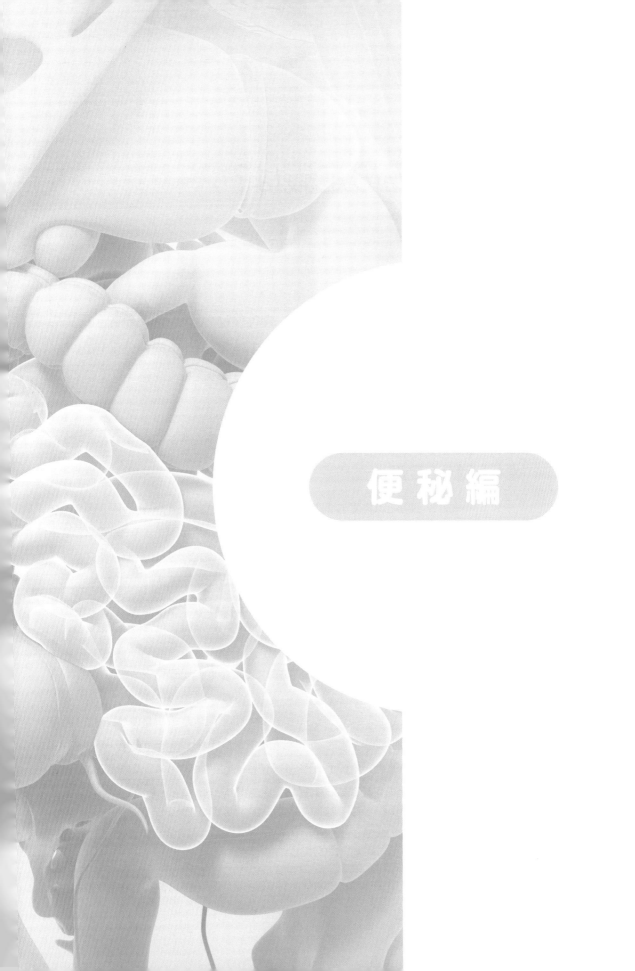
便秘編

便秘編

Q01 便秘の定義は？

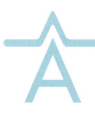

▶日本消化器病学会関連研究会 慢性便秘の診断・治療研究会編集の『慢性便秘症診療ガイドライン2017』では,「本来体外に排出すべき糞便を十分量かつ快適に排出できない状態」と定義されています。

● 解説

便秘の様々な定義

　一般に，便秘とは排便が順調に行われない状態を指します。排便回数が少なくなり，排便に際し，苦痛を伴う状態を言います。排便回数が減少すると便の水分量が70％以下に減少し，便は硬くなります。臨床的には，3〜4日以上排便がなく，不快な症状があり，日常生活に支障がある場合を便秘と言います。

　広辞苑では「大便が通じないでとどこおること。便通の回数または量が異常に減少すること。大腸での水分吸収の過剰，粘液の分泌の低下，腸管の蠕動運動の低下などによる」と定義されています。

　従来より，いくつかの定義が提唱されてきています。日本内科学会の定義は「3日以上便が出ていない状態」としています。さらに「また毎日排便があっても残便感がある状態」を加えています。一方，日本消化器病学会では「排便が数日に1回程度に減少し，排便間隔不規則で便の水分含有量が低下している状態（硬便）を指す」としています。また，オピオイドによる便秘は重篤なものもあるため，日本緩和医療学会でも便秘を定義しており，「腸管内容物の通過が遅延・停滞し，排便に困難を伴う状態」としています。

ガイドラインでの定義とその問題点

　2017年10月に日本消化器病学会関連研究会 慢性便秘の診断・治療研究会編集

の『慢性便秘症診療ガイドライン2017』が発刊されました。その中では，「本来体外に排出すべき糞便を十分量かつ快適に排出できない状態」と定義しています[1]。便秘を通過遅延の観点だけでなく，排出障害にも注目した定義です。成人の便秘症診療のためのガイドラインはわが国初のものであり，超高齢社会において深刻な慢性便秘症が増えていることや，患者のQOLを考慮した際には優先的に取り組むべき問題と認識されてきたことの現れと言えます。

しかし，この定義にはいくつかの問題点もあると言えます。すなわち，エビデンスを創出するためには「対象患者集団」を客観的に定義する必要がある，糞便の存在する腸管は「体外」である，「十分量」の定義が曖昧である，「快適」の判断が主観的である，「病悩期間」が明示されていない，「Rome基準」と齟齬を生じる可能性がある，などの問題点が指摘されています。

RomeⅣの診断基準

研究目的では，国際的にはRomeⅣの診断基準が広く用いられています（⇒便秘編Q03参照）[2]。厳密に区別するため，腹痛のない慢性便秘症を機能性便秘症，腹痛のある慢性便秘症を便秘型過敏性腸症候群（irritable bowel syndrome：IBS）と定義しています。

● 文 献

1) 日本消化器病学会関連研究会　慢性便秘の診断・治療研究会，編：慢性便秘症診療ガイドライン2017. 南江堂, 2017, p2.
2) Lacy BE, et al：Bowel Disorders. Gastroenterology. 2016；150(6)：1393-1407.Rectal surgeons. Practice parameters for the treatment of fecal incontinence. Dis Colon rectum. 2007；50(10)：1497-1507.

———— 鳥居 明

便秘編

Q02 慢性便秘症の分類は？

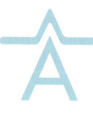

▶ 慢性便秘症は，腸管の形態的変化を伴う器質性と伴わない機能性に大別されます。また日常臨床においては，症状から排便回数減少型と排便困難型に分類する方法が用いられます。前者には薬剤性や症候性便秘など大腸通過遅延型と，水分や食物繊維摂取不良などによる大腸通過正常型が含まれ，また後者は骨盤底筋協調運動障害などによる便排出障害が病態として考えられます。

● 解説

慢性便秘症診療のわが国の現状とガイドライン

わが国では，以前より，器質性，症候性，薬剤性，機能性（痙攣性，弛緩性，直腸性）という分類が頻用されてきました。多くの先生にとってはなじみ深いものと思われますが，日々臨床で遭遇する症状による分類が含まれていない，機能性便秘の痙攣性，弛緩性，直腸性などの定義が不明確であるなど，現場では使いにくい部分がありました。一方で，国際的には便回数減少および排便困難という症状をもとに，その病態を併せて分類することが行われており，①大腸通過正常型，②大腸通過遅延型，③便排出障害という分類が広く用いられています[1, 2]。

2017年に刊行された『慢性便秘症診療ガイドライン2017』では，このようなわが国の便秘症診療の状況を鑑み，国際的な分類をふまえた上で新しい形の分類を提唱しています（表）[3]。まず，腸管の形態的変化を伴う器質性と変化を伴わない機能性に分け，さらに排便回数減少と排便困難という症状によって分類を行います。なお，排便回数減少の目安は週3回未満ですが，排便量が少ないために結腸に便が過剰に貯留し腹部膨満感や腹痛などの随伴症状が生じている場合には，排便回数が週3回以上であっても排便回数減少型に分類します。排便困難型は，便回数や排便量

表 ▶ 慢性便秘（症）の分類

原因分類		症状分類	分類・診断のための検査方法	専門的検査による病態分類	原因となる病態・疾患
器質性	狭窄性		大腸内視鏡検査，注腸X線検査など		大腸癌，Crohn病，虚血性大腸炎など
	非狭窄性	排便回数減少型	腹部X線検査，注腸X線検査など		巨大結腸など
		排便困難型	排便造影検査など	器質性便排出障害	直腸瘤，直腸重積，巨大直腸，小腸瘤，S状結腸瘤など
機能性		排便回数減少型	大腸通過時間検査など	大腸通過遅延型	特発性 症候性：代謝・内分泌疾患，神経・筋疾患，膠原病，便秘型過敏性腸症候群など 薬剤性：向精神薬，抗コリン薬，オピオイド系薬など
				大腸通過正常型	経口摂取不足（食物繊維摂取不足を含む） 大腸通過時間検査での偽陰性など
		排便困難型	大腸通過時間検査，排便造影検査など		硬便による排便困難・残便感（便秘型過敏性腸症候群など）
			排便造影検査など	機能性便排出障害	骨盤底筋協調運動障害 腹圧（怒責力）低下 直腸感覚低下 直腸収縮力低下など

- 慢性便秘（症）は大腸癌などによる器質性狭窄症の原因を鑑別したあと，症状のみによって，排便回数減少型と排便困難型に分類する
- 排便回数減少型において排便回数を厳密に定義する必要がある場合は，週に3回未満であるが，日常臨床ではその数値はあくまで目安であり，排便回数や排便量が少ないために結腸に便が過剰に貯留して腹部膨満感や腹痛などの便秘症状が生じていると思われる場合は週に3回以上の排便回数でも排便回数減少型に分類してよい
- 排便困難型は，排便回数や排便量が十分あるにもかかわらず，排便時に直腸内の糞便を十分量かつ快適に排出できず，排便困難や不完全排便による残便感を生じる便秘である
- さらに必要に応じて，大腸通過時間検査や排便造影検査などの専門的検査によって，排便回数減少型は大腸通過遅延型と大腸通過正常型に，排便困難型は「硬便による排便困難」と便排出障害（軟便でも排便困難）に病態分類し，便排出障害はさらに器質性と機能性に分類する
- 複数の病態を併せ持つ症例も存在することに留意する必要がある

（「日本消化器病学会関連研究会 慢性便秘の診断・治療研究会，編：慢性便秘症診療ガイドライン2017，p.3，2017，南江堂」より許諾を得て転載）

が十分であるにもかかわらず，排便時にスムーズかつ快適に排出できず，排便困難や残便感を生じている状態を指します。この分類を用いると，専門的検査が困難な一般外来においても分類を行うことが可能です。なお，両方の症状を有する症例が一定数存在することに留意が必要です。

症状分類と病態

腸管の器質的変化に伴う排便回数減少には，巨大結腸症などが含まれます。機能

性で排便回数の減少を有する場合は，神経疾患や内分泌疾患など他疾患に続発する症候性便秘，向精神薬，抗コリン薬，オピオイドなど薬剤による便秘，あるいは水分や食物繊維の摂取不足による便秘などが考えられます。症候性や薬剤性便秘の多くは大腸通過時間が遅延していることが予測されますが，摂取不足による便秘の場合は，基本的に大腸運動に問題なく通過時間は正常と考えられます。

　排便困難症状は，骨盤底筋協調運動障害，直腸の感覚低下や収縮力低下などの機能性便排出障害によるもの，便秘型過敏性腸症候群（IBS）など硬便による排出困難および残便感などの症状を呈する便秘などが含まれます。中でも，一般的にあまり知られていないと思われる，骨盤底筋協調運動障害という病態があります。通常排便の際に行われる関連組織の協調運動がうまくできない状態を指しますが，バイオフィードバック法など有効な治療法が知られていますので，診療の際に念頭に置いていただきたいと考えます。

　このような病態を念頭に置き，症状分類によって診断，治療を進めていくことが推奨されます。なお，各種治療に抵抗する難治例や非典型的な症状を呈する症例などは，一度専門的検査が可能な施設に紹介し，大腸通過時間や便排出障害の評価などを行った上で，より詳細な病態を明らかにすることが望ましいと考えます。

● 文 献 ●

1) Bharucha AE, et al：American Gastroenterological Association technical review on constipation. Gastroenterology. 2013；144(1)：218-238.
2) Tack J, et al：Diagnosis and treatment of chronic constipation--a European perspective. Neurogastroenterol Motil. 2011；23(8)：697-710.
3) 日本消化器病学会関連研究会　慢性便秘の診断・治療研究会，編：慢性便秘症診療ガイドライン2017. 南江堂, 2017, p3-5.

——— 山本貴嗣

便秘編

Q03 慢性便秘症の診断基準は?

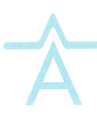

▶ 慢性便秘症の診断基準は『慢性便秘症診療ガイドライン2017』[1]に記載されています（表1）。しかし，日常臨床では必ずしも診断基準を満たす必要はなく，本ガイドラインで定義されている「本来体外に出すべき糞便を十分量かつ快適に排出できない状態」により，腹痛，腹部膨満感，排便困難，過度の怒責，残便感などの症状が現れ，日常生活に支障が出ていれば，便秘症と診断して積極的に治療することが望ましいです。

● 解説

慢性便秘はごくありふれた疾患で，消化器医のみならずあらゆる領域の医師が遭遇する頻度の高い消化器症状の1つです。しかし，従来は慢性便秘の明確な定義や診断基準がなく，もっぱら医師の経験に基づいた初期診断・治療アプローチが行わ

表1 ▶ 慢性便秘症の診断基準（慢性便秘症診療ガイドライン2017）

1.「便秘症」の診断基準
  以下の6項目のうち，2つ項目以上を満たす
  a. 排便の4分の1超の頻度で，強くいきむ必要がある
  b. 排便の4分の1超の頻度で，兎糞状便または硬便（ブリストル便形状スケールでタイプ1か2）である
  c. 排便の4分の1超の頻度で，残便感を感じる
  d. 排便の4分の1超の頻度で，直腸肛門の閉塞感や排便困難感がある
  e. 排便の4分の1超の頻度で，用手的な排便介助が必要である（摘便・会陰部圧迫など）
  f. 自発的な排便回数が，週に3回未満である
2.「慢性」の診断基準
  6カ月以上前から症状があり，最近3カ月間は上記の基準を満たしていること

（文献1より転載）

れていたため，必ずしも満足のいく便秘診療が実践されていなかったものと思われます。近年，わが国においても『慢性便秘症診療ガイドライン2017』が発刊され，慢性便秘症の診断基準が明確に示されました。

国際的な慢性便秘症の診断基準

様々な消化器症状を慢性的に訴えながら，その症状を説明するに足る器質的所見を同定できないものを総称して，機能性消化管障害（functional gastrointestinal disorders：FGID）と言い，FGIDの国際的な診断基準としてRome基準が作成されています。慢性便秘症は，機能性腸障害の病型分類の中の機能性便秘（functional constipation：FC）と定義されています。2016年に改訂された最新のRomeⅣ基準[2, 3]によると，FCは表2のような診断基準が示されています。この診断基準では過敏性腸症候群（IBS）（表3）を慢性便秘症から除外する必要がありますが，実地臨床においてその明確な鑑別は困難で，またFCと便秘型IBSのオーバーラップも多く認められます。そのため，Rome基準は，研究目的で慢性便秘症を厳密に定義する必要がある場合に活用することが現実的でしょう。

表2 ▶ 機能性便秘（FC）の診断基準（RomeⅣ）

6カ月以上前から症状があり，最近3カ月間は下記3項目の基準を満たしている

① 以下の症状の2つ以上がある
　a. 排便の25%にいきみがある
　b. 排便の25%に兎糞状便または硬便がある
　c. 排便の25%に残便感がある
　d. 排便の25%に直腸肛門の閉塞感あるいはつまった感じがある
　e. 排便の25%に用手的に排便促進の対応をしている（摘便，骨盤底圧迫など）
　f. 排便回数が週に3回未満
② 下剤を使わない時に軟便になることは稀
③ 過敏性腸症候群（IBS）の診断基準を満たさない

（文献2，3より作成）

表3 ▶ 過敏性腸症候群（IBS）の診断基準（RomeⅣ）

繰り返す腹痛が，最近3カ月の中で，平均して1週間につき
少なくとも1日以上を占め，下記の2項目以上の特徴を示す

① 排便に関連する
② 排便頻度の変化に関係する
③ 便形状（外観）の変化に関係する

少なくとも診断の6カ月前に症状が発現し，最近の3カ月は
上記の基準を満たす必要がある　　　（文献2，3より作成）

わが国における慢性便秘症の診断基準

わが国では，2017年10月に発刊された『慢性便秘症診療ガイドライン2017』[1]において診断基準が明記されました（表1）。これによれば，"便秘"とは「本来体外に出すべき糞便を十分量かつ快適に排出できない状態」と定義し，"便秘症"とは，「便秘により症状が現れ，検査や治療を必要とする場合であり，その症状として排便回数減少によるもの（腹痛，腹部膨満感など），硬便によるもの（排便困難，過度の怒責など）と便排出障害によるもの（軟便でも排便困難，過度の怒責，残便感とそのための頻回便など）がある」，と記載されています。

慢性便秘症の診断基準として，排便の1/4超の頻度を伴った6項目の症状のうち，2項目以上を満たすとしています。ここで重要なのは，排便回数や便の硬さといった，医師が把握しやすい客観的な指標だけではなく，排便困難感や残便感などの患者自身の主観的な症状も取り入れているところです。日本人における慢性便秘症に対する医師と患者の認識調査では，症状に関しては，患者の困っている症状と医師が診断に重視する症状には相違があることが示されています[4]。腹部膨満感に関しては患者の多くが困っているのに対し，医師が診断で重視するのはわずかでした。一方，排便回数の減少に関しては，困っている患者の割合より，医師が診断で重視する割合が多くありました。このように，患者の意識と医師の認識には相違が認められる場合も多いため，便秘症の診断には排便回数や便の硬さのみにとらわれるのではなく，排便困難感や残便感などの患者が悩んでいる主観的な症状にも注意を払い，丁寧に問診をすることが必要であると考えられます。

しかし，日常臨床において便秘の診断には必ずしもこの診断基準を満たす必要はなく，これらを参考にして，排便に関する様々な症状を的確に拾い上げることで，患者満足度の高い最適な便秘診療が可能になると思われます。

● 文 献

1) 日本消化器病学会関連研究会 慢性便秘の診断・治療研究会，編：慢性便秘症診療ガイドライン2017. 南江堂, 2017.
2) Drossman DA, et al：Rome IV-Functional GI Disorders：Disorders of Gut-Brain Interaction. Gastroenterology. 2016；150(6)：1257-1261.
3) Lacy BE, et al：Bowel Disorders. Gastroenterology. 2016；150(6)：1393-1407.
4) 三輪洋人，他：日本人における慢性便秘症の症状および治療満足度に対する医師/患者間の認識の相違. Therapeutic Research. 2017；38(11)：1101-1110.

――― 春日井邦夫

便秘編

Q04 わが国における慢性便秘症の有病率は？加齢による影響は？

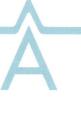

▶ わが国の便秘の有訴者率は平均3.7％で，2004年からほぼ同じ割合で推移しています。女性に多く，加齢により増加します。ただし，高齢になると男女の差は小さくなり，80歳以上では11％とほぼ等しくなります。便秘はQOLを低下させる症状です。便秘症状を訴える人の中には慢性便秘症の診断基準を満たさない人がいますが，そのような人にも適切な治療介入を行う必要があります。

● 解 説

慢性便秘症の有病率

　わが国では，便秘は疾患というより，「困れば市販薬で治療をする」症状としてとらえられていました。したがって，慢性便秘症に関する十分な疫学調査はなく，有病率の算出は困難です。

　厚生労働省の国民生活基礎調査に，便秘の有訴者率についての記載があります[1]。有訴者率は，正確には人口千人に対する有訴者（自覚症状がある人を言い入院患者を含まない）数ですが，ここではわかりやすくパーセント表記にします。2016年の男性の有訴者率は2.5％そして女性は4.6％でした。加齢により男女とも有訴者率は増加し，若年層では女性のほうが男性より有訴者率は高く，高齢になるにつれてその差は小さくなり，80歳以上では男女の有訴者率は約11％とほぼ等しくなっています（図）。2004年から2016年までの同調査によると平均で3.7％と，少なくともここ10年での有訴者率の増加はありません（☞便秘編Q31参照）。

　田村らはインターネット調査を行い，回答者の58.4％が便秘を自覚し，回答者の28.0％がRome Ⅲに基づく慢性便秘症の診断基準を満たしていたと報告しました[2]。症状を自覚した人と診断基準を満たした人は一致しておらず，便秘であると

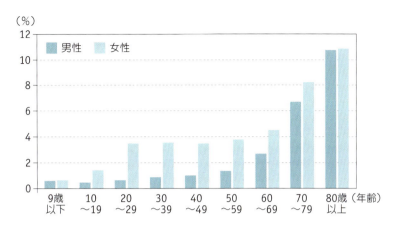

図 ▶ 便秘の性・年齢階級別有訴者率　　　　　　（文献1より引用）

自覚している人の中で便秘症の診断基準を満たした人は約50％，過敏性腸症候群（IBS）の診断基準を満たした人が約25％いたということです。したがって，便秘症状のある人の中には便秘型IBSの患者が含まれていると思われます。また，その中には，症状発現が6カ月以内という持続時間の短い人なども含んでいるかもしれません。

欧米の便秘症の有病率は2～27％と報告されています[3]。この割合の幅が広いのは，診断基準や研究デザインが違うためと説明されています。たとえば，27％という最も高い値は，自覚症状に基づいた有症状率です[4]。したがって欧米でも，有症状率と有病率を厳密に区別していません。便秘症または便秘を訴える人は，わが国と同様に，男性より女性に多く（男性：女性＝1：2.2），加齢に伴って増加します。

加齢による影響

前述の通り，加齢により有病率は増加します。加齢による全身諸臓器の機能低下に伴い，様々な症状，疾患が複合して起こってきますが，便秘症状もその1つであると考えられています。施設入所の高齢者には便秘が多いと言われています[5]。在宅医療を受けている高齢者にも多く，56.9％に便秘がみられるという報告もあります[6]。

便秘症状に対して市販薬で治療している人に目を向ける

急な便秘症状の場合，医療機関に受診することは多いと思われますが，慢性的な場合は，むしろ市販薬で対応している場合が多いという現状があります。一方，便秘はQOLを低下させる症状であり[7]，適切な治療介入が必要です。今後は，便秘症状がありながら医療機関に受診をしていない人を拾い上げていく必要があります。

● 文 献

1) 厚生労働省：第10表. 平成28年度国民生活基礎調査の概況, 2017, p41.
   [https://www.mhlw.go.jp/toukei/saikin/hw/k-tyosa/k-tyosa16/dl/16.pdf]
2) Tamura A, et al：Prevalence and Self-recognition of Chronic Constipation：Results of an Internet Survey. J Neurogastroenterol Motil. 2016；22(4)：677-685.
3) Higgins PD, et al：Epidemiology of constipation in North America：a systematic review. Am J Gastroenterol. 2004；99(4)：750-759.
4) Pare P, et al：An epidemiological survey of constipation in canada：definitions, rates, demographics, and predictors of health care seeking. Am J Gastroenterol. 2001；96(11)：3130-3137.
5) Robson KM, et al：Development of constipation in nursing home residents. Dis Colon Rectum. 2000；43(7)：940-943.
6) Komiya H, et al：Prevalence and risk factors of constipation and pollakisuria among older home-care patients. Geriatr Gerontol Int. 2019；19(4)：277-281.
7) Wald A, et al：The burden of constipation on quality of life：results of a multinational survey. Aliment Pharmacol Ther. 2007；26(2)：227-236.

北條麻理子

便秘編

Q05
慢性便秘症の警告症状，リスク因子，原因となる薬剤，基礎疾患は?

▶ 急激な体重減少や貧血などの警告症状が認められる場合には，悪性腫瘍の存在を疑い，精査を行う必要があります。慢性便秘のリスク因子としては，女性，高齢者，活動性低下，カロリーや食物繊維摂取量低下などが指摘されています。なお薬剤が原因になっていることもあり，気をつけなければなりません。また，慢性便秘の原因となりうる基礎疾患の有無にも注意が必要です。

● 解 説

慢性便秘症の警告症状

　警告症状とは，大腸がんなどの器質的疾患を考慮すべき症状であり，体重減少や貧血，血便，発熱，嘔気・嘔吐，50歳以上での排便習慣の変化，突然の便秘の発症や増悪する便秘，炎症性腸疾患や大腸がんの家族歴などが挙げられています[1]。こうした警告症状を認める場合には，悪性腫瘍などの器質的疾患を疑い，CTや大腸内視鏡検査を行う必要があります。

慢性便秘症のリスク因子

　日本消化器病学会関連研究会の慢性便秘の診断・治療研究会から発刊されている『慢性便秘症診療ガイドライン2017』では，慢性便秘症のリスク因子として，①body mass index（BMI）が低いこと，②朝食を食べない食習慣やダイエット，運動不足，睡眠障害などの生活習慣の異常，③腸管の長いこと，④逆流性食道炎や過敏性腸症候群，機能性ディスペプシアの合併，⑤心理的異常，が挙げられています[2]。ただし，BMIや腸管の長さについては否定的な見解もあることが記載されています。海外からの報告では，女性，高齢者，活動性低下，カロリーや食物繊維の

摂取量不足，低収入や低学歴，社会経済的地位の低さなどがリスク因子として挙げられています[3]。

慢性便秘症の原因となる薬剤

多種の薬剤が便秘をきたす可能性があると報告されており，注意が必要です（表1）。薬剤が原因となっている可能性があれば，原因薬剤を中止することが望ましいですが，原疾患の治療のためには使用しなければならない場合も少なくありません。便秘の原因となっている薬剤を漫然と使用せず，可能な限り中止または減量する姿勢が重要ではないかと思います。

慢性便秘症の原因となりうる疾患

便秘をきたしうる疾患としては，神経性髄疾患として，パーキンソン（Parkinson）病や脳血管障害，多発性硬化症，認知症，脊髄障害，自律神経障害など，内分泌・代謝性疾患として糖尿病や甲状腺機能低下症，電解質異常，アミロイドーシスなど，その他として筋ジストロフィーなどの筋疾患，膠原病，慢性腎不全，精神疾患などがあります（表2）。

パーキンソン病では排便障害を伴うことが多く，排便障害が運動症状に先行して

表1 ▶ 便秘をきたしうる薬剤

薬剤種	便秘をきたす機序
抗コリン薬	消化管運動や腸液分泌の抑制
向精神薬（抗精神病薬，抗うつ薬）	抗コリン作用に伴う消化管運動や腸液分泌の抑制
抗パーキンソン病薬	抗コリン作用に伴う消化管運動や腸液分泌の抑制，中枢神経系のドパミン活性の増加やアセチルコリン活性の低下
オピオイド	消化管からの消化酵素の分泌抑制，蠕動運動抑制，セロトニンの遊離促進作用
抗がん剤（植物アルカロイド，タキサン系）	末梢神経障害と自律神経障害
カルシウム拮抗薬	カルシウムの細胞内流入の抑制に伴う平滑筋弛緩
利尿薬	電解質異常に伴う腸管運動低下，体内の水分排出促進
制酸薬	消化管運動抑制
鉄剤	消化管蠕動抑制
カルシウム製剤	消化管蠕動阻害
制吐薬	5-HT$_3$受容体拮抗作用
止瀉薬	末梢性オピオイド受容体刺激

表2 ▶ 便秘の原因となりうる疾患や状態

機械的閉塞	消化管の腫瘍，腫瘤による壁外性圧排，消化管の狭窄
直腸の器質的疾患	裂肛，痔核，直腸脱，直腸瘤
代謝・内分泌疾患	糖尿病，甲状腺機能低下症，電解質異常（高カルシウム血症，低カリウム血症，低マグネシウム血症），ポルフィリア，汎下垂体機能低下症，褐色細胞腫，グルカゴノーマ，慢性腎不全（特に維持透析）
中枢神経疾患	脳血管障害，パーキンソン病，多発性硬化症，脊髄疾患・脊髄損傷，シャイ・ドレーガー（Shy-Drager）症候群，頭部外傷
神経原性疾患	末梢神経疾患，ヒルシュスプルング（Hirschsprung）病，シャーガス（Chagas）病，神経線維腫症，自律神経疾患
膠原病・筋疾患	全身性硬化症，アミロイドーシス，多発性筋炎・皮膚筋炎，筋ジストロフィー
機能性疾患	機能性ディスペプシア，過敏性腸症候群
精神疾患	うつ病，心気症

認められることもあるので，注意が必要です。排便時には肛門括約筋が弛緩しなければなりませんが，パーキンソン病患者では，この協調的弛緩が生じずに，逆に収縮してしまう奇異性収縮による排便障害がみられることがあります。また，嚥下障害などによる水分や食物繊維摂取量の減少，運動障害による運動低下，薬物の副作用なども便秘の原因になります。

　糖尿病では便秘が最も多い消化器症状です。代謝障害と微小循環障害により，末梢神経の軸索変性や有髄神経線維の脱落などが起こり，自律神経障害が生じると考えられています。また，消化管ホルモンの産生異常が関与している可能性なども指摘されています。

　透析患者では便秘がみられることが多いです。水分制限による便の硬化，カリウム制限による食物繊維摂取不足，運動不足による大腸運動の低下，筋力低下により十分にいきむことができない，便秘の原因になりやすい薬剤の内服などが便秘をきたしやすい原因です[4]。また，慢性腎不全の原因には糖尿病が多く，糖尿病に伴う自律神経障害も原因になっていることがあります。

　上記のように，慢性便秘の原因となりうる疾患を診療する際には，便秘の有無について注意をして，便秘がみられる場合には適切な排便コントロールを心がけることが重要です。また，突然便秘がみられるようになった場合には，パーキンソン病や認知症の初期症状である可能性も考慮する必要があります。

● **文 献**

1) Brandt LJ, et al：Systematic review on the management of chronic constipation in North America. Am J Gastroenterol. 2005；100 Suppl 1：S5-S21.

2）日本消化器病学会関連研究会　慢性便秘の診断・治療研究会，編：慢性便秘症診療ガイドライン 2017. 南江堂, 2017.

3）Jamshed N, et al：Diagnostic approach to chronic constipation in adults. Am Fam Physician. 2011；84(3)：299-306.

4）甲田　豊：透析患者の便秘−カリメート処方時の便秘対策. Pharma Medica. 2004；22(1)：133-137.

――― 栗林志行

便秘編

Q06 慢性便秘症と心理的異常の関係は？

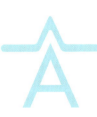

▶慢性便秘症と心理的異常の関連性は高く，半数以上に不安や抑うつなどの心理的異常を認めます．慢性便秘症で医療機関を受診するものは，心理的問題を抱えている可能性が高いことに配慮することが必要です．

● 解説

慢性便秘症と心理的異常[1]

慢性便秘症患者の6割程度に，うつ，不安などの心理的異常を認め，心理検査での心理的異常を示すスコアが健康対照者に比べて有意に高いことが示されています．システマティックレビューによると，慢性便秘によるQOLの低下は，身体的項目よりも心理的項目で顕著に認められています．機能性便秘患者と健常人を比較した検討では，自己不安尺度による不安およびうつ性自己評価尺度によるうつ症状が，機能性便秘の患者で有意に高値を示すと報告されています．慢性便秘症を呈する便秘型過敏性腸症候群（IBS）患者においても，不安およびうつ症状のレベルが健常人に比べて有意に高いことが示されています．便秘症の患者において，便秘重症度とQOL調査結果を比較した検討によると，便秘重症度は抑うつ重症度と相関し，精神的および身体的QOLを低下させることが示されています．

心理的異常に考慮した診療を

IBSに共存するうつや不安状態が受診行動に関与するとする報告があり[2~4]，以上の知見をふまえると，慢性便秘症の患者の診療場面では，新規便秘薬などの薬物療法に加えて，背景の心理的異常の有無を的確に判断し，不安や抑うつ状態を抱えた人をみるという全人的医療の実践を強調したいと思います．慢性便秘症の治療ゴー

ルを，便秘の改善にとどまらず，症状とQOLの改善をめざし，心理的異常に注意することはきわめて重要であると思います。

● 文 献

1) 日本消化器病学会関連研究会　慢性便秘の診断・治療研究会，編：慢性便秘症診療ガイドライン2017，南江堂. 2017, p38-40.
2) Whitehead WE, et al：Symptoms of psychologic distress associated with irritable bowel syndrome. Comparison of community and medical clinic samples. Gastroenterology. 1988；95(3)：709-714.
3) Smith RC, et al：Psychosocial factors are associated with health care seeking rather than diagnosis in irritable bowel syndrome. Gastroenterology. 1990；98(2)：293-301.
4) Walker EA, et al：Irritable bowel syndrome and psychiatric illness. Am J Psychiatry. 1990；147(5)：565-572.

奥村利勝

便秘編

Q07 慢性便秘症の長期予後は？ ——大腸癌の発生リスクを中心に

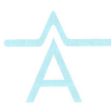

▶「慢性便秘症の長期予後に関して，大腸癌の発生リスクを上昇させるか？」という問いには，否定的な見解が多いのが現状です。現時点では，大腸癌のリスク因子として慢性便秘症は含まれていません。しかしながら，大腸癌の主要な症状の1つに便通異常があることから，便秘の患者にも大腸精査を勧める必要があります。

● 解説

慢性便秘症と大腸癌発症の関連が疑われる理由

　国立がんセンターがん情報サービス[1]によると，わが国の大腸癌は，罹患者数，死亡者数が増加傾向にあり，2017年度の罹患者数は悪性新生物の中で1位，死亡者数で2位と危機的状況にあります。また，大腸癌は高齢者に多い傾向にあります。大腸癌は大腸粘膜の遺伝子異常が原因で発生し，その遺伝子異常の誘因は食事等の生活習慣が深く関わることがわかっています[2]。

　一方，慢性便秘症患者も有病者数がきわめて多く，厚生労働省 平成25年国民生活基礎調査[3]によると，成人の便秘症の自覚症状がある人の割合は男性4.0％，女性5.9％であり，高齢者に多い傾向にあります[4]。

　以上から，慢性便秘症と大腸癌発症に密接な関連があると疑うのは決して根拠のないことではありません。以下に，慢性便秘症と大腸癌について比較した論文を提示し，現時点での見解を示します。

慢性便秘症と大腸癌についての研究

　Guérinら[4]は，慢性便秘患者28854人と非便秘者86562人による大規模な後方視的コホート研究において，1年後の大腸癌罹患者は，便秘患者：非便秘患者

で2.7%：1.7%と有意に便秘患者に多いとしています。また，非便秘患者に対する便秘患者のオッズ比（OR）は，大腸癌で1.59（95% CI 1.43～1.78），大腸良性腫瘍2.06（95% CI 1.51～2.70）であることから，慢性便秘症患者に大腸癌罹患リスクが有意に高いと報告しています。

一方，Powerら[5]は系統的レビューとメタアナリシスでの検討を報告しています。これによると，17件の症例対照研究では慢性便秘患者と大腸癌症例に正の相関を認める（OR 1.68，95% CI 1.29～1.04）ものの，8つの横断研究（OR 0.56，95% CI 0.36～0.89）と3つのコホート研究（OR 0.80，95% CI 0.61～1.04）では負の相関であった，つまり慢性便秘患者と大腸癌罹患には関連がなかったとしています。そして，症例対照研究で観察された有意差は想起バイアスに関連している可能性が高いと結論づけています。

さらに，Changら[6]によると，機能性便秘症患者は非便秘患者と比較して全生存期間が短い（HR 1.23，95% CI 1.07～1.42），つまり機能性便秘症患者は非便秘患者よりも生命予後が不良であると報告しています。しかしながら，慢性便秘症患者と大腸癌発症に関連はみられなかった，つまり生命予後不良因子として大腸癌はあたらないとしています。また，明確なリスク因子を挙げるのも困難であったとしています。

最後に，わが国における大規模なコホート研究を紹介します。国立がん研究センターの予防研究グループのデータ[7]では，57940人の7.9年における追跡調査で，大腸癌と便通の頻度で検討したところ，男性で結腸癌（HR 1.13，95% CI 0.66～1.95），直腸癌（HR 0.69，95% CI 0.28～1.72），女性で結腸癌（HR 0.61，95% CI 0.35～1.07），直腸癌（HR 0.99，95% CI 0.53～1.86）となっており，慢性便秘症の患者と大腸癌発症に関連がみられないと結論づけています。

以上より，「慢性便秘症の長期予後に関連して，大腸癌の発生リスクを上昇させるか？」という問いには，否定的な見解が多いのが現状です。

慢性便秘症の患者に大腸精査は不要か？

便秘で加療を受ける患者は，消化器を主科としない医師の診療を受けていることも多く，大腸の精査は紹介状記載など手間が多く，敷居が高いのが現状です。そのような状況で，大腸癌のリスク因子として慢性便秘は含まれないとすると，慢性便秘症の患者に大腸精査を勧めるのは困難であると思われます。

しかしながら，便秘の初診患者に対しては，機能性便秘と器質性便秘の鑑別に大腸精査は必須であることを忘れてはいけません。さらに，大腸癌の主要な症状の1つに便通異常があります。特に，もともと便通異常がなかった患者が便秘になったり，慢性便秘症で加療を受けていた患者の症状が徐々にでも増悪したり，薬剤投与

表 ▶ 慢性便秘症患者へ大腸精査を勧めるための説明の仕方

○　大腸癌の重要な症状として便秘があるので，便秘の患者さんは是非とも大腸の検査を受けていただくようお勧めします
×　便秘は大腸癌になりやすいので大腸の検査を受けてください

の効果が悪くなってきた時は，大腸癌を疑い，精査（可能であれば大腸内視鏡）を考慮すべきです。

　では，どのようにして患者に検査を勧めるのがよいでしょうか？　現時点では，「便秘が大腸癌のリスク因子であることから大腸の検査を推奨する」と説明するのは不適切となりかねません。大腸癌の主要な症状として便通異常があることや，大腸癌の罹患者数，死亡者数がきわめて多いことを念頭に置き，「大腸癌の重要な症状の1つに便秘がある」ことを伝えて大腸精査を勧めるのが適切であると考えます（表）。

● 文 献

1)　国立がん研究センター：最新がん統計. がん情報サービス.
　　[https://ganjoho.jp/reg_stat/statistics/stat/summary.html]（更新・確認日：2019年01月21日）
2)　中川義仁, 他：大腸癌 疫学／発癌機序. 消化器病学－基礎と臨床－. 浅香正博, 他, 編. 西村書店, 2013, p1066-1072.
3)　厚生労働省：国民生活基礎調査.
　　[https://www.mhlw.go.jp/toukei/list/20-21.html]（2019年5月31日閲覧）
4)　Guérin A, et al：Risk of developing colorectal cancer and benign colorectal neoplasm in patients with chronic constipation. Aliment Pharmacol Ther. 2014；40(1)：83-92.
5)　Power AM, et al：Association between constipation and colorectal cancer: systematic review and meta-analysis of observational studies. Am J Gastroenterol. 2013；108(6)：894-903.
6)　Chang JY, et al：Impact of functional gastrointestinal disorders on survival in the community. Am J Gastroenterol. 2010；105(4)：822-832.
7)　Otani T, et al：Bowel movement, state of stool, and subsequent risk for colorectal cancer: the Japan public health center-based prospective study. Ann Epidemiol. 2006；16(12)：888-894.

—— 中川義仁, 大宮直木

便秘編

Q08 慢性便秘症の病態はどのようなものか?

A

▶慢性便秘症患者の大腸通過時間は，健常者のそれと比較すると有意に遅延しています。その要因には，内的要因のみならず多くの外的因子が影響しています。また，慢性便秘症は大腸通過時間の観点から大腸通過正常型便秘（NCT），大腸通過遅延型便秘（STC），機能性便排出障害（OD）に分類されます。それぞれは完全に独立したものではなく，重複がみられることに注意が必要です。

● 解説

慢性便秘症患者の大腸通過時間は有意に遅延

慢性便秘症患者が加齢とともに増加することは明らかですが，その性差は年代ごとに特徴があり，非高齢者では圧倒的に女性の比率が高く，高齢者になると男女差がなくなると言われています。慢性便秘症患者の大腸通過時間は健常者のそれと比較すると有意に遅延しているのに対して，過敏性腸症候群（交替型IBS）のそれは，健常者との間に差を認めないことが判明しています（図）[1]。非高齢者で女性の比率が高い理由の1つに，女性ホルモン（プロゲステロン）の平滑筋弛緩作用の関与が言われています。また，高齢者における慢性便秘の要因には加齢に伴う大腸筋層間の正常神経節細胞数が減少すること[2]，バルーン伸展による直腸知覚閾値が加齢とともに上昇すること[3]などの内的要因の影響が非常に重要ですが，食事摂取量の減少や運動量の減少など様々な外的因子も影響しており，その病態には多因子が関与していると考えられています。

慢性便秘症の分類は大きく3種類

便秘を大腸通過時間の観点から検討すると，①大腸通過正常型便秘（normal

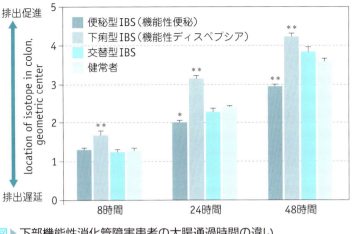

図 ▶ 下部機能性消化管障害患者の大腸通過時間の違い

検定法：ANCOVA，＊：$P<0.05$，＊＊：$P<0.01$
便秘患者は健常者と比較して大腸通過時間の遅延が認められるのに対して，交替型IBSのそれは健常者との間に差を認めない。

(文献1より引用)

transit constipation：NCT)，②大腸通過遅延型便秘(slow-transit constipation：STC)，機能性便排出障害(outlet delay/outlet obstruction：OD)に分類されます。しかしながら，それぞれは完全に独立したものではなく，重複がみられることにも注意が必要です[4]。慢性便秘症におけるそれぞれのタイプの割合について検討した報告をみると，広義のODが50％，STCが27％，便秘型IBSを含むNCTが23％を占めると言われており，ODが意外に多いことは注意が必要です[5]。

大腸通過正常型便秘（NCT）の病態

NCTは，大腸通過時間の遅延や排便機能障害の認められないタイプの慢性便秘症と考えられます。このタイプの便秘症の病態については食事摂取量の低下や低残渣食による便塊容量低下による排便回数減少が推察されていますが，いまだ不明な点も多いのが実情です。腹痛をしばしば訴える症例が多いことから，かなりの症例が便秘型IBSと重複しているとも考えられています[6]。

大腸通過遅延型便秘（STC）の病態

STCは，近位大腸（上行結腸または横行結腸）の通過時間の延長が主な病態と考えられています[5, 7]。STCにおける近位大腸の通過時間の延長は，主として大腸内容物の輸送と排便動作に大きく関わっているhigh amplitude propagated contractions(HAPC)の頻度の減少あるいは消失に起因すると考えられており，特に日中の食後期に発生頻度の低下が目立つことが判明しています[8, 9]。

機能性便排出障害（OD）の病態

　腹筋・骨盤底筋群の筋力低下，肛門括約筋の機能不全，恥骨直腸筋の協調運動障害，直腸知覚低下が起こると排便メカニズムが障害され，便排出障害型の便秘を引き起こすことになります。こうした機能性便排出障害は，後天性の排便に関連した行動障害と考えられ，2/3の患者は，誤ったトイレ習慣，排便時の痛み，お産の際の直腸周囲の損傷，脳腸相関の機能不全に起因すると言われています。残りの1/3の患者は，行動障害や親子関係の問題に起因した幼少期の適切な排便訓練不足に関係すると言われています。また，患者の60%程度には二次性の大腸通過遅延型便秘を合併しているとも言われており，日常臨床で難治性便秘と言われている慢性便秘患者の中には機能性便排出障害が混在している可能性が考えられるため，注意を要します[10]。

●文献

1) Manabe N, et al：Lower functional gastrointestinal disorders： evidence of abnormal colonic transit in a 287 patient cohort. Neurogastroenterol Motil. 2010；22(3)：293-e82.
2) Hanani M, et al：Age-related changes in the morphology of the myenteric plexus of the human colon. Auton Neurosci. 2004；113(1-2)：71-78.
3) Lagier E, et al：Influence of age on rectal tone and sensitivity to distension in healthy subjects. Neurogastroenterol Motil. 1999；11(2)：101-107.
4) Park SY, et al：Regional Colonic Transit Pattern Does Not Conclusively Identify Evacuation Disorders in Constipated Patients with Delayed Colonic Transit. J Neurogastroenterol Motil. 201723(1)：92-100.
5) Camilleri M, et al：Opioids in Gastroenterology： Treating Adverse Effects and Creating Therapeutic Benefits. Clin Gastroenterol Hepatol. 2017；15(9)：1338-1349.
6) Camilleri M, et al：Chronic constipation. Nat Rev Dis Primers. 2017；3：17095.
7) Stivland T, et al：Scintigraphic measurement of regional gut transit in idiopathic constipation. Gastroenterology. 1991；101(1)：107-115.
8) Rao SS, et al：Ambulatory 24-h colonic manometry in healthy humans. Am J Physiol Gastrointest Liver Physiol. 2001；280(4)：G629-639.
9) Dinning PG, et al：Pancolonic spatiotemporal mapping reveals regional deficiencies in, and disorganization of colonic propagating pressure waves in severe constipation. Neurogastroenterol Motil. 2010；22(12)：e340-349.
10) Nullens S, et al：Regional colon transit in patients with dys-synergic defaecation or slow transit in patients with constipation. Gut. 2012；61(8)：1132-1139.

― 眞部紀明

便秘編

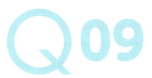
慢性便秘症によくみられる併存疾患は?

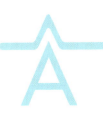

▶ 慢性便秘症に併存しやすい疾患は，中枢神経疾患，神経原性疾患など直接便秘を誘発する疾患群と，基礎疾患への治療薬が間接的に便秘を誘発する疾患群に分けられます。実際には，その両者や患者のADLが影響していることがしばしば見受けられ，基礎疾患，服薬状況，患者背景の把握が適切な治療に際して重要となります。

● 解説

代表的な併存疾患（表）

慢性便秘症に併存する代表的な疾患群として，自律神経障害による消化管運動の機能低下，日常の活動量の減少，慢性的に摂食量や水分摂取減少などを伴う疾患群が挙げられます。具体的には，中枢神経疾患，神経原性疾患，筋原性疾患，自己免疫性疾患，内分泌疾患，慢性腎不全，電解質異常をきたす疾患です。

また，消化管運動機能低下に加えて，活動量や摂食量の低下が加わる疾患では，便秘の頻度や状況が悪循環となりえます。中枢性疾患（パーキンソン病や脳血管障

表 ▶ 慢性便秘症によくみられる併存疾患と使用薬剤

中枢性疾患	パーキンソン病，脳血管障害，脳脊髄腫瘍，多発性硬化症
神経原性・筋原性疾患	アミロイドーシス，筋緊張性ジストロフィー
自己免疫疾患	強皮症，皮膚筋炎
内分泌疾患	糖尿病，甲状腺機能低下症，副甲状腺機能亢進症
その他	慢性腎不全，電解質異常（低カリウム血症，高カルシウム血症）
薬剤	オピオイド，三環系抗うつ薬，抗コリン薬，抗ヒスタミン薬，抗痙攣薬，降圧薬（カルシウム拮抗薬），抗パーキンソン病薬，NSAID

害など），神経原性疾患，筋原性疾患（筋緊張性ジストロフィーなど）では日常の活動量低下などを伴うことがあり，注意が必要な疾患群と言えます。日常の診療では，自律神経症障害を呈する糖尿病患者や血液透析導入患者を含めた慢性腎不全患者で便秘を多く見受けます。電解質異常では，低カリウム血症や高カルシウム血症は慢性的な便秘を引き起こす疾患として知られています。

患者背景は便秘を悪化させる誘因の重要な因子

背景疾患にかかわらず，ADLの低下を認めるいわゆる寝たきりの状態の方も，慢性的な便秘を認めます。寝たきりとなる方々は複数の基礎疾患を持ち，治療薬も多岐にわたり，高齢に伴う腸管筋神経叢の変性や腸管感受性の低下などの生理的要因が加わるため，治療に難渋する場合があります。慢性的な便秘は，腹部膨満に伴うさらなる摂食量低下と栄養障害，長期宿便に伴う出血性直腸潰瘍の発生などが二次的な問題となります。

基礎疾患への治療薬も便秘の誘因の1つ

間接的に治療薬が便秘を引き起こす代表例としては，オピオイド薬，三環系薬抗うつ薬，抗コリン薬，抗ヒスタミン薬，パーキンソン病薬，カルシウム拮抗薬，非ステロイド性抗炎症薬（non-steroidal anti-inflammatory drug：NSAID）などが用いられる疾患群が挙げられます。

癌性疼痛に対して用いられるオピオイドは消化管運動の低下をまねき，高頻度で便秘が誘発されるため，オピオイド投与開始時に便秘薬の併用が強く勧められます。

三環系薬抗うつ薬は，他院（メンタルクリニックなど）から処方されていても，患者から申告されないケースもあります。お薬手帳を参照して，他院での服薬状況を随時把握することが日常診療では重要です。

パーキンソン（Parkinson）病は疾患そのものが消化管機能運動を低下させますが，使用される治療薬によっても便秘が誘発されることもあり，慎重な経過確認が必要です。

日常で頻用されている薬剤として，降圧作用目的で処方されるカルシウム拮抗薬が便秘を引き起こす薬剤であることは知っておく必要があります。

◎

併存疾患のみならず，併存疾患に用いられる治療薬や患者のADLが慢性便秘の誘因や増悪につながります。患者の背景全体に目を行き届かせる必要があると思います。

●文献

1) 三代　剛, 他：便秘症の疫学. 臨床栄養. 2018；132(2)：150-155.
2) 大塚千久美：非運動症状 排尿障害・便秘. パーキンソン病(第2版)－基礎・臨床研究のアップデート－. 日本臨牀. 2018；76(増刊号4)：626-632.
3) 眞部紀明, 他：下痢・便秘の初療における診断の進め方(鑑別)(特集 大腸疾患：最新の診断と治療アップデート). 診断と治療. 2012；100(6)：909-916.

―――――――――――――――――――― 高林英日己, 岡 政志

便秘編

Q10 便秘型IBSと機能性便秘の違いは？

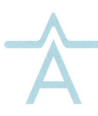

▶ Rome Ⅳ診断基準において，過敏性腸症候群（IBS）は腹痛と便通異常が関連し，便秘型IBSは，「便通異常がある時の便形状がブリストル便形状スケール1もしくは2が25％以上のもの」と定義されています。一方で，機能性便秘は，①排便の25％以上にいきみがある，②兎糞状便または硬便がある，③残便感がある，④直腸肛門の閉塞感がある，⑤摘便・会陰部圧迫などの対応をしている，⑥排便回数が週に3回未満である，のうち2つ以上を満たし，さらに「下剤を使用しない時に軟便になることは稀である」こと，「IBSの基準を満たさない」ことが診断基準です。便秘型IBSでは腹痛と便通異常が関連する一方で，機能性便秘は腹痛が優勢症状でないことが特徴です。

● 解説

診断基準

① 便秘型IBS

　Rome Ⅳ診断基準において過敏性腸症候群（IBS）の診断基準は，「繰り返す腹痛が，6カ月以上前から症状があり，最近3カ月の中で1週間につき少なくとも1日以上を占め，以下のa）〜c）の症状のうち，2項目以上の特徴を示し，a）排便に関連する，b）排便頻度の変化に関連する，c）便形状の変化に関連する腹痛を認めること」と提唱し，ブリストル便形状スケールに基づいた便形状の頻度により（便秘編Q15参照），便秘型，下痢型，混合型，分類不能型の4型のIBSに分類します。「腹痛と便通異常が関連し，便秘型IBSは便通異常がある時の便形状がブリストル便形状スケール1もしくは2が25％以上のもの」と定義します。

②機能性便秘

　一方で，機能性便秘は腹痛が優勢症状ではなく，以下のa）～f）の症状のうち，2つ以上を満たし〔a）排便の25％以上にいきみがある，b）排便の25％以上に兎糞状便または硬便がある，c）排便の25％以上に残便感がある，d）排便の25％以上に直腸肛門の閉塞感あるいはつまった感じがある，e）排便の25％以上に用手的に排便促進の対応をしている（摘便・会陰部圧迫など），f）排便回数が週に3回未満である〕，さらに「下剤を使用しない時に軟便になることは稀である」こと，「IBSの基準を満たさない」ことが診断基準とされています。

　わが国の慢性便秘症のガイドラインの診断基準は，「下剤を使用しない時に軟便になることは稀である」と「IBSの基準を満たさない」の条件は除外しており，RomeⅣ診断基準の機能性便秘とは若干の相違があります。

病　態

　IBSの病態にはストレスが関与し，　脳と消化管の機能的な関連は脳腸相関（brain-gut interactions）と呼ばれ，IBSの病態生理の重要な部分を占めており，臨床的にIBSの消化器症状は患者のストレス自覚時に増悪しています[1]。

①消化管運動

　大腸内圧測定におけるIBSの特徴的な所見として，3cycle／分のslow wave（自発的で規律的な活動電位；緩徐波）の出現頻度が高く[2]，便秘型IBSの大腸内圧は大腸全体の内圧上昇，S状結腸内圧上昇，上行結腸とS状結腸の協調運動不調和などが挙げられ，食後に糞便を推進させる口側から肛門側への高圧な大腸収縮波（high amplitude propagating contractions：HAPCs）がほとんど発現せず，正常な排便機構が抑制されていることが報告されています[3]。また，ネオスチグミンやコレシストキニンの投与，心理的ストレスの負荷，直腸バルーン刺激に対する消化管運動の過剰な亢進を認めています[2, 4]。IBSでは，空腹時ストレスによりphase 2の延長，phase 1の短縮が認められ，腹部症状との関連を示唆しています[5]。さらに，IBSの食後における大腸の運動異常が顕著に表れており，臨床的に食後に症状増悪が多く認めることと一致しています。小腸運動機能検査において，便秘型IBSではmigrating motor complex（MMC；伝播性の収縮運動）間隔時間の延長を認め[6]，小腸通過時間の延長を認めています。

　一方で，機能性便秘は大腸通過正常型（normal transit constipation：NTC），大腸通過遅延型（slow transit constipation：STC），機能性便排出障害型（outlet delay／outlet obstruction：OD）に分類します。大腸運動はSTCにおいてHAPCs発現頻度の減少を認め，大腸蠕動運動の低下から大腸通過時間の延長を認めます。さらに，STCでは，横行結腸と下行結腸の通過遅延もしくは上行結腸と

下行結腸の通過遅延を認めています。小腸運動はNTCおよびSTCいずれにおいても障害され，STCで小腸通過時間が延長しています。ODでは小腸運動障害は認められず，NTCと高率に合併しています[7]。機能性便秘のSTCは組織学的にカハール介在細胞（interstitial cells of Cajal：ICC）／腸管神経系（enteric nervous system：ENS）の減少が認められ，大腸運動障害および小腸運動障害を生じると考えられています。

②内臓知覚検査

IBSの内臓知覚は，大腸に伸展刺激を加えた際の消化管痛覚閾値の低下から，生理的な刺激でも腹痛が生じる異痛症と，侵害刺激が加わると過剰に反応する知覚過敏を認めます[8]。

一方で，機能性便秘のODでは直腸肛門反射の減弱や排便しようとすると恥骨直腸角がさらに鋭角になるなどの骨盤底筋群の協調運動障害を認めることや，直腸知覚の低下による直腸の過伸展（コンプライアンス上昇）や直腸容量増大による便意の消失が主な病態で，排便回数が減少します[9, 10]（表）。

鑑別診断

症状のみで便秘型IBSと機能性便秘を鑑別する際には，便秘型IBSは腹部症状が強く精神的要因が関与していることが機能性便秘と異なっています。また，便秘型IBSおよび機能性便秘はいずれも女性に多い一方で，機能性便秘のほうが便秘型IBSより年齢が高く，機能性便秘のSTCは比較的若い女性と高齢者に多く，ODは高齢者が多くSTCと合併することで互いに悪影響を与えています。

表 ▶ 便秘型IBSと機能性便秘の消化管運動

	便秘型IBS	機能性便秘
大腸運動機能・大腸通過時間	slow waveの出現頻度が高い 大腸全体の内圧上昇 S状結腸の内圧上昇 HAPCsが出現せず ストレス負荷による過剰亢進	STCにおけるHAPCsの減少 STCにおける大腸蠕動運動低下 STCにおける大腸通過時間の延長
小腸運動機能・小腸通過時間	MMC間隔の延長 小腸通過時間延長	NTC, STCで小腸運動障害 STCで小腸通過時間の延長
内臓知覚検査	消化管痛覚閾値の低下 異痛症 知覚過敏	骨盤底筋群協調運動障害 直腸肛門反射の減弱 直腸知覚低下 直腸の過伸展 直腸容量増大
その他	—	NTCとODは高率に合併 ICC／ENSの減少

治 療

便秘型IBSの治療は浸透圧性下剤，刺激性下剤（常用に注意する）および粘膜上皮機能変容薬に加えて，腹痛の軽減および精神的因子に対して治療を要することがあります。機能性便秘は，浸透圧性下剤，塩類下剤，刺激性下剤などの下剤に加えて，ポリエチレングリコール製剤，粘膜上皮機能変容薬，胆汁酸トランスポーター阻害薬などが用いられており，便秘型IBSと機能性便秘の治療はオーバーラップしていることが現状です。また，機能性便秘のODでバイオフィードバック療法が有効な場合もあります。

● 文 献

1) Spiller R, et al：Guidelines on the irritable bowel syndrome：mechanisms and practical management. Gut. 2007；56(12)：1770-1798.
2) Fukudo S, et al：Colonic motility, autonomic function, and gastrointestinal hormones under psychological stress on irritable bowel syndrome. Tohoku J Exp Med. 1987；151(4)：373-385.
3) Narducci F, et al：Colonic motility and gastric emptying in patients with irritable bowel syndrome. Effect of pretreatment with octylonium bromide. Dig Dis Sci. 1986；31(3)：241-246.
4) Kellow JE, et al：Dysmotility of the small intestine in irritable bowel syndrome. Gut. 1988；29(9)：1236-1243.
5) Fukudo S, et al：Brain-gut response to stress and cholinergic stimulation in irritable bowel syndrome. A preliminary study. J Clin Gastroenterol. 1993；17(2)：133-141.
6) Kellow JE, et al：Prolonged ambulant recordings of small bowel motility demonstrate abnormalities in the irritable bowel syndrome. Gastroenterology. 1990；98(5 Pt 1)：1208-1218.
7) Seidl H, et al：Small bowel motility in functional chronic constipation. Neurogastroenterol Motil. 2009；21(12)：1278-e122.
8) Mertz H, et al：Altered rectal perception is a biological marker of patients with irritable bowel syndrome. Gastroenterology. 1995；109(1)：40-52.
9) Rao SS, et al：Anorectal Disorders. Gastroenterology. 2016；150(6)：1430-1442.e4.
10) Gladman MA, et al：Rectal hyposensitivity：pathophysiological mechanisms. Neurogastroenterol Motil. 2009；21(5)：508-516. e4-5.

――――――――――――――――――――――――――― 千葉俊美

便秘編

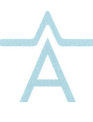

Q11 患者が「便秘」症状を訴えた時，どのようなことを聞いたらよいのか？

▶ 便秘症状は誰もがよく経験する症状であり，便秘はcommon diseaseです。実地臨床現場では，便秘症状を訴える患者に遭遇した場合，まずは緊急対応が必要かどうかの判断が必要です。その上で，患者の症状や病歴，内服薬の種類，排便様式，排便環境，手術歴などの既往歴の聴取が器質的疾患や二次性便秘を除外する上で必要になります。あくまでも器質的疾患が除外されてはじめて機能性便秘と診断されるということを肝に銘じておく必要があります。便秘の裏には様々な病気が潜んでいる可能性があることを患者にも説明しておく必要があります。

● 解説

便秘症状を訴える者は，若年者では女性が高く，加齢とともに男性の有病率が増加することが報告されています。最近のインターネット調査でも，女性は男性に比して「自分は便秘である」と思っている人が多く，その傾向は若い女性で顕著であり，女性は男性に比して便回数が少ない傾向であると報告されています[1, 2]。なぜ女性に便秘が多いのでしょうか。その理由として，女性ホルモン，ダイエットなどの食習慣，女性特有の骨盤構造などが挙げられています。特に，黄体ホルモンであるプロゲステロンは大腸の水分の再吸収を促進し，蠕動運動を抑制することが報告されています。また，過度のダイエットによる食事量の低下は胃結腸反射を抑制し，便秘を誘発します。さらに，女性は男性に比べて骨盤腔が広いため，骨盤内での消化管の屈曲が糞便の通過時間が延長するために便秘が起こりやすいのではないかと考えられています。

日常診療で注意が必要な便秘の原因

便秘診断のアラームサイン

便秘患者では重篤な疾患が原因で便秘を起こしている可能性があるため，便秘患者を診察する場合，その除外が必要です。特に排便習慣の急激な変化や予期しない体重減少，血便，腹部腫瘤，腹部波動，発熱，腹膜刺激症状といった，臨床上，明らかに異常なアラームサインや，50歳以上での高齢初発，過去に大腸がんの既往や家族歴などのリスク因子を認める場合は，まず器質性便秘を考え，消化管悪性腫瘍（結腸癌や直腸癌，骨盤腫瘍）の除外を念頭に置き，便潜血検査，腹部エコー，腹部CT，下部消化管内視鏡検査を施行すべきであることがガイドラインにも記載されています[3]。また，基礎疾患（内分泌代謝性疾患，精神疾患，神経疾患）や内服している薬剤が原因で便秘をきたす場合も少なくありません（表1）。特に高齢者では，ポリファーマシーや薬物代謝能が低下することで，薬剤性便秘をきたしていることも多く，服用している薬剤を確認し，慎重に薬物投与を行うことも重要です[3, 4]（表2）。

二次性便秘の鑑別

内分泌疾患による二次性便秘が疑われる場合は，糖尿病，甲状腺機能低下症，尿毒症，グルカゴノーマ，高カルシウム血症，低カリウム血症，低マグネシウム血症などが鑑別診断に挙げられています。特に，糖尿病患者は大腸通過時間を遅延させる可能性があるため，糖尿病患者を診察する場合は便秘がないかを常に念頭に置く必要があります[5]。その他の内分泌疾患に関しては，血液検査で評価する必要があります。一般的に，甲状腺ホルモン，血清カルシウム値や血清マグネシウム値などの血液生化学検査はルーチンの採血検査に含まれていないことがありますので，疑えば検索することが必要です。

表1 ▶ 日常診療でよく遭遇する便秘

機能性便秘	
便秘型過敏性腸症候群	
薬剤性便秘	オピオイド，抗コリン薬，カルシウム拮抗薬，抗けいれん薬，向精神薬，鎮痙薬，ヒスタミンH_1受容体拮抗薬，制吐薬
内分泌・代謝疾患による便秘	糖尿病，甲状腺機能低下症，尿毒症，グルカゴノーマ，高カルシウム血症，低カリウム血症，低マグネシウム血症など
精神疾患による便秘	うつ，心気症
神経疾患による便秘	脳血管疾患，パーキンソン病，脊髄病変
器質的疾患による便秘	直腸瘤，直腸重積

表2 ▶ 慢性便秘症を起こす薬剤

薬剤の種類	製品名	薬理作用／特性
抗コリン薬	アトロピン，スコポラミン	消化管運動，腸液分泌抑制作用
向精神薬	抗精神病薬，抗うつ薬	抗コリン作用，四環系よりも三環系抗うつ薬で便秘を引き起こしやすい（三環系はアセチルコリン受容体を遮断，平滑筋の収縮抑制をきたす）
抗パーキンソン薬	ドパミン受容体作動薬，抗コリン薬	中枢神経系のドパミン活性の増加やアセチルコリン活性の低下，抗コリン作用
オピオイド	モルヒネ，オキシコドン，コデイン，フェンタニル	消化管臓器からの消化酵素の分泌抑制作用，消化管運動抑制作用，セロトニンの遊離促進作用，治療薬としてナルデメジンが有効
化学療法薬	植物アルカロイド（ビンクリスチン，ビンデシン），タキサン系（パクリタキセル）	末梢神経障害や自律神経障害により便秘，神経毒性作用を持つ化学療法薬で多い
循環器作動薬	カルシウム拮抗薬，抗不整脈薬，血管拡張薬	カルシウムの細胞内流入で腸管平滑筋が弛緩する
利尿薬	抗アルドステロン薬，ループ利尿薬	電解質異常に伴う消化管運動の低下
制酸剤	アルミニウム含有薬	消化管運動抑制作用
サプリメント（鉄剤，カルシウム含有）	フマル酸第一鉄	消化管運動抑制作用
吸着薬・陰イオン交換樹脂	沈降炭酸カルシウム，塩酸セベラマー，ポリエチレンスルホン酸カルシウム，ポリエチレンスルホン酸ナトリウム	その排出遅延作用により二次的な消化管運動抑制作用
制吐薬	グラニセトロン，オンダンセトロン，ラモセトロン	$5-HT_3$受容体拮抗作用
止痢薬	ロペラミド	末梢性オピオイド受容体刺激作用

（文献3より引用改変）

　薬剤性便秘に関しては，オピオイド，抗コリン薬，カルシウム拮抗薬，抗けいれん薬，向精神薬，鎮痙薬，ヒスタミンH_1受容体拮抗薬，制吐薬などが原因となることが知られています。これらの薬剤の多くは消化管蠕動運動を抑制し，便秘をきたすことが報告されています（**表2**）。また，精神疾患による便秘（うつ，心気症）[6]，神経疾患による便秘（脳血管疾患，パーキンソン病，脊髄病変）など，様々な疾患から便秘を起こすことも少なくありません。抗精神薬，三環系抗うつ薬はアセチルコリン受容体を遮断し，抗パーキンソン薬もアセチルコリン活性を低下させるため，便秘を引き起こす可能性がありますので，それぞれの疾患の治療も行いながら，並行して便秘診療を進める必要があります。

● 文 献

1) 厚生労働省：平成30年国民生活基礎調査.

2) Tamura A, et al：Prevalence and Self-recognition of Chronic Constipation：Results of an Internet Survey. J Neurogastroenterol Motil. 2016；22(4)：677-685.

3) 日本消化器病学会関連研究会 慢性便秘の診断・治療研究会, 編：慢性便秘症診療ガイドライン 2017. 南江堂, 2017.

4) Lindberg G, et al；World Gastroenterology Organisation：World Gastroenterology Organisation global guideline：Constipation--a global perspective. J Clin Gastroenterol. 2011；45(6)：483-487.

5) Locke GR 3rd, et al：AGA technical review on constipation. American Gastroenterological Association. Gastroenterology. 2000；119(6)：1766-1778.

6) Leroi AM, et al：Prolonged stationary colonic motility recording in seven patients with severe constipation secondary to antidepressants. Neurogastroenterol Motil. 2000；12(2)：149-154.

―― 富田寿彦, 三輪洋人

便秘編

Q12 身体検査や通常検査はどう進めるか?

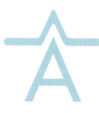

▶ 慢性便秘症が疑われる場合には,問診に引き続き身体検査を行います。腹部診察に加えて,肛門,会陰視診,直腸肛門指診を,器質的疾患の鑑別と便排出障害の診断に注意しながら進めていきます。引き続き,通常検査として血液検査や尿検査,便潜血検査などに加えて腹部X線,注腸X線検査,内視鏡検査,CT検査を行います。

● 解 説

慢性便秘症に対する身体検査の進め方

『慢性便秘症診療ガイドライン2017』では,「症状,病歴などの問診に引き続き身体診察を行う。身体診察では腹部視診,触診,肛門及び会陰視診,直腸肛門指診を行う。」とあります[1]。順番としては,まず腹部視診により手術痕・仰臥位での腹部膨隆の有無の確認を行います。さらに腹部聴診によりグル音を評価し,触診により腫瘤・圧痛の有無を確認した後,打診で鼓音の分布を確認します。ここまでで腸管癒着や腹部腫瘤の有無,腸管蠕動やガス貯留の状態について評価します。その後,肛門部の診察に移ります。肛門,会陰の視診により肛門部の膨隆,直腸脱,便もれによる肛門周囲の便付着や皮膚の状態,瘢痕の有無について調べます。次に行う指診では,左側臥位で直腸まで示指を挿入し,炎症病変,腫瘍病変,直腸肛門狭窄の有無について評価します。健常人では,便意がない時には直腸に便は貯留していないことが多いですが,便がある場合はその性状や血液付着の有無について確認します。また,安静時の肛門の締まり具合を触診した後に被験者に肛門を締めてもらい,恥骨直腸筋や外肛門括約筋の収縮力を評価することもできます。その際,DRESSスコア(表)を用いる方法があります[2]。

その後,排便時のようにいきんでもらい,会陰下降の程度,恥骨直腸筋や外肛門

表 ▶ Digital Rectal Examination Scoring System (DRESS) スコア

静時スコア	
0	肛門のトーヌス（緊張度）がまったくなく，開ききった肛門
1	きわめて低いトーヌス
2	やや低いトーヌス
3	正常なトーヌス
4	やや高いトーヌス
5	きわめて高いトーヌス
収縮時スコア	
0	まったく収縮しない
1	軽度の収縮
2	かなり収縮するが，正常よりも弱い
3	正常な収縮
4	強い収縮
5	きわめて強い収縮で，診察している示指が痛いくらいの収縮

（文献2より作成）

括約筋の弛緩程度を評価します。会陰が下降しないか逆に上昇したり，恥骨直腸筋や外肛門括約筋の収縮を認めたりすれば，骨盤底筋協調運動障害の可能性が高いと考えられます[3]。

通常検査の進め方

上記の身体検査に引き続き，通常検査を行います。慢性便秘症疑いに対する検査で最も利用されるのは腹部X線検査です。大腸内ガス貯留，宿便の有無の確認や，貯留部位の確認が可能です。また，便が貯留していなければ痙攣性便秘の可能性も考えられます。また，立位・臥位で撮像することでニボー像の有無の確認が可能です。注腸X線検査で認められる収縮を機能性疾患の診断に利用した報告もあり[4]，今後，X線を用いた新たな診断方法が確立される可能性もあります。

便潜血検査は，大腸癌による便秘症を疑う場合に行う，大腸癌の一次検査として有用です。問診や身体診察で，大腸癌を疑わせる内容や所見を認めた場合には，内視鏡検査やCT検査に先んじて本検査を行うことが有用です。

そして，甲状腺機能異常や進行癌，糖尿病などの全身性疾患が疑われるような場合には血液検査を行います。血液検査で確認すべき検体としては，赤血球，ヘモグロビン，血清BUN，血清クレアチニン，血清カルシウム，血清カリウム，CRP，赤沈に加え，糖尿病の疑いがある場合は尿糖，血糖，HbA1c，甲状腺機能異常の疑いがある場合には遊離T_3，遊離T_4や甲状腺刺激ホルモンを調べることがそれら

Q12 身体検査や通常検査はどう進めるか？ **37**

の疾患との鑑別に有用です。その他，内分泌疾患の疑いがある場合は副甲状腺ホルモンやグルカゴンなどを測定することもあります[5]。

また，寄生虫の疑いがある時や炎症性腸疾患との鑑別する必要がある時は，糞便検査を行います。便中カルプロテクチンを調べることは炎症性腸疾患との鑑別に有用で，感度100%，特異度79%と報告されています[6]。

以上の検査により，腫瘍性病変や炎症性腸疾患などの器質的疾患を否定できない場合，引き続き注腸Ｘ線検査や内視鏡検査，ＣＴ検査などを行います。

無麻酔下部消化管内視鏡検査により，便秘の原因となりうる腸管運動異常や腸管形態異常が評価できるという報告があり[7]，内視鏡検査によって器質的疾患の有無ばかりではなく，消化管機能評価も行うことができます。また，慢性便秘症で刺激性下剤を長期間服用している症例では大腸メラノーシス（黒皮症）を認めることが多く，腺腫や癌が高頻度で確認されることが前向き研究で報告されています[8]。ＣＴ検査については，近年，ＣＴ機器の発達に伴い，大腸ＣＴ検査が行われるようになってきました。

◎

患者は長年の便秘に悩まされて外来を受診されることが多いです。検査において，特に身体診察では肛門部や会陰部の視診，直腸肛門指診で患者の羞恥心を刺激して心理的ストレスになりやすいため，それらに十分配慮した診察を行うよう注意しましょう。

● 文 献

1) 日本消化器病学会関連研究会　慢性便秘の診断・治療研究会，編：慢性便秘症診療ガイドライン2017. 南江堂, 2017, p47-51.

2) Orkin BA, et al：he digital rectal examination scoring system (DRESS). Dis Colon Rectum. 2010；53(12)：1656-1660.

3) Tantiphlachiva K, et al：Digital rectal examination is a useful tool for identifying patients with dyssynergia. Clin Gastroenterol Hepatol. 2010；8(11)：955-960.

4) McMahon JM, et al：Colonic spasm and pseudo-obstruction in an elongated colon secondary to physical exertion：diagnosis by stress barium enema. Am J Gastroenterol. 1999；94(11)：3362-3364.

5) 稲森正彦, 他：慢性便秘の診断の実際─病歴聴取，身体診察，検査─. 日内会誌. 2019；108(1)：19-20.

6) Dolwani S, et al：Diagnostic accuracy of faecal calprotectin estimation in prediction of abnormal small bowel radiology. Aliment Pharmacol Ther. 2004；20(6)：615-621.

7) Mizukami T, et al：Colonic dysmotility and morphological abnormality frequently detected in Japanese patients with irritable bowel syndrome. Intest Res. 2017；15(2)：236-243.

8) Siegers CP, et al：Anthranoid laxative abuse-a risk for colorectal cancer?. Gut. 1993；34(8)：1099-1101.

正岡建洋，山本悠太

便秘編

Q13 慢性便秘症患者のQOLはどのように測定するか？

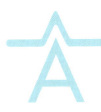

▶ 慢性便秘症患者のQOLを測定するための質問票は複数ありますが，十分に普及しているとは言えないのが現状です。適切な質問票を用いて多様な症状・徴候を有する慢性便秘症患者の特徴を把握し，便秘治療薬の有効性を評価することは，効率的な便秘診療を可能にし，患者のQOL向上に寄与することが期待されます。日常診療の場で使いやすくわかりやすい質問票の開発と普及が望まれます。

● 解説

慢性便秘症の診療において重要な評価項目

　慢性便秘症に伴う症状や徴候は数多くありますが，それらの中で特に重要と考えられるのは，Rome Ⅳの機能性便秘の診断基準として挙げられている，排便時のいきみ，硬便，残便感，排便困難（直腸肛門の閉塞感，つまった感じ），用手的な排便促進の対応（摘便，骨盤底圧迫など），排便頻度の減少（週3回未満），病悩期間が3～6カ月以上，などです[1]。また，慢性便秘症患者を対象とした臨床試験のエンドポイントとしては，残便感のない自発的排便の回数，便の硬さ，腹部症状（腹痛，不快感，膨満感），排便時のいきみ，レスキュー便秘治療薬の使用，質問票による評価（PAC-SYM[2]，PAC-QOL[3]），患者の主観による症状改善，満足度，などが重要とされています[4]。慢性便秘症患者の日常診療においては，これらの症状・徴候に注目して重症度や治療効果を判断するのがよいと思われます。

使用可能な質問票とその特徴（表）

　　現在，慢性便秘症に対して使われている質問票には以下のようなものがあります。

①Constipation Assessment Scale (CAS) [5]

　　8項目からなり，各項目は0～2点の3段階評価（合計0～16点）で，概ね5点以上で便秘傾向があると判断されます。

②Constipation Scoring System (CSS) [6]

　　8項目からなり，7項目は0～4点の5段階評価，1項目は0～2点の3段階評価（合計0～30点）で，概ね15点以上で便秘と判断されます。病悩期間も項目に含まれるため，治療効果判定に用いる際には「病悩期間」を除いたmodified CSS（合計0～26点）が使用されます。

③Patient Assessment of Constipation-Symptoms (PAC-SYM) [2]

　　12項目からなり，各項目は0～4点の5段階で評価され（合計0～48点），点数が高いほど便秘が重いことを表します。また，12の質問は，「abdominal（腹部）」，「rectum（直腸）」，「stool（便）」，の3つの下位尺度に分類されます。

④Patient Assessment of Constipation-Quality of Life (PAC-QOL) [3]

　　他の質問票が便秘の症状・徴候を評価しているのに対して，PAC-QOLでは症状・徴候よりも，主に患者の日常生活への影響について評価しています。28項目からなり，各項目は0～4点の5段階で評価され（合計0～112点），点数が高いほど患者のQOLが低いことを表します。28の質問は，「physical discomfort（身体的不快感）」，「psychosocial discomfort（心理社会的不快感）」，「worries/concerns（心配・不安）」，「satisfaction（満足度）」の4つの下位尺度に分類されます。

⑤Chronic Constipation-Therapeutic Efficacy and Satisfaction Test (CC-TEST)

　　便秘治療の開始・変更前に用いるCC-TEST-16（16項目）と，治療後に用いるCC-TEST-20（20項目）があります。『慢性便秘症診療ガイドライン2017』[7] に準拠して策定されたもので，慢性便秘症の診療において重要な評価項目（前述）のほとんどすべてを網羅しており，また臨床研究だけでなく日常診療においても使いやすくわかりやすいことをめざして作られています。現在，CC-TESTを用いた慢性便秘症の実態解明と便秘治療薬の有効性評価を行うための多施設共同研究（UMIN000035794）が進行中です。コピーライト（CC-TEST©2018 N Manabe and K Nakada）を付記すれば誰でも自由に使用することが可能です（図）。

表 ▶ 各便秘質問票の特徴

	便症状		直腸肛門症状		腹部症状			補助的手段		生活への影響	治療効果	自発的排便回数（SBM）
	頻度	硬さ	排便困難	残便感	痛み	膨満感	不快感	用手的*1	レスキュー薬剤*2			
CAS	○		○	○		○						
CSS	○		○	○	○			○	○			
PAC-SYM		○	○	○	○	○	○					
PAC-QOL	○					○				○	○	
CC-TEST	○	○	○	○	○	○	○	○	○	○	○	○

SBM：spontaneous bowel movement
＊1：用手的排便促進法；会陰部圧迫，摘便など
＊2：レスキュー薬剤；刺激性下剤，坐薬，浣腸など

日常診療においてQOLを測定する意義

慢性便秘症の日常診療において，QOLを測定する意義として，①患者が感じている負担の大きさとそれによる生活への影響の理解，②各便秘治療薬の有効性と効き方の特徴（どの症状・徴候に強く働くか）の科学的評価，③個々の患者の症状・徴候の特徴に合った適切な治療薬の選択，などが挙げられます。新しい便秘治療薬が次々と上市されている現状において，適切な質問票を日常診療に導入し経験を蓄積することで，個々の症状・徴候に合った効率的な便秘診療が可能となり，患者のQOL向上に寄与することが期待されます。

年　月　日　ID：　　　　　　名前：　　　　　　年齢：　　歳　性別：男性　・　女性

Chronic Constipation-Therapeutic Efficacy and Satisfaction Test (CC-TEST)

※当てはまるものに○をつけ、症状（8）（9）の排便頻度については（　）内に数を記入してください。

1 症状

過去1週間のあなたの便秘の状況について以下の質問にお答えください。

	ぜんぜん困らなかった	あまり困らなかった	少し困った	中くらいに困った	かなり困った	たいへん困った	がまんできないくらい困った
(1) 排便の頻度（回数）が少ないためにどれくらい困りましたか？	1	2	3	4	5	6	7
(2) （最初に出る）便の形状が硬いためにどれくらい困りましたか？	1	2	3	4	5	6	7
(3) 排便が困難（いきみ、便が肛門を通り抜けづらい、肛門がふさがった感じ）なために、どれくらい困りましたか？	1	2	3	4	5	6	7
(4) 残便感（便がまだ出きっていない感じ）のためにどれくらい困りましたか？	1	2	3	4	5	6	7
(5) お腹の痛みのためにどれくらい困りましたか？	1	2	3	4	5	6	7
(6) お腹の不快感（膨満感など）のためにどれくらい困りましたか？（腹満感とは、お腹にガスがたまってはいる感じまたはふくれた感じをさします）	1	2	3	4	5	6	7
(7) 排便時の肛門の痛みのためにどれくらい困りましたか？	1	2	3	4	5	6	7

(8) 排便の頻度（回数）はどれくらいでしたか？　　　　　　　　　　　　　　　過去1週間に（　　）回

(9) 質問（8）で回答した排便回数のうち、強化した排便手段（浣腸、坐薬、刺激性下剤［市販薬も含む］）による排便回数は何回ありましたか？
　　　　　　　　　　　　　　　　　　　　　　　　　　　　　　　　　　　　過去1週間に（　　）回

(10) 便の形状はどうでしたか？　もっとも当てはまるものに○を付けてください〔ブリストル便形状スケール〕

タイプ1	タイプ2	タイプ3	タイプ4	タイプ5	タイプ6	タイプ7
コロコロ（兎糞状）	コロコロ便の集合体	ソーセージ状（表面にひび割れ）	バナナ状（普通便）	形のある軟らかい半固形状の便（軟便）	形のくずれた流動性の便（泥状便）	固形物を含まない液体状の便（水様便）

(11) 排便にかかる時間は何分くらいでしたか？　もっとも当てはまるものを選んでください。
　　　5分以内　　　5〜10分　　　10〜15分　　　15〜20分　　　20〜30分　　　30分以上

(12) 排便するために、下腹部や肛門のまわりを手や指で押したり、肛門から指を入れて便を取り出すことがどのくらいありましたか？
　　　1. まったくない　　　2. わずかにあった　　　3. 少しあった　　　4. かなりあった　　　5. 非常にあった

2 生活への影響

過去1週間の便秘による生活への影響についてお答えください。

	まったくなかった	わずかにあった	少しあった	かなりあった	非常にあった
(1) 日常の活動（仕事、家事や外出など）に支障をきたして不満に思うことがどのくらいありましたか？	1	2	3	4	5
(2) 気分がすぐれない（いつも気になる、不安、落ち込み、ストレスなど）と感じることがどのくらいありましたか？	1	2	3	4	5
(3) 思うように食事を食べられずに不満に思うことがどのくらいありましたか？（思うように食べられないとは、食べたいものを、好きな量だけ、意識しない自然な速さで食べられないことをさします）	1	2	3	4	5
(4) 便秘全般のために（便の硬さ、排便回数、排便困難、残便感、腹痛や不快感、肛門痛などを総合して）不満に思うことがどのくらいありましたか？	1	2	3	4	5

3 治療効果

薬の治療を受けている方は以下の質問にお答えください。

	1	2	3	4	5
(1) 過去1週間に、便秘がつらくて、医師から処方された薬に加えてもっと薬が欲しいと感じることがどのくらいありましたか？	まったくなかった	1日くらいあった	2〜3日くらいあった	4〜5日くらいあった	いつもあった
(2) 過去1週間の、あなたの便秘の具合は、今の薬を飲み始める前とくらべてどうでしたか？	とてもよくなった	よくなった	すこしよくなった	かわらない	わるくなった
(3) 過去1週間の、あなたの便秘の具合は、今の薬を飲み始める前の具合を10としたとき、いくつくらいでしたか？該当する数に○をつけてください。	0　1　2　3　4　5　6　7　8　9　10 症状なし　　　　　　　　　　　　　薬を飲み始める前の症状				
(4) 処方された薬をきちんと服薬できた割合はどの程度でしたか？	きちんと飲んだ（ほとんど全部）	ほぼきちんと飲んだ（4分の3以上）	時々忘れた（半分以上4分の3未満）	ほとんど飲まなかった（半分未満）	まったく飲まなかった

便秘治療の開始・変更前は「1. 症状」、「2. 生活への影響」の16項目からなるCC-TEST-16を、治療後には「3. 治療効果」を加えたCC-TEST-20を用いる。

図 ▶ CC-TEST-20

● 文 献

1) Lacy BE, et al：Bowel Disorders. Gastroenterology. 2016；150(6)：1393-1407.
2) Frank L, et al：Psychometric validation of a constipation symptom assessment questionnaire. Scand J Gastroenterol. 1999；34(9)：870-877.
3) 吉良いずみ：日本語版 The Patient Assessment of Constipation Quality of Life Questionnaire の信頼性と妥当性の検討. 日看研会誌. 2013；36(2)：119-127.
4) Harris MS, et al：Core Aspects of Clinical Development and Trials in Chronic Idiopathic Constipation. Constipation AC, ed. InTech, 2012.
   [http://cdn.intechopen.com/pdfs/31226/InTech-Core_aspects_of_clinical_development_and_trials_in_chronic_idiopathic_constipation.pdf]（2019年6月15日閲覧）
5) 深井喜代子, 他：日本語版便秘評価尺度の検討. 看研. 1995；28(3)：201-208.
6) Agachan F, et al：A constipation scoring system to simplify evaluation and management of constipated patients. Dis Colon Rectum. 1996；39(6)：681-685.
7) 日本消化器病学会関連研究会　慢性便秘の診断・治療研究会, 編：慢性便秘症診療ガイドライン 2017. 南江堂, 2017.

中田浩二, 一志公夫, 眞部紀明

便秘編

Q14 慢性便秘症の初期診療はどのように進めればよいのか？

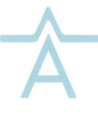

▶実地診療において慢性便秘の初期診療で重要な点は，①器質性疾患を見逃さないこと，②合併症や内服薬の把握，③今後の治療効果の判定のため患者の主訴を聞き，排便状況（排便回数や便硬度）を把握すること，④保険診療に則った薬剤選択を行うこと（保医発では，まずは酸化マグネシウムや刺激性下剤の旧来の治療薬から始めることを推奨している），⑤アドヒアランス向上のための簡単な服薬指導をすること，の5点です。

● 解説

　実地診療においては，慢性便秘の患者を診るにあたってきわめて短時間での診察が求められますが，現状ではただ便秘薬を出すだけで，その効果を「便が出たか出ないか」を聞くだけであることが多くなっています。そのため，慢性便秘症の診療ではアドヒアランスが非常に低く，治療の満足度が低くなっています。また，高齢化社会を迎え，悪性疾患に伴う便秘も増加しており，その鑑別も非常に重要です。短時間の診療で慢性便秘症の初期診療はどのように進めればよいのか，エッセンスをまとめました。

器質性疾患を見逃さない

　器質性疾患の鑑別は，以下のような警告徴候などがないかを聴取します（表）。特に40歳以上では，過去5年以内に大腸内視鏡検査を受けたことがない場合は，便潜血検査や内視鏡検査を行うことをお勧めします。

合併症や内服薬の把握

　次に，患者が症候性便秘や薬剤性便秘ではないかの鑑別を行います。若い女性で

表 ▶ 器質性疾患の鑑別に関する警告徴候とその対策

警告徴候	器質性疾患を疑わせる所見
発熱，関節痛，血便，6カ月以内の予期せぬ 3kg以上の体重減少，腹部腫瘤などの異常な身体所見がある時，50歳以上での発症	最近の発症

対策
大腸がんや炎症性腸疾患などの器質的疾患の検索を行う 具体的には便潜血検査，大腸内視鏡など

は甲状腺機能低下症，薬剤性では抗コリン薬の内服などです。また，保医発で通常最初に使うよう推奨されている酸化マグネシウムを使用する際に，効果が減弱する恐れのある胃切除後，酸分泌抑制薬の内服の有無，さらに併用による高マグネシウム血症のリスクがある活性型ビタミンD_3などの内服の有無などをチェックします。併せて，腎機能の把握に注意が必要です（eGFR＜60以下）。酸化マグネシウムには併用注意薬も多いので，注意が必要です。

治療前の排便状況の評価

排便状況の評価におけるポイントは，①排便回数，②便形状，③腹部症状の3点です。便秘の患者は，訴えが多彩かつ多いので，効率良く聴取することが肝要です。治療によって，排便回数や便形状が改善したかを客観的に評価することができます。腹部膨満は，便秘の患者でしばしば認められるものの，腹痛がある場合には過敏性腸症候群（IBS）を疑います。

保険診療に則った処方

保医発では，便秘症の場合，まずは安価である旧来の酸化マグネシウムや刺激性下剤を処方すべきであると推奨しています。ただし，酸化マグネシウム使用の際は，定期的な血液検査による血清Mg濃度のチェックが推奨されています。また，腎機能異常例（eGFR＜60）などでは高マグネシウム血症のリスクが高く，少量のみでの使用か他薬剤を用いるべきです。酸化マグネシウムは胃酸による活性化が薬効発揮には重要です。酸分泌抑制薬を使用している患者や，胃切除後の患者には効きにくくなります。この場合には，状況に応じて他剤を考慮します。刺激性下剤を初療で用いる際は，あくまで頓用での使用に限定すべきです（図1）。

初療における内服アドヒアランス向上のコツ

初療における患者の満足度は非常に低く，特に最初の処方でドロップアウトすることが多くなっています。処方継続率向上のためには，まず「どうして処方継続率

図1 ▶ 便秘治療の基本
軽症の場合は、下剤処方の際に投与量減量の服薬指導を行う。中等症以上では、無効の際の投与量増量と刺激性下剤の頓用などの対策が重要となる。時に初療では、まず排便させるために1回に限り刺激性下剤を使うと治療効果が高い。

が低いか」を考える必要があります。

　少し古い調査ですが、便秘で治療を継続している患者における便形状を調べたところ、便形状が正常な患者はいずれの治療薬でも2割程度であり、半数が硬便のまま、2割程度に泥状便や水様便を認めたというリアルワールドのデータがあります（図2）[1]。

　この調査を考察すると、処方継続率の低下の原因が「効果不十分」のような"ある程度忍容できる状況"ではなく、「効果無効ないしは効果過剰による下痢」によるのではないかと推測ができます。したがって、軽症から重症までの様々な重症度のスペクトラムを有する便秘患者に単一量の薬剤を投与した場合、それぞれ一定の割合で効果無効、効果過剰による下痢となり、処方継続率が低下するものと思われます（図3）。

①具体的にどのようにすればよいか？

　患者の満足度は、「治療により排便回数の改善が得られ、かつ便形状が正常便（タイプ4～5）となる」と高いと思われます。これが、治療のゴールです。このゴールのためにすべきことは、処方薬の投与量を調整し、正常の便形状にもっていくことです。具体的には、①特に軽症と思われる患者、または投与薬剤の効果が強いと期待される場合は下痢に対する注意をする。下痢になったら服薬をいったん中止し、下痢がおさまってから投与量を具体的に減らして再開する、②特に、中等症以上の患者では効果無効の際に内服薬の増量を行う、③効果がない場合の緊急処置として、刺激性下剤の頓用をあらかじめ次回の外来に間に合うように処方する、④新薬などには特有の副作用もあるので、その説明を事前にしておく（忍容性が劇的に向上する）、などが挙げられます。以上を、手順として図4に示します。

②酸化マグネシウムで治療効果不十分、または腎機能障害で使用できない場合

　便秘初療では、あくまで保医発により酸化マグネシウムを処方すべきですが、効果不十分、または一般にeGFR＜60の腎障害等で使いにくい場合には、各種新薬など他剤に切り替えるのがよいと思われます。現在、ルビプロストン、リナクロチ

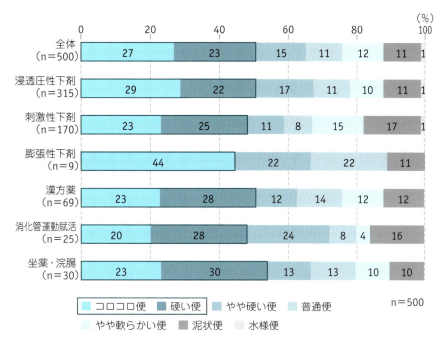

図2 ▶ 医療機関治療患者における現在服用中の薬剤別にみた便形状(ブリストル便形状スケールによる)

タイプ1「コロコロ便」が27%と最も多く,続いてタイプ2「硬い便」が23%であり,両者の合計は50%であった。医療用の便秘症治療薬を服用していても硬便である患者が多い。リアルワールド調査では,処方継続している便秘患者でさえ,その大半は硬便か泥状便,水様便になっており,治療の質が高いとは言えない。

(文献1をもとに作成)

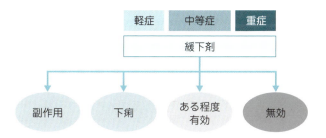

図3 ▶ 便秘診療ではどうして処方継続率が低いのか?

便秘患者といっても様々な重症度があり,効果過剰や無効では,初療の時点でドロップアウトする。

ド,エロビキシバット,ポリエチレングリコール,ラクツロースなどの新薬がありますので,処方経験に応じて新薬を用いるようにして下さい。

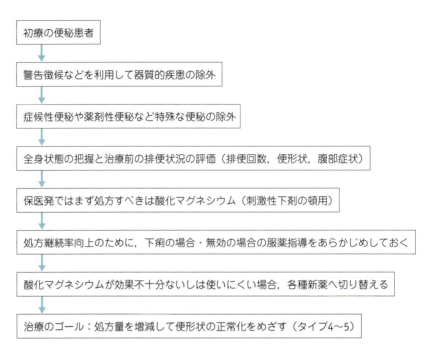

図4 ▶ 便秘患者初療の際の診療手順

● 文献

1) 三輪洋人, 他：日本人における慢性便秘症の症状および治療満足度に対する医師／患者間の認識の相違. Therapeutic Research. 2017；38(11)：1101-1110.

中島 淳

便秘編

Q15 慢性便秘症の初期診療の目標は，どこに置くのか？

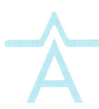

▶ 排便回数を増加させることにこだわった治療ではなく，「完全排便」をめざすことが重要です。「快適に完全排便できる状態」にするには，緩下剤を用いて「適度な軟らかさ，大きさ」をめざすことが大切です。刺激性下剤で無理に排便させても（排便回数だけを重視しても）患者満足度は低いので要注意です。初期診療の段階で，このあたりの十分な患者教育を行うことが大切です。

● 解説

初期診療での十分な患者教育が大切

「便秘症＝排便回数が少ないこと」ではない！

便秘症は「本来体外に排泄すべき糞便を十分量かつ快適に排出できない状態」と定義されます[1]。

したがって，「十分量，快適に排出できる状態」にすることが便秘治療の目標です。単に「排便回数が少ないこと＝便秘症」ではありません。

便秘症は便形状（便の硬さ），排便時の気分不快（排便困難感，いきみ），排便後の気分不快（残便感）など様々な要因が複合したものであり，便秘症の国際的な診断基準（Rome基準）[2]もこれらの症状をもとに作成されています。このため，排便回数を増加させることだけにこだわった治療では患者満足度は向上しません。医療者サイドはこのことを肝に銘じる必要がありますし，初期診療の段階で，このあたりの患者教育をしっかりと行うことが重要です。

直腸・肛門管内の残便＝非常に強い不快感

直腸から肛門，特に肛門管は非常に繊細な感覚臓器です。通常は空虚ですが，少

量でも充填されると，それがガスなのか便なのかを識別し，放屁するのかトイレまで排便を我慢するのかを瞬時に判断します。

極端な硬便（コロコロ便）は，もろいために排便時に分割しやすく，直腸～肛門管に残存，また下痢便（水様便）も液体が残存しやすいため，これらの便は排便後に非常に強い不快感を生じます。

便秘治療の目標は「完全排便」！

上述のように，肛門管内の残便は非常に強い不快感を生じます。また，排便しきれなかった残便が直腸に溜まると，強い残便感を生じます。このため，迅速かつ完全な排便が重要になります。

そのためにはズバリ，便形状の正常化

ブリストル便形状スケール・タイプ4

一般的に，硬いほど，またサイズが小さいほど便は排出が困難となります。このような便は過度な怒責（いきみ），残便感，排便困難感に直結し，QOLの低下につながります。また，水様便のように，軟らかすぎても液体を完全に排出することができず，残便感につながります。

このため，適度な軟らかさ，大きさにすることが大切です。具体的には，ブリストル便形状スケール・タイプ4をめざすと迅速かつ完全な排便が可能となり，満足感が得られやすくなります（図）[3]。

どのような治療をすべきか

便秘薬の投与量の調節をして，ブリストル便形状スケール・タイプ4をめざします。

①浸透圧性下剤の場合

酸化マグネシウム，ポリエチレングリコール（モビコール®），ラクツロース（モニラック®，ラグノス®ゼリー）は無段階に容量調整が可能であり，微調整してタイプ4をめざします。ただし，腎機能低下症例，高齢者では酸化マグネシウムは慎重投与が原則です。

②上皮機能変容薬，胆汁酸トランスポーター阻害薬の場合

ルビプロストン（アミティーザ®），リナクロチド（リンゼス®），エロビキシバット（グーフィス®）は，便形状をみながら段階的に調整します。

刺激性下剤を用いて無理に排便させる（排便回数だけを重視する）のはNG

刺激性下剤では便形状の調整は不可能です。また連用すると，薬剤耐性や下剤乱

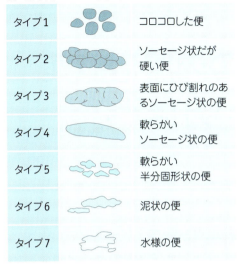
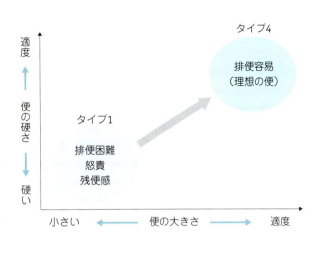

図 ▶ どのような便が理想的か？　　　　　　　　　　　　　　　　　　　　（文献3より作成）

用をきたします。このため，便形状は緩下剤でコントロールし，刺激性下剤はあくまでも「頓用」で使用することを徹底します。

● 文献

1) 日本消化器病学会関連研究会　慢性便秘の診断・治療研究会，編：慢性便秘症診療ガイドライン2017. 南江堂, 2017.
2) Lacy BE, et al：Bowel Disorders. Gastroenterology. 2016；150(6)：1393-1407.
3) 大久保秀則, 他：消化器におけるフレイルと漢方 b) 便秘. Prog Med. 2017；37(2)：51-53.

〔大久保秀則〕

便秘編

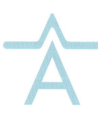

Q16 慢性便秘症の内服治療薬の特徴と使い方は？

▶ 従来，わが国での便秘治療薬の主流は酸化マグネシウムと刺激性下剤でした。しかし，酸化マグネシウムは腎障害のある患者や高齢者に対しては慎重投与になっており，刺激性下剤には耐性化や依存の問題があります。近年，酸化マグネシウムと刺激性下剤一辺倒の状況を変えることができる新たな作用機序を有する治療薬が開発され，また，欧米では長らく使用されながら，わが国では保険適用を有していなかった薬も使用できるようになりました。便秘はQOLを損なう重要な症状です。診療の際には，これらの種々の薬の特徴を理解して患者満足度の高い治療をしていく必要があります。

● 解説

わが国で用いられている慢性便秘症の内服治療薬の特徴

現在，多くの種類が用いられています。ここでは，『慢性便秘症診療ガイドライン2017』[1]（以下，ガイドライン）のクリニカルクエスチョンに取り上げられた治療薬とともに，ガイドライン発刊後にわが国で処方が可能となった治療薬について解説します。

①プロバイオティクス

プロバイオティクスとは，適正量を摂取することによりヒトに有用な効果をもたらす生きた微生物，または，それらを含む製品を指します。慢性便秘症に対して保険適用はありませんが，プロバイオティクスが有効であるという報告は多数あります。しかし，報告により使用される微生物の種類は様々であり，標準的治療法になるにはさらなるエビデンスの集積が必要です。したがって，ガイドラインのステー

トメントでは，治療法として用いることを提案するという弱い推奨にとどまっています。

②膨張性下剤

硬化便を物理的に軟便化する消化管内で消化吸収されない素材でできており，同時に服用した水とともに腸内で粘性のコロイド液となり便を軟化させ，便容積を増加させます。便容積の増加は，腸管に拡張刺激を与え，排便を促します。主に用いられているのはカルメロース製剤や寒天です。しかし，便量が多い場合は逆効果になる可能性もあり，注意が必要です。

③浸透圧性下剤

腸内の浸透圧を高めて腸内腔へ水分を引き寄せます。それによって，腸内容物は軟化・膨張し，排便が促されます。酸化マグネシウムに代表される塩類下剤，ラクツロースに代表される糖類下剤，そして，ポリエチレングリコール（PEG）製剤があります。PEG製剤は海外で第一選択薬となっており，エビデンスが豊富です。2014年のAm J Gastroenterolのシステマティックレビューにも，「症状改善に有効であり，その推奨度およびそのエビデンスレベルは高い」とあります[2]。ラクツロースも有効であり実施することが推奨されていますが，そのエビデンスはまだ十分ではありません。PEG製剤であるマクロゴール4000とラクツロースは，ようやく日本での保険適用を得たばかりであり，日本人に対しても有効かどうかが，今後明らかとなってくるでしょう。

一方，酸化マグネシウムは日本で最も多く使われ，実臨床では，その効果を実感することがしばしばあると思います。しかし，有効性についてのエビデンスとなる報告は少なく，その効果は十分に評価をされていません。酸化マグネシウム製剤にはいくつかの問題点があります。まずは，高マグネシウム血症の問題です。長期間内服をしている患者，腎障害を有する患者，そして高齢の患者では高マグネシウム血症を起こしやすくなっており，特に大腸通過遅延型の便秘症患者では，腎機能が正常でも高マグネシウム血症を発症する可能性があるので注意が必要です。また，また薬物相互作用の問題があります。ニューキノロン系抗菌薬，ビスホスホネート製剤，ロスバスタチン，ラベプラゾールをはじめ，多数の薬が酸化マグネシウムとの併用注意薬となっています。併用注意薬の多くは酸化マグネシウム製剤と併用することにより，その薬効が減弱します。また，活性型ビタミンD_3と併用した場合，高マグネシウム血症を起こす恐れがあります。酸化マグネシウム自身もプロトンポンプ阻害薬などの強力な酸分泌抑制薬との併用により，有効性が変化するということも問題点の1つです。pHが低い場合のほうが酸化マグネシウムは溶けやすくなり，低酸・正酸の場合，酸化マグネシウムの溶解度が低下するため，活性化への第一段階である塩化マグネシウムの生成ができなくなります。したがって，胃内が酸

性でなければ，酸化マグネシウムの効果は減弱します。

④刺激性下剤

刺激性下剤にはアントラキノン系下剤（センナ，センノシド，大黄，アロエ）と，ジフェニール系下剤（ピコスルファートナトリウム，ビサコジル）があります。刺激性下剤は腸管運動を亢進し，水分吸収を抑制して，緩下作用をもたらします。アントラキノン系下剤とピコスルファートナトリウムは，胃および小腸から吸収されず，そのままの形で作用部位である大腸に到達した後，腸内細菌の作用により活性体のレインアンスロンとジフェニール体となり作用します。刺激性下剤は腹痛が出やすく，またアントラキノン系下剤の長期連用によりmelanosis coliが生じることや，腸管運動の低下が生じ耐性化が生じ，依存に至ることが知られており，ガイドラインのステートメントには頓用または短時間の投与が提案されています。

⑤上皮機能変容薬

2006年に誕生，すなわち世界のいずれかの国で販売が開始され，2012年11月よりわが国で使用可能となったクロライドチャネル（chloride channel：CLC）アクチベーターであるルビプロストンと，2012年に誕生し，2017年3月より過敏性腸症候群便秘型，2018年3月より慢性便秘症に対して使用可能となったグアニル酸シクラーゼC（guanylate cyclase：GC-C）受容体アゴニストであるリナクロチドがあります。

〈ルビプロストン〉

主として小腸に働き，小腸上皮頂端膜（腸管内腔側）に存在するCLC-2を選択的に活性化させて，クロライドイオン（Cl⁻）の腸管内腔側への移動を増加させます。その結果，腸管内腔への水分泌が促進されます。腸管内の水分が増加することにより腸管内容物は軟化し，腸管内輸送能も亢進します。さらに，ルビプロストンは，虚血により傷害を受けた小腸粘膜上皮のバリア機能を修復させる働きもあります。ルビプロストンの作用は腸管局所で発現し，電解質への影響もありません。複数の臨床研究によりその有効性は示されています。副作用としては，悪心，下痢が報告されています。2018年12月より含有量12μgが使用可能となったため，今後，悪心，下痢の頻度が減少してくるかもしれません。動物実験での胎児喪失が報告されているため，妊婦には投与できません。妊娠する可能性がある婦人には妊娠していないことを確認して投与しなければなりません。

〈リナクロチド〉

GC-C受容体の刺激を介して，細胞内cGMPを増加させます。増加したcGMPは，囊胞性線維症膜貫通因子（cystic fibrosis transmembrane conductance regulator：CFTR）を活性化し，活性化したCFTRにより腸管腔内への水分泌が増加し，小腸輸送能が亢進します。また，cGMPは腸管粘膜下の知覚神経の活動

を抑制し，大腸痛覚過敏を抑制します。便通の改善とともに腹痛や腹部不快感を改善する効果が期待されています。副作用としては下痢が最も多く報告されています。わが国の用量は250または500μgと，欧米の用量は145または290μgより高く設定されています。下痢回避のため，今後わが国でも欧米で使用されている用量が使われるようになるかもしれません。

⑥ 消化管運動賦活薬

慢性便秘症に用いられる消化管運動賦活薬の多くは5-HT$_4$受容体刺激薬です。中でもプルカロプリドに関する報告が多く，メタアナリシスでも有効であることが示されていますが[3]，日本では使用できません。日本で使用できるモサプリドも慢性便秘症に対する保険適応は有していません。また，その有効性を論じた報告も少ないのが現状です。

⑦ 漢方薬

腸管運動亢進作用を有する生薬には大黄と山椒があります。大黄の主成分はセンノシドAを中心としたセンノシド類です。大黄は大黄甘草湯をはじめ，麻子仁丸，潤腸湯など，多数の漢方薬に異なる分量で含まれています。山椒は大建中湯に含まれています。便の軟化作用を有する生薬には，芒硝（主に天然の含水硫酸ナトリウムからなる鉱物，あるいは主に含水硫酸マグネシウムからなる鉱物）があり，浸透圧性に便を軟化します。桃核承気湯や防風通聖散などに異なる分量で含まれています。麻子仁や当気は脂肪質に富んでおり，腸を潤す作用があります。甘草や芍薬には，鎮痙，鎮痛作用があり，腸管の過剰収縮を和らげ，痛みを軽減する作用があります。これらの生薬とその他の生薬の異なる分量の組み合わせにより便秘症を改善する複数の漢方が作られていますが，患者の体力，症状そして病態に応じた使い分けが必要です（表）。また，甘草は偽アルドステロン症を発症させることがあるため，甘草を含む漢方薬を使用する場合には定期的な血清カリウム値の測定が必要です。実臨床では効果が実感されている漢方薬ですが，科学的に効果が証明されたものはあまり多くありません。今後エビデンスレベルの高い研究が行われていくことを期待します。

⑧ エロビキシバット

ガイドライン発刊時にはまだ市場に出ていなかった薬です。2018年1月誕生，2018年4月よりわが国で使用可能となっています。胆汁酸トランスポーター（ileal bile acid transporter：IBAT）阻害薬であり，回腸末端部の上皮細胞に発現しているIBATを阻害して胆汁酸の再吸収を抑制することにより，大腸に到達する胆汁酸量を増加させます。大腸に流入した胆汁酸が膜貫通Gタンパク質共役型受容体（transmembrane G protein-coupled receptor：TGR）5に結合することによりcAMPが生成され，CFTRが活性化されます。活性化したCFTRにより腸管腔

内への水分泌が増加します。さらに，胆汁酸はEC細胞のTGR5に結合することにより腸壁側にセロトニンを放出して大腸運動を促進します。この二重の働きにより，幅広い便秘患者への効果が期待されますが，二重の働きに応じた下痢と腹痛という副作用が報告されています。大腸に流入する胆汁酸量が多いほうが便秘症を改善する働きが強くなります。したがって，十分な薬効を発揮するためには，食前に服用すること，そして胆汁酸分泌を促す量の食事量をとることが重要です。

⑨ ナルデメジン

末梢性μオピオイド受容体拮抗薬であり，2017年3月に誕生，オピオイド誘発性便秘症に対して，2017年6月よりわが国で使用可能となっています。本薬は中枢に作用することはないためオピオイドの鎮痛作用を阻害せず，便秘誘発作用のみを阻害します。緩和医療や慢性疼痛治療のためにオピオイドの需要が増えていますが，オピオイドによって誘発される便秘は難治であり，オピオイドの継続使用が困難な場合もしばしばですが，本薬がその現状を打開してくれるかもしれません。

慢性便秘症の内服治療薬の使い方

わが国の便秘診療においては，その功罪について顧みられることなしに，酸化マグネシウムに代表される浸透圧性下剤と刺激性下剤を主とした治療が行われてきました。わが国ではこれらの薬以外に効果的な治療薬がなかったということが大きな要因です。しかし欧米で長らく使用されていた浸透圧下剤であるマクロゴール4000やラクツロースがわが国でようやく使用可能となり，新たな作用機序を有する慢性便秘症治療薬が登場し，治療選択肢が急激に増えてきました。使い分けに際しては，各種薬剤の特徴や臨床治験・研究の結果に基づく有効性，患者の希望や全身状態などを考慮する必要があります。たとえば，腎機能異常がある場合，酸化マグネシウムからマクロゴール4000へ切り替えます。初期治療で刺激性下剤を連用しないことがとても重要ですが，刺激性下剤をすでに常用している場合は，上皮機能変容薬やIBAT阻害薬を上乗せしながら徐々に刺激性下剤の投与間隔を延ばしていきます。もちろん，下痢を好ましく思わない軽症患者には酸化マグネシウムを少量使用することも考えます。ガイドラインには診断と治療のフローチャートがありません。エビデンスが少ないことより作成に至らなかったようです。各種薬剤の使用経験を科学的に検証して，その効果についてのエビデンスを蓄積していくことが今後の課題と考えます。

表 ▶ 日常臨床で頻用されるエキス剤

使用目標	適応症	処方名	重要生薬（g）								下剤としてのタイプ
			大黄	芒硝	枳実	麻子仁	当帰	芍薬	山椒	甘草	
便秘に対する基本処方	便秘	大黄甘草湯	4	−	−	−	−	−	−	2	大腸刺激性
	特　徴		・大黄の含有量が多い。大黄の主成分はセンノシドである。 ・甘草の含有割合が高く，甘味があり飲みやすい									
	便秘	桃核承気湯	3	0.9	−	−	−	−	−	1.5	大腸刺激＋塩類下剤
	特　徴		・大黄に加えて，芒硝（硫酸ナトリウム）を含有し，酸化マグネシウムと同様に塩類下剤（高浸透圧による蠕動亢進）としての作用が期待される。 ・女性で比較的体力があり，のぼせて便秘しがちなタイプが漢方的な使用目標とされる。									
いらいらを伴う症状を有する患者向け	便秘	防風通聖散	1.5	0.7	−	−	1.2	1.2	−	2	大腸刺激＋塩類下剤
	特　徴		・大黄に加えて，芒硝（硫酸ナトリウム）を含有し，酸化マグネシウムと同様に塩類下剤（高浸透圧による蠕動亢進）としての作用が期待される。 ・褐色脂肪組織の活性化を介した肥満に対する効果が報告されていることから，肥満を伴う便秘症に使用されるケースが多い。									
	便秘	調胃承気湯	2	0.5	−	−	−	−	−	1	大腸刺激＋塩類下剤
	特　徴		・大黄に加えて，芒硝（硫酸ナトリウム）を含有し，酸化マグネシウムと同様に塩類下剤（高浸透圧による蠕動亢進）としての作用が期待される。									
	便秘	潤腸湯	2	−	2	2	3	−	−	1.5	クロライドチャネル刺激
	特　徴		・クロライドチャネルCFTR活性化作用により腸管水分量促進作用，腸管輸送促進作用を示すとともに，大黄による大腸刺激性の排便の誘発が期待される。									
高齢者向け	便秘	麻子仁丸	4	−	2	5	−	2	−	−	軟便化作用
	特　徴		・甘草を含有しないことから偽アルドステロン症のリスクが少ない。 ・麻子仁に含まれる脂肪油・精油によって便軟化作用が期待され，大黄による大腸刺激性の排便の誘発が期待される。 ・腸管の過緊張や痙攣に伴い糞便の通過が遅延しコロコロした乾燥便を呈した場合に効果的と考えられる。									
平滑筋の緊張に伴う腹痛を訴える患者向け	便秘	桂枝加芍薬大黄湯	2	−	−	−	−	6	−	2	整腸作用
	特　徴		・芍薬は平滑筋の緊張をやわらげる作用がある。 ・便秘型過敏性腸症候群が疑われる場合，痛みの軽減に加えて排便が期待される。									
	腹痛	桂枝加芍薬湯	−	−	−	−	−	6	−	2	整腸作用
	特　徴		・芍薬は平滑筋の緊張をやわらげる作用がある。 ・大黄を含有せずマイルドな整腸作用が期待される。 ・痛みを伴う交代型IBSに効果が期待される。									

（次頁に続く）

Q16 慢性便秘症の内服治療薬の特徴と使い方は？

使用目標	適応症	処方名	重要生薬（g）								下剤としてのタイプ
			大黄	芒硝	枳実	麻子仁	当帰	芍薬	山椒	甘草	
腹部膨満感を訴える患者向け	腹痛,腹部膨満感	大建中湯	−	−	−	−	−	−	2	−	消化管運動促進,血流増加
	特　徴		• 大黄を含有せずマイルドな整腸作用が期待される。 • 腹部膨満を伴う便秘に効果が期待される。 • 便秘患者の直腸感覚閾値を下げることで便意を感じやすくする効果が期待される。								
上腹部のはりを訴える患者向け	便秘	大柴胡湯	0.5	−	1.0	−	−	1.5	−	−	大腸刺激性＋消化管運動促進
	特　徴		• 体力が充実して,腹壁からみぞおちあたりにかけて苦しく,便秘の傾向があるものの次の諸症状；胃炎,高血圧や肥満に伴う肩こり,頭痛,神経症,肥満に効果あり。								
薬理作用など			瀉下（センノシド）	瀉下（硫酸マグネシウム）	消化管運動亢進作用	潤腸瀉下	潤腸瀉下	鎮痛・鎮痙	消化管運動亢進作用	抗炎症・低カリウム血症に注意	

大黄・芒硝は妊婦に注意

（「日本消化器病学会関連研究会 慢性便秘の診断・治療研究会，編： 慢性便秘症診療ガイドライン2017, p.78, 2017, 南江堂」より許諾を得て転載）

● 文 献

1) 日本消化器病学会関連研究会　慢性便秘の診断・治療研究会，編：慢性便秘症診療ガイドライン2017. 南江堂, 2017.

2) Ford AC, et al：American College of Gastroenterology monograph on the management of irritable bowel syndrome and chronic idiopathic constipation. Am J Gastroenterol. 2014；109 Suppl 1：S2-26；quiz S27.

3) Shin A, et al：Systematic review with meta-analysis: highly selective 5-HT$_4$ agonists (prucalopride, velusetrag or naronapride) in chronic constipation. Aliment Pharmacol Ther. 2014；39(3)：239-253.

――― 北條麻理子，永原章仁

便秘編

Q17
低い処方継続率を 向上させるためには どうすればよいか?

A

▶便秘症に対する処方を中断する患者が多いのは,治療に満足していないことが原因と考えられます。便秘の治療を行うにあたり,医師は排便回数を重視しがちですが,患者は排便回数の減少のほかに,腹部膨満や便の硬さ,排便困難症状などで困っています。患者からの訴えに真摯に向き合い,困っている症状に対して適切な治療を行うことで,治療満足度を上げる必要があります。

● 解説

低い処方継続率は低い治療満足度が原因

便秘症で医療機関を受診し,薬を処方された患者のうち,次回の外来でその薬の処方を中断する割合は7割に達します。そうした処方中断の背景には,患者の治療満足度の低さが原因と考えられます。

慢性便秘症患者を初療で診た場合,便秘の病型を鑑別するための各種検査法はわが国では保険未収載のことが多いため一般に普及しておらず,細かい鑑別はされずに治療が行われています。また,一般に便秘の患者は軽症から重症・難治性まで様々であるため,診たてをせずに限られた薬物で治療をすることで,軽症の患者は下痢に,重症の患者は効果がないことになり,患者の治療満足度はきわめて低いものとなって,多くの患者は次回外来の前に薬物治療をドロップアウトしてしまいます。こうしたことを防ぐために,軽症の患者には「治療により下痢になる可能性があること」,「休薬や内服薬の減量のこと」を前もって話しておき,重症の患者には効果がない場合の,頓服のセンノシドなど刺激性下剤をあらかじめ渡しておくことなどが重要です。

患者が困っている症状と医師が重要視する症状には差違がある

便秘で困っている患者と治療を行う医師の認識のズレも問題となっています。日本人における慢性便秘症に対する医師と患者の認識調査では，患者の困っている症状と医師が診断に重視する症状に相違が生じていることが報告されています[1]。医師の半数近く（46%）が「排便回数の減少」を診断に重視するとしているのに対して，患者が困っている症状としては「排便回数の減少」は全体の23%でした。「腹部の膨満感」に関しては，患者が24%であったのに対して，医師は10%とこちらも相違がありました。そのほかにも，「残便感」や「過度のいきみ」などの項目は，患者が困っていると挙げているのに対して，医師は診断には重視していない傾向がみられました。また，各薬剤に対する満足度も，「浸透圧性下剤」，「刺激性下剤」で医師の過半数以上が満足していると答えているのに対して（浸透圧性下剤は81%，刺激性下剤は69%の医師が満足〜やや満足と回答），患者の過半数以下の満足度（浸透圧性下剤は46%，刺激性下剤は37%の患者が満足〜やや満足と回答）となりました。

医師は，便秘治療において排便回数を指標に治療薬を処方することが多いですが，患者は排便回数の減少以外の症状でも苦しんでおり，そうした認識の相違が患者の治療満足度を下げていると考えられます。

患者が困っている症状を聞き出し，適切な治療を心がける

便秘の患者は排便回数減少以外にも腹部の膨満感や過度ないきみ，残便感など様々な症状で苦しんでいます。そうした様々な症状を問診で聞き出し，適切な治療を行うことが患者の治療満足度を向上させることにつながり，外来での処方中断を減らすことができるようになると考えます。

●文 献

1) 三輪洋人, 他：日本人における慢性便秘症の症状および治療満足度に対する医師／患者間の認識の相違. Ther Res. 2017；38(11)：101-110.

―――三澤 昇

便秘編

Q18 新規便秘治療薬のエビデンスと使い分けは？

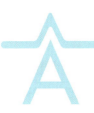

▶ 慢性便秘症においては，食事量のアンバランス，夜食，偏食，睡眠不足，運動不足，心理社会的ストレスが症状の増悪因子となりえます。したがって，これらの除去・調整は，最初に実施するか，実施していることが前提となります。これらで不十分であれば，食事療法を基本とし，運動療法を加えます。しかし，適切な薬物療法こそ治療効果が確実です。

▶ 便秘の治療は病態生理に沿った治療が推奨されます。薬物療法としては，高分子重合体，ピコスルファート，塩類下剤，ラクツロース，消化管運動賦活薬などが長年用いられてきました[1]。しかし，新規薬物のエビデンスが報告されており，上皮機能変容薬と胆汁酸トランスポーター阻害薬がそれらの代表的薬物です。

● 解説

上皮機能変容薬，クロライドチャネル-2賦活薬

小腸粘膜の上皮細胞の管腔側に存在するクロライドチャネル-2を活性化する薬物がルビプロストンです[2]。クロライドイオン（Cl^-）を消化管管腔に分泌させることによって，消化管管腔内の水分子の量を増大させます。消化管管腔内に水負荷がかかると，負荷点よりも口側の消化管が収縮し，負荷点よりも肛門側の消化管は弛緩します。このことにより，消化管内容物に推進運動が負荷され，排便が促されます。

日本で実施された臨床治験においては，慢性便秘症170例に対して，プラセボもしくはルビプロストン16，32，48μg/日を2週間投与しました（phase 2）[3]。服

薬1週間の自発排便回数は，プラセボから順に1.5，2.3，3.5，6.8回/週であり，32，48μg/日服薬群がプラセボ群より多い結果となりました。この170例を，機能性便秘128例と便秘型過敏性腸症候群（以下，便秘型IBS）42例に分類することが可能でした。それぞれについて解析を加えた結果，ルビプロストン48μg/日は，過敏性腸症候群（IBS）の有無にかかわらず自発排便回数を増加させました。副次評価項目として，治療による症状消失もしくは満足しうる改善の頻度は，プラセボ群よりもルビプロストン48μg/日群において高い結果でした。続いて，phase 3試験を実施しました[4]。この研究では，ルビプロストン48μg/日（24μgを1日2回投与）（n＝62）もしくはプラセボ（n＝62）を4週間投与しました。服薬1週目ならびに続く各週の自発排便回数の増分は，ルビプロストン群においてプラセボ群より高値を示しました。48週間の長期投与試験においても，ルビプロストン48μg/日投与は自発排便回数を増加させ，quality of life（QOL）の尺度であるSF-36（全般的QOL）およびIBS-QOL（疾患特異的QOL）も投与前値に比較すると投与後に顕著に改善していました[4]。

ルビプロストンは，妊婦や妊娠している可能性のある女性に対し，投与禁忌です。動物実験において，流早産の頻度を増加させる結果があるためです。器質的な腸閉塞を伴う患者にも，消化管内容を増量させる措置は危険であり，禁忌となっています。ルビプロストンは，主な副作用として，下痢，悪心，腹痛，頭痛が報告されています[3, 4]。下痢と腹痛は作用機序から十分に想定されうるものです。悪心の原因は不明ですが，胃粘液の分泌増加に関係することが考えられます。悪心は若年女性に多く報告されています。しかし，食後服用の徹底，制吐薬併用，悪心は投与初期に多いが馴化する旨を説明する，などの方法によって，認容度を上げることが可能です。高齢者や，腎機能障害・肝機能障害をきたしている場合にも，慎重に投与すべきです。

ルビプロストンによる悪心は，加齢に伴い減少します。ルビプロストンによる粘液分泌亢進，虚血と鎮痛解熱抗炎症薬によって傷害された腸粘膜バリアの修復作用，腎不全モデル動物において腸内細菌を正常方向に誘導し，血中毒素量を低下させる効果などが注目されています。ルビプロストンの製剤は従来の半量の12μgが新設されており，内服後の症状を勘案しながら，用量を細かく調節しつつ用いることができます。

上皮機能変容薬，グアニル酸シクラーゼ受容体Cアゴニスト

腸粘膜上皮細胞上に存在するC型グアニル酸シクラーゼ受容体（guanylate cyclase C：GC-C）のアゴニストがリナクロチドです[5]。その本体は，14個のアミノ酸が連なる合成ペプチドです。リナクロチドは，GC-Cを刺激し，腸管上皮

細胞内のcyclic guanosine monophosphate（cGMP）量を増加させます。上皮細胞内で増加したcGMPは，クロライドチャネルのcystic fibrosis transmembrane conductance regulator（CFTR）の活性化・開放を介してCl⁻分泌をまねきます。分泌されたCl⁻は消化管内腔の水分子を引きつけ，下部消化管の推進運動の分泌を促進します。リナクロチドによって上皮細胞内で増加したcGMPは，上皮細胞内基底膜側から分泌され，その増加したcGMPは消化管粘膜下の内臓知覚神経を抑制します。このことによって，リナクロチドは内臓知覚過敏を改善させる効果を持っています[6]。

　日本の臨床治験が実施され，便秘型IBS患者559人に対して，プラセボもしくはリナクロチド0.0625mg/日，0.125mg/日，0.25mg/日，あるいは0.5mg/日を1日1回朝食前に経口投与し，12週間の効果をみた多施設無作為比較用量設定試験（phase 2）を実施しました[7]。その結果，リナクロチドは全群でプラセボを凌駕するほぼ同等の全般改善の結果を得ました。一方，最終月の月間全般改善のレスポンダー率と完全自発排便のレスポンダー率は，リナクロチド0.5mg群がそれぞれ48.6%対プラセボ29.5%，45.8%対プラセボ25.9%と最も高い有効性を示し，かつ有害事象も低用量より多いということはありませんでした。便秘型IBS患者500人に対し，多施設無作為比較臨床試験（phase 3）を実施しました[8]。プラセボもしくはリナクロチド0.5mg/日を1日1回朝食前に経口投与し，12週間の薬効をみました。40週間の長期投与試験を，この中の324人に引き続いて実施しました。主要評価項目の全般改善レスポンダー率は，プラセボ17.5%に対しリナクロチド33.7%，同じく主要評価項目の完全自発排便レスポンダー率はプラセボ19.1%に対しリナクロチド34.9%であり，リナクロチドの有効性が示されました。長期投与でも大きな有害事象はありませんでした。

　慢性便秘症患者382人に対しても，プラセボもしくはリナクロチド0.0625mg/日，0.125mg/日，0.25mg/日，あるいは0.5mg/日を1日1回朝食前に経口投与し，2週間の投与効果をみた多施設無作為比較用量設定試験（phase 2）を実施しました[9]。結果は，リナクロチドが，全群でプラセボを凌駕するほぼ同等の自発排便回数の増加を得ました。最終週の週別の完全自発排便のレスポンダー率は，リナクロチド0.5mg群が58.7%対プラセボ32.5%と最も高い有効性を示し，かつ有害事象が低用量より増えるということはありませんでした。続いて，多施設無作為比較臨床試験（phase 3）を慢性便秘症患者186人に対して実施しました[10]。プラセボもしくはリナクロチド0.5mg/日を1日1回朝食前に経口投与し，4週間みました。165人には，引き続き52週間の長期投与試験を実施しました。その結果，リナクロチドはプラセボを凌駕する自発排便回数（主要評価項目）の増加を得ました（リナクロチド4.02回/週，プラセボ1.48回/週）。副次評価項目である完全自発排便の

レスポンダー率は，リナクロチド群が52.7％対プラセボ26.1％と高い有効性を示しました。長期投与試験では，IBS-QOL尺度の全項目が治療後に治療前よりも改善しました。有害事象も既報の範囲内でした。

　日本では，臨床試験の結果から，リナクロチドの用量として0.5mg食前1回/日を標準としていますが，症状により0.25mgに減量します。器質的な腸閉塞を伴う患者には禁忌です。リナクロチドの副作用として最も多いのは下痢です。下痢は，リナクロチド摂取時間が食事摂取に近いと強くなります。食事の30分程度，もしくはそれ以上の前の時間に服用してから食事を摂るように指導します。このほかに，腹痛，鼓腸なども報告されています。しかし，これまでに深刻な副作用は報告されていません。

　米国では，慢性便秘症に0.145mg/日，便秘型IBSには0.29mg/日が用いられ，日本の推奨用量とは異なるため，ゲノム，食生活，腸内細菌などの複数の要因が推奨量の相違を形成すると示唆されています[7, 9]。リナクロチドの内臓知覚過敏の改善効果は，末梢の疼痛感受性ニューロンの生理学的理解にも影響を及ぼしています。また，GC-Cへの刺激は大腸における癌化を予防するのではないかと考えられており，今後の研究が重要です。

胆汁酸トランスポーター阻害薬

　エロビキシバットは，回腸末端の上皮細胞管腔側に発現している胆汁酸トランスポーター（intestinal bile acid transporter：IBAT）の阻害薬です[11]。胆汁酸は便通に深く関係しています。小腸内に分泌された胆汁酸は，約95％が回腸末端のIBATの作用により腸肝循環に入り，肝臓で再利用されて再び胆汁に出てきます。残る胆汁酸の約5％が大腸に流入しますが，この胆汁酸が大腸の運動と分泌を刺激して糞便排出を促進します。さらにその機序は，大腸に移行した胆汁酸が大腸粘膜の上皮細胞管腔側の細胞膜表面に発現しているtransmembrane G protein-coulpled receptor 5（TGR5）を刺激し，細胞内cAMPの増加を介してCFTRからのCl^-の分泌を促します。これが，傍細胞経路によりNa^+と水分子の分泌も促進して内腔水分量が増加すると考えられます。同時に，胆汁酸はクロム親和性細胞表面のTGR5も刺激し，上皮下にセロトニンを放出します。これが，一連の腸の法則の発動となって糞便に推進運動が加わることで，排便が促進されるのです。

　日本で実施されたエロビキシバットの臨床試験は，慢性便秘症患者163例を対象に，プラセボもしくはエロビキシバット5mg，10mg，15mgを2週間投与した多施設無作為比較用量設定試験（phase 2）です[11]。エロビキシバット10mg，15mgがプラセボよりも投与1週目の自発排便頻度の投与前に比較した変化量が大きいという結果でした。慢性便秘症患者をIBSの症状の有無で群別評価した場合で

も，効果に違いはありませんでした。有害事象は軽度腹痛と下痢でしたが，重大なものはありませんでした。以上より，より低用量のエロビキシバット10mgが推奨用量とされました。続く多施設無作為比較臨床試験（phase 3）は，慢性便秘症患者133人を対象にして実施されました[12]。プラセボもしくはエロビキシバット10mgを2週間投与し，さらに長期投与試験を慢性便秘症患者341人を対象に実施しました。エロビキシバット10mgがプラセボよりも投与1週目の自発排便頻度の投与前に比較した変化量が大きいという結果でした。また，長期投与の結果，有害事象としては頻度が高かったのは軽度腹痛24％と下痢15％でした。

　臨床試験の結果から，エロビキシバットの用量として，10mg食前1回/日を標準とします。症状により5mgに減量あるいは15mgに増量します。器質的な腸閉塞を伴う患者には禁忌です。また，作用機序からみて，重篤な肝障害のある患者，胆道閉塞や胆汁酸分泌が低下している患者等では，エロビキシバットの効果は期待できません。エロビキシバットの副作用として最も多いのは，腹痛と下痢です。下痢は，薬理作用からみて考えられる副作用です。腹痛は大腸運動の惹起による症状と考えられ，前もって患者に説明しておくことが重要です。深刻な副作用は，いまだ報告されていません。

　エロビキシバットは胆汁酸がコレステロール代謝に関連することにより，血清コレステロールを10％程度低下させる作用があります。また，併用薬として注意すべきものに，胆汁酸製剤（ウルソデオキシコール酸，ケノデオキシコール酸）の作用減弱，アルミニウム含有制酸剤（スクラルファート水和物，アルジオキサ等），胆汁酸吸着薬（コレスチラミン，コレスチミド）によるエロビキシバット作用減弱，ジゴキシン，ダビガトランエテキシラートメタンスルホン酸塩の作用増強，ミダゾラムの作用減弱があります。

新規治療薬をどのように使い分けるか？

　2種類の上皮機能変容薬ならびに胆汁酸トランスポーター阻害薬の3種類の薬物を使い分ける明確なアルゴリズムは，いまだありません。ただし，薬理作用と副作用の観点から，以下の概略が成り立ちえます（表）。ルビプロストンは，粘膜透過性亢進が示唆される病態に有利であり，若年女性には注意して使う必要があります。リナクロチドは腹痛や腹部膨満感などの症状がある場合に有利であり，薬物相互作用もあまり問題になりませんが，ペプチドを分解する酵素をもつ腸内細菌をもった個体では，効果が減弱すると考えられます。エロビキシバットは血清コレステロール値が上昇している病態に有利ですが，薬物相互作用への留意が必要です。

　国際的には，最近の薬物として，消化管運動賦活作用があるセロトニン受容体4刺激薬のprucalopride，グアニル酸シクラーゼ受容体Cアゴニストのplecanatide

表 ▶ 新規治療薬：考えられる使い分け

薬　剤	好適な患者	注意点
ルビプロストン	粘膜透過性亢進	悪心をきたす例あり，妊娠に禁忌
リナクロチド	腹痛・腹部膨満感	腸内での代謝に個体差が想定される
エロビキシバット	高コレステロール血症	腹痛，薬物相互作用

注：消化管の粘膜透過性亢進は，IBSをはじめ，多くの病態で報告されている。腹痛・腹部膨満感は患者を悩ませている問題である。高コレステロール血症は，軽症の場合に期待しうる。ただし，わが国で3種類の薬物をランダムに割り付けて投与した比較研究はない。まずは，現実の臨床場面のデータの蓄積が望まれる。

が使われています。日本でも，欧米で便秘治療薬として長年使われてきたラクツロースとポリエチレングリコールが保険収載され，使用可能となっています。新規薬物開発としてはsodium-glucose cotransporter 1（SGLT-1）阻害薬mizagliflozinの臨床データが公表されています[13]。SGLT-1阻害薬は，臨床では未使用ながら，便秘を伴う肥満患者には非常に有利と考えられ，作用機序の面で注目されています[14]。

◎

便秘診療は，これら分子機序に基づいて実施されるべきです。その場合，有力な臨床試験の結果によるエビデンスが重要です。実際の内科診療の場面では，多種多様な病態をもつ便秘患者が医師を受診します。よって，実際の内科診療のデータ呈示・分析の必要性も高いと言えます。わが国におけるさらなる科学的便秘診療が望まれます。

● 文　献

1) Ford AC, et al：Effect of laxatives and pharmacological therapies in chronic idiopathic constipation：systematic review and meta-analysis. Gut. 2011；60（2）：209-218.
2) Cuppoletti J, et al：SPI-0211 activates T84 cell chloride transport and recombinant human ClC-2 chloride currents. Am J Physiol Cell Physiol. 2004；287（5）：C1173-1183.
3) Fukudo S, et al：Efficacy and safety of oral lubiprostone in constipated patients with or without irritable bowel syndrome：a randomized, placebo-controlled and dose-finding study. Neurogastroenterol Motil. 2011；23（6）：544-e205.
4) Fukudo S, et al：Lubiprostone increases spontaneous bowel movement frequency and quality of life in patients with chronic idiopathic constipation. Clin Gastroenterol Hepatol. 2015；13（2）：294-301.e5.
5) Busby RW, et al：Pharmacologic properties, metabolism, and disposition of linaclotide, a novel therapeutic peptide approved for the treatment of irritable bowel syndrome with constipation and chronic idiopathic constipation. J Pharmacol Exp Ther. 2013；344（1）：196-206.
6) Castro J, et al：Linaclotide inhibits colonic nociceptors and relieves abdominal pain via guanylate cyclase-C and extracellular cyclic guanosine 3',5'-monophosphate. Gastroenterology. 2013；145（6）：1334-46.e1-11.

7） Fukudo S, et al：Determining an optimal dose of linaclotide for use in Japanese patients with irritable bowel syndrome with constipation： A phase II randomized, double-blind, placebo-controlled study. Neurogastroenterol Motil. 2018；30(5)：e13275.

8） Fukudo S, et al：A randomized controlled and long-term linaclotide study of irritable bowel syndrome with constipation patients in Japan. Neurogastroenterol Motil. 2018；30(12)：e13444.

9） Fukudo S, et al：Dose-finding study of linaclotide in Japanese patients with chronic constipation： A phase II randomized, double-blind, and placebo-controlled study. Neurogastroenterol Motil. 2018；30(12)：e13442.

10） Fukudo S, et al：High-dose linaclotide is effective and safe in patients with chronic constipation： A phase III randomized, double-blind, placebo-controlled study with a long-term open-label extension study in Japan. Neurogastroenterol Motil. 2019；31(1)：e13487.

11） Nakajima A, et al：Determining an optimal clinical dose of elobixibat, a novel inhibitor of the ileal bile acid transporter, in Japanese patients with chronic constipation： a phase II, multicenter, double-blind, placebo-controlled randomized clinical trial. J Gastroenterol. 2018；53(4)：525-534.

12） Nakajima A, et al：Safety and efficacy of elobixibat for chronic constipation： results from a randomised, double-blind, placebo-controlled, phase 3 trial and an open-label, single-arm, phase 3 trial. Lancet Gastroenterol Hepatol. 2018；3(8)：537-547.

13） Fukudo S, et al：Safety and efficacy of the sodium-glucose cotransporter 1 inhibitor mizagliflozin for functional constipation： a randomised, placebo-controlled, double-blind phase 2 trial. Lancet Gastroenterol Hepatol. 2018；3(9)：603-613.

14） Fukudo S, et al：Future Possibility of Mizagliflozin on Functional Constipation and/ or Irritable Bowel Syndrome With Constipation. Gastroenterology. 2019；157(3)：898-899.

―― 福土 審

便秘編

Q19 慢性便秘症に浣腸，坐剤，摘便は有効か？

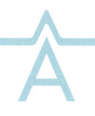

▶ わが国で初めての慢性便秘症の診療ガイドラインが2017年に刊行となりました。このガイドラインでは，浣腸，坐剤，摘便は推奨の強さ2（弱い推奨），エビデンスレベルC（質の低いエビデンス）ではありますが，有効で使用することを提案する治療法と記載されています[1]。食事療法，運動療法など生活習慣の改善でも効果がなく，内服加療でも効果が不十分な場合に使用を考慮します。直腸に便がつまっていれば浣腸や坐剤を使用し，効果がなければ摘便をします。

● 解説

浣腸は有効か？

浣腸は，ガイドラインでは「直腸に物理的な刺激を与え，蠕動を高めることにより排便を促す。即効性があり，便排出障害やfecal impaction（糞便塞栓）の予防や治療などに適宜使用することが推奨されているが，定時的な使用はすべきではない」と記載されています[1]。以前は浣腸液として石けん水や塩水などが広く使われ，水道水でも効果はありますが，最近はグリセリン（約50％の水溶液）が使用されることが多いです。グリセリン浣腸は直腸内に注入されたグリセリンが水分を吸収し，その刺激作用により腸管の蠕動を亢進させるとともに，浸透圧により便を軟化，湿潤化することで便の排泄を容易にします。投与方法は，刺激を少なくするために，まず体温程度に温めます。体位も重要であり，できるだけ左側臥位で慎重に行うことが望ましいです。立位や他の体位では，浣腸容器のノズルが直腸壁を損傷する可能性があります。浣腸液は少しずつゆっくりと注入します。注入後すぐに便意を感じますが，3～5分ほど我慢して，便意が強くなってから排便を促します[2]。有害事象では直腸穿孔が最も多く，挿入時には痛みがないかどうか確認しながら慎重に注

入します。最近では，ストッパーなどの直腸内遺残の事例も多く報告されています[3]。

坐剤は有効か？

慢性便秘症に対して主に用いられる坐剤としては，重曹（炭酸水素ナトリウム）坐剤があります。料理や掃除などにもよく使われる重曹ですが，慢性便秘症にも有用とされています。特に，高齢者など直腸の感覚鈍麻の方に有効とされています。通常，糞便は直腸内に到達すると直腸壁の進展刺激により便意が惹起されます。しかし，感覚鈍麻になると直腸に糞便があっても便意を感じにくくなります。坐剤の作用機序は肛門から挿入した坐剤が直腸内で溶解して炭酸ガスを発生して直腸壁を強く進展させ，蠕動運動を亢進することで排便を促進させます[4~6]。また，便排出障害のバイオフィードバック療法と併用することで，バイオフィードバック療法の効果が上がることが報告されています[7]。用法・用量としては，通常1~2個をできるだけ肛門内深くに挿入します。重症の場合には1日2~3個を数日間続けて挿入します。副作用としては，稀に迷走神経反射で血圧低下がみられることがあるため，投与後は観察を十分に行うことが重要です。また，挿入後に激しい運動をすると，坐剤が肛門外に出ることがあるので，排便作用があるまで激しい運動を避ける必要があります。その他，ビサコジルも結腸粘膜を刺激して腸蠕動を促進する作用とともに，直腸粘膜に作用して排便反射を惹起します。

摘便は有効か？

摘便は，直腸内に硬便があり，自力で排便できない際に行います。方法としては，グリセリンなどの潤滑剤を使用して，肛門や直腸を傷つけないよう愛護的に肛門から指を挿入し，便を摘出します。ガイドラインでは「摘便は直腸下部に貯留した便を自力で排出できない場合，徒手的に便を排出させるものである。便秘症に対して有用であるとする報告はないが，fecal impaction（糞便塞栓）に対してまず摘便が行われるなど有用性が考えられる」と記載されています[1]。体位も重要であり，左側臥位にすることでS状結腸が左側に振れるため，摘便による腸管損傷のリスクが低減できます。

◎

超高齢化社会となっている昨今では，今後ますます便秘対策が重要となってきます。要介護状態の患者の増加に伴い浣腸，坐剤，さらに摘便の必要性が増すと予想されます。浣腸，坐剤，摘便に関しては看護師によって施行されることが特に多いこともあり，医師，看護師，薬剤師など，診療，看護，介護に携わる関係者によるチーム医療が重要となってきます。

● 文献

1) 日本消化器病学会関連研究会 慢性便秘の診断・治療研究会, 編：CQ5-09慢性便秘症に浣腸, 坐剤, 摘便, 逆行性洗腸法は有効か？. 慢性便秘症診療ガイドライン2017. 南江堂, 2017, p80-81.

2) 水城 啓：浣腸, 坐剤, 摘便, 逆行性洗腸法. 消化器内科. 2018；33(4)：421-426.

3) 白石 正：グリセリン浣腸剤の有害事象調査と安全性評価. 医学と薬学. 2013；69(1)：97-100.

4) Bouras EP, et al：Chronic constipation in the elderly. Gastroenterol Clin North Am. 2009；38(3)：463-480.

5) 冨田 仁, 他：KYD-104坐剤の高齢者便秘症に対する有用性の検討. 医学と薬学. 1992；28(2)：407-412.

6) 松生恒夫, 他：新レシカルボン(R)坐剤の便秘症に対する使用経験および製剤特性. 新薬と臨牀. 2005；54(4)：444-450.

7) Cotelle O, et al：A concomitant treatment by CO_2-releasing suppositories improves the results of anorectal biofeedback training in patients with dyschezia: results of a randomized, double-blind, placebo-controlled trial. Dis Colon Rectum. 2014；57(6)：781-789.

田村彰朗, 富田寿彦, 三輪洋人

便秘編

Q20 慢性便秘症にバイオフィードバック療法は有効か？

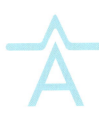

▶便秘症に対するバイオフィードバック療法の目的は，肛門筋電計や肛門内圧計，直腸バルーンなどを用いて患者へ自分自身の肛門の動きを意識化させることであり，骨盤底筋協調運動障害を改善する一種のリハビリ療法です。バイオフィードバック療法の適応は，骨盤底筋協調運動障害に起因する機能性便排出障害です。骨盤底筋協調運動障害による便秘症に対するバイオフィードバック療法の有効率は，70％程度と報告され，他の保存的治療法と比較すると，バイオフィードバック療法は有意に有効です。

● 解説

慢性便秘症とは

　2017年10月に，日本消化器病学会関連研究会 慢性便秘の診断・治療研究会より『慢性便秘症診療ガイドライン2017』が発刊され，便秘とは，「体外に排出すべき糞便を十分量かつ快適に排出できない状態」と定義されています[1]。これまで一般的に，排便回数の減少，排便間隔の乱れ，便の硬さの変化，残便感・排便困難感などの症状で便秘と診断されてきた背景から，明確に統一された定義がありませんでした。すなわち，便秘とは，症状名でもなければ，疾患名でもなく，「排便回数や排便量が少ないために糞便が結腸内に滞った状態」もしくは「直腸内にある糞便を快適に排出できない状態」を表す状態名として定義されています[2〜4]。
　『慢性便秘症診療ガイドライン2017』では，慢性便秘を原因から器質性と機能性に分類し，機能性便秘とは，大腸の形態的変化を伴わない便秘であり，症状から排便回数減少型と排便困難型に分類されます[1]。また，その病態に応じて，慢性機能性便秘は大腸通過遅延型，大腸通過正常型，機能性便排出障害の3型に分けることも

できます。これら3つの病態はそれぞれが独立した分類ではなく，相互にオーバーラップすることもあります。

バイオフィードバック療法とは

バイオフィードバック (biofeedback：BF) 療法とは，「通常では認識することが困難な生体内の生理現象を工学的な手段によって，視覚や聴覚などで感知できる知覚信号に変換し，その信号に基づいて現象を随意的にコントロールさせようとする技術や行為の総称」であり[5]，1960年代にSkinnerやMillerによって提唱されて以降，高血圧症，気管支喘息，尿失禁，便失禁，便秘症などの様々な病態に応用されています。つまり，BF療法は筋肉の動きをある信号として受け取ることで，選択的な動きを再学習するための補助的な手段となります。最終的には，BF療法で得られる外部からの信号なしで，随意的な運動を可能とすることが期待されます。この概要を図にまとめました[6]。

特に，便秘症に対してはBleijenbergら[7]によって1987年に最初の報告がなされて以来，欧米において発展・普及し，現在では有効率が70％程度であり，高い推奨度の治療法として評価されています[8,9]。便秘症に対するBF療法の適応は，骨盤底筋協調運動障害に起因する機能性便排出障害であり[9]，骨盤底筋協調運動障害では71％に有効であったが，大腸通過遅延型便秘では8％だけしか有効でなかったとChiarioniら[10]は報告しています。

便排出障害は，直腸内の糞便を有効に排出できない状態です。高齢者に多いタイプの便秘で，軟便であっても排便困難であり，過度の怒責や残便感，残便のために頻回便となり，肛門や会陰部の不快感などを訴えます。その診断には，大腸通過時

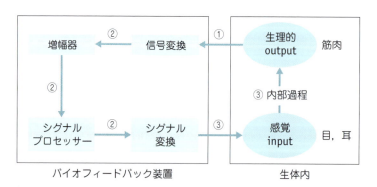

図 ▶ バイオフィードバックの概要
①筋肉の反応は信号として抽出
②バイオフィードバック装置内の増幅器やシグナルプロセッサーを通して，簡単な視聴覚信号へ変換
③外受容器である目や耳で信号を受け取り，筋肉の運動を制御

（文献6をもとに作成）

表 ▶ 便秘分類別の症状の特徴

大腸通過遅延型	便排出障害型
腹痛	残便感
腹部膨満感	肛門痛
排便回数減少	排便困難
下剤内服が有効	用手排便
	下剤があまり効かない

（文献11より作成）

間測定や排便造影検査などが参考となりますが，現状では一般病院において十分に普及しているとは言い難いため，すべての便秘症例に推奨される検査ではありませんが，慢性便秘を病態に応じて客観的に分類することも可能です（表）[11]。排便時に弛緩すべき恥骨直腸筋や外肛門括約筋を含めた骨盤底筋群が十分に弛緩しない，または逆に収縮してしまう骨盤底筋協調運動障害と，怒責時に腹圧を十分に加えることができない便排出力低下の2つが重要な要因と考えられています[12]。

　便秘症に対するBF療法は，わが国において大腸肛門領域の外科医が中心となって行うことが多く，肛門括約筋の収縮および弛緩状態を肛門筋電計や肛門内圧計を用いて，視覚的に肛門の動きを意識化させることにより，排便関連筋群を良好にコントロールできるように訓練します[12]。また，排便時の前傾姿勢と怒責時の有効な腹圧のかけ方を指導するとともに，肛門筋電計や肛門内圧計を用いたBF療法と直腸バルーン排出訓練によって骨盤底筋の弛緩法を指導します[12, 13]。

患者の気持ちに配慮した治療を

　便秘症の患者は，排便障害に長く悩み，その羞恥心を振り払って受診されていることをまず念頭に置いて，診察する必要性があります。よって，患者が安心してBF療法に臨み，集中できるような環境作りとして，たとえば，プライバシーの確保や静かな場所などへの配慮も大切となります。使い捨て医療用手袋やプローブに使用するコンドームは，アレルギー抗体であるラテックスが含まれた製品もありますので，ラテックス製品に接触した際のアレルギー症状の有無についての問診も事前に必要です。しかしながら，BF療法の訓練プログラムは統一されておらず，指導者によってその効果にもばらつきがあることは一般的な見解となっています。患者に対して，同時に複数の口頭説明を行うと混乱を招く可能性が高いため，一度に与える情報量は「注意を向けながら治療が行える最小限」にとどめることが望ましいです。

　患者の状態は千差万別でもあり，各々の症例に応じて臨機応変な対応・対処が重要となります。たとえば，BF療法の適応となるか否か，実施する場合は，どのような訓練プログラムを行うべきかを決定することが医療従事者として求められま

す。また，必要であれば，医師，看護師，理学療法士などの多職種間での情報交換や相談をしながら，治療を進めていくことも大切です。

◎

　BF療法の最大目標は，選択的な骨盤底筋の収縮と弛緩の取得であり，それに伴う日常生活動作時における症状の軽減や生活の質の改善にあります。しかしながら，BF療法は欧米の文献によるエビデンスが多く，日本人を対象とした報告はケースシリーズのみで，エビデンスレベルの高い文献はいまだ認めていません。わが国において，本療法は治療法として保険収載がされていないため，実施可能な施設も少ないという問題点があります。今後，わが国においても，直腸肛門機能検査も含めて，本療法を施行する専門施設が増えていき，それらの施設と連携して便秘症診療が行えるようになることを強く期待します。

● 文 献

1) 日本消化器病学会関連研究会　慢性便秘の診断・治療研究会，編：慢性便秘症診療ガイドライン2017. 南江堂, 2017.
2) Bharucha AE, et al：American Gastroenterological Association technical review on constipation. Gastroenterology. 2013；144(1)：218-238.
3) Tack J, et al：Diagnosis and treatment of chronic constipation--a European perspective. Neurogastroenterol Motil. 2011；23(8)：697-710.
4) Lembo A, et al：Chronic constipation. N Engl J Med. 2003；349(14)：1360-1368.
5) 武政誠一：バイオフィードバック療法. 理学療法ハンドブック　第2巻　治療アプローチ. 細田多穂, 他, 編. 改訂第4版. 協同医書出版社, 2010, p623-643.
6) 筒井末春：バイオフィードバック療法の適応と課題（特集　最新・バイオフィードバック療法）. 理療ジャーナル. 1999；33(2)：81-86.
7) Bleijenberg G, et al：Treatment of the spastic pelvic floor syndrome with biofeedback. Dis Colon Rectum. 1987；30(2)：108-111.
8) Heymen S, et al：Biofeedback treatment of constipation：a critical review. Dis Colon Rectum. 2003；46(9)：1208-1217.
9) Rao SS, et al：ANMS-ESNM position paper and consensus guidelines on biofeedback therapy for anorectal disorders. Neurogastroenterol Motil. 2015；27(5)：594-609.
10) Chiarioni G, et al：Biofeedback benefits only patients with outlet dysfunction, not patients with isolated slow transit constipation. Gastroenterology. 2005；129(1)：86-97.
11) Agachan F, et al：A constipation scoring system to simplify evaluation and management of constipated patients. Dis Colon Rectum. 1996；39(6)：681-685.
12) 味村俊樹：機能性便排出障害型便秘症に対するバイオフィードバック療法の実際. 臨床医のための慢性便秘マネジメントの必須知識. 中島　淳, 編. 医薬ジャーナル社, 2015, p176-182.
13) Whitehead WE, et al：Conservative and behavioural management of constipation. Neurogastroenterol Motil. 2009；21 Suppl 2：55-61.

――――玉川祐司

便秘編

Q21 慢性便秘症に精神・心理療法は有効か？

▶ 慢性便秘症に対する精神・心理療法は有効である可能性があり，行うことが推奨されています。慢性便秘症の心理的異常の検討では，抑うつ，身体化を指摘した論文が散見されます。機能性消化管障害の治療には精神・心理療法が取り入れられています。慢性便秘症の発症は精神・心理学的異常と関連があり，患者の状態把握に基づいた精神・心理療法は有効と考えられます。

● 解説

精神・心理学的症状と便秘症の関連性

　慢性便秘症には，便秘のために精神症状が出現しその治療薬によりさらに症状が悪化している事例があることを理解する必要があります。慢性便秘症の約6割程度にうつ，不安などの心理的異常を認め[1,2]，心理検査で心理的異常を示すスコアが健常対象者に比して有意に高いことが示されています[3]。米国で，一般住民に対して郵送にて腹部症状に関するアンケートを実施し，腹部膨満感がある人を抽出し，身体化症状をSomatic Symptom Checklistで評価したところ，コントロール群と比較して身体化のスコアが高いとの結果でした[4]。慢性便秘症患者34人と健康対象者19人を比較した研究では，慢性便秘症患者において有意に直腸粘膜血流が低下し，General Health Questionariee-28（GHQ-28）質問票の中の身体化障害，不安に対する心理的スコアが，直腸粘膜血流と逆相関すると報告されています[5]。慢性便秘症患者54人に対するHospital Anxiety and Depression Scale（HADS）を用いた検討では，不安症状が33％，うつ症状は22％存在し，精神疾患簡易構造化面接法（Mini-International Neuropsychiatric Interview：MINI）では大うつ性障害が33％に，全般性不安障害が31％，軽躁病は22％でした[6]。便

秘症患者142人にConstipation Severity Index（CSI）による重症度と36-item Short Form Health Survey（SF-36），Primary Care Evaluation of Mental Disorders-Patient Health Questionariee（Prime-MD PHQ）によるQOLの検討によると，便秘重症度は抑うつ重症度と相関し，精神的QOL，身体的QOLを低下させることがわかりました[7]。

精神・心理療法をどのようにアプローチしたらよいか？

米国でのシステマティックレビューによる，過敏性腸症候群（IBS）と慢性便秘症の治療方針の比較検討では，精神・心理療法を含む治療方針につき検討されています[8]。表1，2に示すように，抗うつ薬はIBSの症状を軽減するというステートメントの推奨度は弱いですが，エビデンスレベルは「高い」に分類されました。逆に心理療法に対する相対リスクの推奨度は「弱」で，エビデンスレベルは「低い」との結果でした。一方，慢性便秘症に対する論文の概要では，精神・心理療法に近い位置づけであるバイオフィードバック療法が骨盤筋不均衡患者に対する効果があるという論文があるものの，このシステマティックレビューでは推奨度は弱く，エビデンスレベルは「低い」との結果でした。慢性便秘症に対する大人と子供の生活の質（QOL）を比較検討したシステマティックレビューでは，便秘が大人と子どものQOLを障害していることは一貫しており，親のQOLが低いことが子どもたちのQOLの障害に影響することが重要視されています。親への介入および親子関係の改善が便秘症状の寛解を示しており，その深刻さは，関節リウマチ，糖尿病，慢性アレルギー疾患と同等で，子どもたちの慢性便秘症の障害レベルは胃食道逆流症（gastro esophageal reflux disease：GERD）や炎症性腸疾患（inflammatory bowel disease：IBD）より高い結果でした[9]。現在の研究では，慢性便秘治療に対する精神心理療法のエビデンスレベルの確立は遅れているものの，精神心理療法からの治療は選択肢の1つとして考慮されるべきで，必要に応じて適切に選択的セロトニン再取り込み阻害薬（selective serotonin reuptake inhibitors：SSRI）やセロトニン・ノルアドレナリン再取り込み阻害薬（serotonin and norepinephrine reuptake inhibitors：SNRI）などの抗うつ薬を使用するほか，精神科との連携を考えるなどの配慮が便秘治療につながる可能性があります。

日常臨床ではかかりつけ医でこれらを考慮

慢性便秘症患者の中で腹痛があるかを質問し，Rome Ⅳ問診を行い，IBS要因が高い場合には，精神心理療法の効果がある可能性が高いと考えられます。また，SDS，HADSなどの心理検査で抑うつ，不安の状態を知ることで抗うつ薬，抗不安薬を適切に選択したり，睡眠の質を評価し睡眠の質を改善したりすることで[10]，

表1 ▶ IBSの介入研究に関する論文の概要

ステートメント	論文数	患者数	相対的リスク	NNT	推奨度	エビデンスレベル
ロペラミドを推奨する証拠	2	42	0.44 (014〜1.42)	NA	弱	非常に低い
抗うつ薬はIBSの症状を軽減する	17	1084	0.67 (058〜0.77)	4 (3〜6)	弱	高い
様々な心理療法はIBS症状を軽減する	32	2189	0.68 (061〜0.76)	4 (3〜6)	弱	非常に低い
5-HT$_4$受容体刺激薬，5-HT$_3$受容体拮抗薬はプラセボよりIBS-Cの症状改善効果がない	9	2905	0.96 (0.83〜1.11)	NA	強	低い
リナクロチドはプラセボより便秘型IBSの症状を改善する	3	2028	0.80 (0.75〜0.85)	6 (5〜8)	強	高い
ルビプロストンはプラセボより便秘型IBSの症状を改善する	3	1366	0.91 (0.87〜0.95)	12.5 (8〜25)	強	普通
ポリエチレングリコールはIBSの疼痛症状を軽減しない	2	166	NA	NA	弱	非常に低い

NNT：number needed to treat

（文献8より作成）

表2 ▶ 慢性便秘症の介入研究に関する論文の概要

ステートメント	論文数	患者数	相対的リスク	NNT	推奨度	エビデンスレベル
ある種の繊維サプリメントでは慢性便秘症の排便回数が増加	3	293	0.25 (016〜0.37)	2 (1.6〜3)	強	低い
ポリエチレングリコールは慢性便秘症の排便回数と排便状況を改善する	4	573	0.52 (0.41〜0.65)	3 (2〜4)	強	高い
ラクツロースは慢性便秘症の排便回数と排便状況を改善する	2	148	0.48 (0.27〜0.86)	4 (2〜7)	強	低い
バイオフィードバック療法は骨盤筋不均等患者に効果がある	3	216	0.33 (0.22〜0.50)	2 (1.6〜4)	弱	低い
リナクロチドはプラセボより慢性便秘症の症状を改善する	3	1582	0.84 (0.80〜0.87)	6 (5〜8)	強	高い
ルビプロストンはプラセボより慢性便秘症の症状を改善する	4	651	0.67 (0.58〜0.77)	4 (3〜6)	強	高い

NNT：number needed to treat

（文献8より作成）

結果として便秘の解消につながる可能性は高いと考えられます。人間関係や親子関係などの心理面へのアプローチは臨床心理士が，生活習慣や運動習慣へのアプローチは栄養士，理学療法士，運動トレーナーなどが関与する多職種連携を介して生活全般の見直しを行うことが慢性便秘の改善につながると考えられます。

● 文 献

1) Dykes S, et al：Chronic idiopathic constipation：a psychological enquiry. Eur J Gastro-enterol Hepatol. 2001；13(1)：39-44.

2) Nehra V, et al：Psychological disorders in patients with evacuation disorders and constipation in a tertiary practice. Am J Gastroenterol. 2000；95(7)：1755-1758.

3) Chan AO, et al：Differing coping mechanisms, stress level and anorectal physiology in patients with functional constipation. World J Gastroenterol. 2005；11(34)：5362-5366.

4) Wald A, et al：The burden of constipation on quality of life：results of a multinational survey. Aliment Pharmacol Ther. 2007；26(2)：227-236.

5) Emmanuel AV, et al：Relationship between psychological state and level of activity of extrinsic gut innervation in patients with a functional gut disorder. Gut. 2001；49(2)：209-213.

6) Hosseinzadeh M, et al：Psychological disorders and dietary patterns by reduced-rank regression. Eur J Clin Nutr. 2019；73(3)：408-415.

7) Albiani JJ, et al：Impact of depression and anxiety on the quality of life of constipated patients. J Clin Psychol Med Settings. 2013；20(1)：123-132.

8) Ford AC, et al：American College of Gastroenterology monograph on the management of irritable bowel syndrome and chronic idiopathic constipation. Am J Gastroenterol. 2014；109 Suppl 1：S2-26.

9) Belsey J, et al：Systematic review：impact of constipation on quality of life in adults and children. Aliment Pharmacol Ther. 2010；31(9)：938-949.

10) Jiang Y, et al：Influence of sleep disorders on somatic symptoms, mental health, and quality of life in patients with chronic constipation. Medicine (Baltimore). 2017；96(7)：e6093.

―――――――――――――――――――――――――――――― 山本さゆり，春日井邦夫

便秘編

Q22 慢性便秘症における生活習慣の改善は有効か？

A

▶『慢性便秘症診療ガイドライン2017』では，「慢性便秘症に生活習慣の改善は有効か？」に対して，「適切な食事や運動，腹壁マッサージは慢性便秘症の症状改善に有効であり行うことを提案する」と記載されています[1]。生活習慣の改善法は，誰にでもすぐ始めることができ，患者個人で何をするか決められ，便秘症以外の健康改善も期待できるということになります（図）。

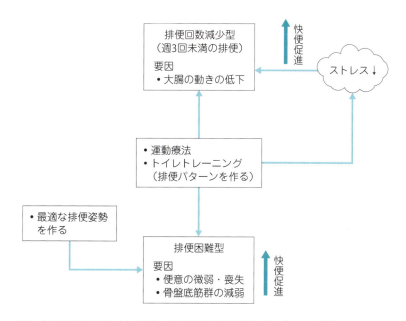

図 ▶ 慢性便秘症患者の病態と生活習慣（食習慣を除く）の改善効果

● 解 説

　ここでは，食事の改善以外の生活習慣について改善方法のポイントを述べます。まず，初回の診療で大事なことは，患者から生活習慣の内容を詳細に聴取することです。慢性便秘の診断は患者の訴えに基づくことが大前提なので，治療の基本は患者の愁訴の改善になります。

排便パターンの作り方

　一般的に，"快便"と言われる人は，毎日同じ時間に排便の習慣がある方です。これは反射行動のようなものであり，適切な排便パターンを作る努力は，自律神経系の働きや排便反射を適正化することでもあり，再発予防にもなります。患者に指導する内容としては，表のような表現を参考にして下さい。

最適な排便の姿勢とは？

　便座に座れば，前方35°の前傾姿勢をとるように勧めます。いきむ前にはまずは息をたっぷり吸いこみ，下腹部に力を入れるように意識しながら息を吐くように指導します。前傾35°は，和式トイレでしゃがんだときの姿勢と同じです。その姿勢が排便時のスイッチである恥骨直腸筋がゆるみやすくなり，快便につながることになります。

排便のための運動療法とは？

　運動療法，すなわちトレーニング中は交感神経が優位となり大腸自体は動きませんが[2]，運動によって腸が外側から刺激されて，うっ滞していた腸内容物が動きま

表 ▶ 排便パターンを作るための患者への説明例

「便意を少しでも覚えたら（トイレに行きたい）そのタイミングでかならずトイレに行くようにしましょう」

「朝は，最も大腸運動が亢進しています。排便に良い時間帯は，散歩や朝食後の2時間以内とされていますので，1日2回程度，食後30分を目安に，5分間は便意があってもなくても必ずトイレに行くようにしてください」（排便がみられない場合も，5分間程度を目安とすれば，心理的に負担があまりありません）

「朝，トイレに行けない場合には，1日のうち時間にせかされることなく，ゆっくりした気分で5分でも10分でも便座にこもれる環境ができる時間帯を作るようにしてください」

す。さらに，運動を終えた後には，副交感神経が優位となり大腸が活発に動きだすことになります。トレーニングの一連の流れで，大腸通過時間を短縮させることで快便につながる可能性があります。慢性便秘症の患者の排便改善と運動療法に関する報告は少ないですが，わが国においては40歳以上の男女1699人を対象とした研究報告があり，運動療法は，食事内容よりも有効であり，運動量については，1日に4時間以上行った場合に有意性が認められたとされています[3]。また，運動は慢性便秘症の患者の大敵であるストレスの解消にも役立ちます[4]。体を動かすことで，脳内でセロトニンやエンドルフィンといわれる神経伝達物質が増加することが知られています[5]。これらの伝達物質は不安感を取り除き，気分をリラックスさせる作用があります。さらに，腸が活発に動く時間である睡眠を改善させる効果があり，排便を促すことにつながります。

　では，排便という行動に最適な運動療法について説明します。排便は，腹筋と恥骨直腸筋と肛門括約筋の3筋群の共同作業によって可能となります。そこで運動療法としては，腹筋と恥骨直腸筋や肛門括約筋を含む骨盤底筋群であるインナーマッスルを鍛えるトレーニングが重要となります。しかし，慢性便秘の患者の多くは，慢性的な運動不足に陥っています。そのような方に，いきなりジョギングや筋トレなどの激しい運動を勧めても，長続きはもちろんのこと，下手をすると膝や腰などを傷つけて，排便行動そのものに悪影響を与えることになります。まずは，日常生活に組み入れることが可能な，歩くことや階段を使用することを勧めます。特に，階段の上り下りは，骨盤底筋群を鍛えることが可能であり，腹筋にも効果があります。ほかには，日頃から肛門にギュッと力を入れる習慣をつけることを指導します。その他の療法として，腹壁マッサージ[6]，ヨガ，気功，太極拳などは便秘に効果をもたらす報告がありますが，それらの療法を選択するのは，患者自身（やる気）が課題と思われます。

◎

　食事や運動をはじめとする生活習慣の改善は，慢性便秘症の治療の基盤であり，健康増進につながりますが，モチベーションが維持できず，うまく実行できる人はさほど多くはありません。ほとんどの患者の日常的な行動パターンはすでに確立されていますので，生活習慣を変えるのは難しいということがあります。また，生活習慣を改善しても，下剤のように短期間で効果がでるわけではありませんので，十分な問診をもとに患者にあった生活習慣の改善を指導しその効果を理解させることが重要です。

●文 献

1） 日本消化器病学会関連研究会 慢性便秘の診断・治療研究会，編：慢性便秘症診療ガイドライン 2017. 南江堂, 2017, p61.

2） Rao SS, et al：Effects of acute graded exercise on human colonic motility. Am J Physiol. 1999；276(5)：G1221-1226.

3） Nakaji S, et al：Relationship between lifestyle factors and defecation in a Japanese population. Eur J Nutr. 2002；41(6)：244-248.

4） Nabkasorn C, et al：Effects of physical exercise on depression, neuroendocrine stress hormones and physiological fitness in adolescent females with depressive symptoms. Eur J Public Health. 2006；16(2)：179-184.

5） Ohmatsu S, et al：Activation of the serotonergic system by pedaling exercise changes anterior cingulate cortex activity and improves negative emotion. Behav Brain Res. 2014；270：112-117.

6） Lämås K, et al：Effects of abdominal massage in management of constipation-a randomized controlled trial. Int J Nurs Stud. 2009；46(6)：759-767.

———————————————— 舟木 康，海老正秀，小笠原尚高，佐々木誠人，春日井邦夫

便秘編

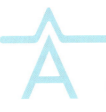

Q23 食事・栄養指導はどのようにすればよいのか？ プロバイオティクスは有効か？

- 食事療法は，慢性便秘症治療の第一段階として推奨されます。規則的な食事摂取，水分や食物繊維の十分な摂取，腸内細菌の改善などが有効となる可能性があります。プロバイオティクスは，腸内細菌環境を整えることにより，便秘症状を緩和させる効果が期待されます。
- 食事療法，プロバイオティクスはいずれも十分なエビデンスは集積されていませんが，患者への負担が少なく，ぜひ一度検討したい治療法です。

● 解説

食事療法・食事指導

『慢性便秘症診療ガイドライン2017』では，慢性便秘症の保存的な治療方法として「生活習慣の改善」が挙げられており，「適切な食事や運動，腹壁マッサージは慢性便秘症の症状改善に有効であり行うことを提案する」（推奨の強さ2，エビデンスレベルC）となっています[1]。また，世界消化器病学会は，治療の第一段階で食事療法・指導を行い，それでも改善がない場合に薬物治療に段階を移すことを推奨しています[2]。

現在，慢性便秘症に対する食事指導は保険収載されていませんが，十分な問診を行った上で，下記のような項目に留意すると効果が期待できる可能性もあります。今後有効な食事指導が確立することが期待されます。

①規則正しい食事摂取

食事を摂取すると胃が伸展して刺激を受け，その刺激で大腸蠕動が引き起こされます。これは胃結腸反射と呼ばれ，朝に最も強く起こると言われています。3回の食事の中でも，朝食を摂取することは排便習慣の確立に有効となる可能性があります。特に若い女性では，ダイエットのために食事制限を行っていることも多く，十分な問診が必要です。

②十分な水分摂取

わが国において，大学生を対象として排便状況と生活習慣を調査した研究では，1日1500mL以上の水分摂取を行っている男性が，よりスムーズに排便があることを報告しています[3]。しかし，便秘症患者と健常者において水分摂取量を比較したところ，差を認めなかったとの報告もあり[4]，エビデンスは確立されていません。しかし，大腸において水分が吸収される生理的な機序を考慮すると，十分な水分摂取は便形状を軟らかくする効果が期待されます。問診により水分摂取量が少ない患者に対しては，こまめな水分補給を指導することが必要です。

③食物繊維の摂取

食物繊維は不溶性／水溶性に分類され，前者は腸管内でゲル状となり便塊の移動を容易にさせることで，また後者は糞便量を増加させることで便秘症状の改善に効果があると考えられています。しかし，食物繊維の摂取量と慢性便秘症の改善には必ずしも相関性がみられず，過剰な食物繊維の摂取は便秘を増悪させるとの報告もあります[4]。厚生労働省が推奨する食物繊維摂取量は1日あたり成人男性20g以上，成人女性18g以上となっていますが，便秘症患者に推奨される具体的な摂取量は提唱されていません。重症な便秘症患者では，症状が増悪する可能性があり，注意が必要です。

④腸内細菌の改善

慢性便秘症患者の腸内細菌叢は，健常人と比較してビフィズス菌や乳酸菌などの善玉菌が有意に低下していることが報告されており[5]，ヨーグルトや乳酸菌食品が便秘症患者に有効であるという報告があります[6]。また，善玉菌の栄養源となる食物繊維やオリゴ糖摂取も有効であるとされています。

プロバイオティクス

①プロバイオティクスの定義

プロバイオティクスとは，英国の微生物学者Fullerにより1989年に提唱された有益菌であり，「十分量を投与すれば，腸内細菌のバランスを改善することにより，宿主の健康に利益を与える生きた微生物」と定義されており[7]，乳酸菌やビフィズス菌などが含まれます。

表 ▶ 消化管運動に対するプロバイオティクスの作用機序

腸管蠕動の亢進	乳酸や酪酸などの短鎖脂肪酸を産生し，腸管内のpHを低下させることで，腸管蠕動を亢進させる
抗炎症作用・免疫調節作用	腸管運動不全を改善させる
腸内細菌叢の改善	悪玉菌を減らし，善玉菌を増やすことで，腸内細菌叢が整い，腸管通過時間が短縮する

②プロバイオティクスの作用機序

消化管運動に関しては以下のこと（表）が知られています[8]。

③プロバイオティクスの有効性

前述の通り，慢性便秘症患者の腸内細菌叢は健常人と比較して，善玉菌が有意に低下していることが報告されており[4]，これまでの複数のランダム化比較試験では，プロバイオティクスは慢性便秘患者の排便回数や便形状を改善させることが報告されています[9]。

ガイドラインでは，「慢性便秘症患者においてプロバイオティクスは排便回数の増加に有効であり，治療法として用いることを提案する」とされており，推奨の強さは2，エビデンスレベルは中程度の質を示すBとされています。

プロバイオティクスは副作用がなく，他の薬剤との併用にも影響を与えないため，併存疾患が多い患者や高齢者に対しても長期的に安心して使用できる薬剤です。速効性は低いですが，便秘症治療のどの段階でも選択することができ，非常に有用な選択肢と考えられます。

処方例としては，ビオフェルミン®錠剤3～6錠/日（毎食後），ミヤBM®錠3～6錠/日（毎食後）などがあります。抗菌薬と併用する場合には，耐性を備えた薬剤（ビオフェルミン®R，ラックビー®Rなど）を選択します。

● **文 献**

1) 日本消化器病学会関連研究会　慢性便秘の診断・治療研究会，編：慢性便秘症診療ガイドライン2017. 南江堂, 2017.

2) Basilisco G, et al：Chronic constipation：A critical review. Dig Liver Dis. 2013；45(11)：886-893.

3) 山田五月, 他：大学生における慢性機能性便秘発現に及ぼす性および生活習慣との関連 - 横断研究 -. 栄養誌. 2009；67(4)：157-167.

4) Müller-Lissner SA, et al：Myths and misconceptions about chronic constipation. Am J Gastroenterol. 2005；100(1)：232-242.

5) Khalif IL, et al：Alterations in the colonic flora and intestinal permeability and evidence of immune activation in chronic constipation. Dig Liver Dis. 2005；37(11)：838-849.

6）滝井　寛, 他：Bifidobacterium animalis subsp. lactis GCL2505 を含有する発酵乳の摂取による便秘傾向を有する健常成人の排便回数, 便性状, および糞便菌叢の改善. 薬理と病理. 2012；40(8)：657-665.

7）Fuller R：Probiotics in man and animals. J Appl Bacteriol. 1989；66(5)：365-378.

8）水城　啓, 他：特集 慢性便秘症の診療の進歩 生活指導, 食事指導, プロバイオティクスは本当に有効か？. 日内会誌. 2019；108(1)：22-28.

9）Chemielewska A, et al：Systematic review of randomised controlled trials：probiotics for functional constipation. World J Gastroenterol. 2010；16(1)：69-75.

———— 冬木晶子

便秘編

Q24 難治性便秘の症状と原因は？

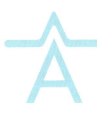

▶ 便秘症の中で，結腸の蠕動が大幅に低下することによる「結腸通過遅延型便秘症」が特に難治性です。結腸内で便が充満するため「腹部膨満」を訴えますが，直腸に便が到達しないため「便意が消失」します。「結腸無力症」の状態となると薬剤が無効となってしまいます。原因ははっきりとは解明されていません。また刺激性下剤の連用・乱用も「結腸無力症」の原因となるので，厳に慎む意識が必要です。

● 解説

近年，様々な便秘治療薬が登場し，慢性便秘症の治療の選択肢が大きく増えています。しかしながら中にはどのように治療しても改善が得られない，いわゆる難治例にもしばしば遭遇します。それらはどのような原因があるのでしょうか。

どのようなタイプが難治性か？

便秘症は，大腸通過時間検査によって，結腸通過時間正常型，結腸通過時間遅延型，排泄障害型に分類されます[1]。通常よくみられるのは結腸通過時間正常型で（約60％），ダイエットや加齢などで食事摂取量が低下し，便塊量が減少することによって起こるものです。このタイプは「腹部不快感や腹痛」がメインですが，食事摂取量を増やすことで改善する場合も多くみられます[2]。次いで多くみられるのは排泄障害型で（約25％），これは直腸まで便塊が輸送されているにもかかわらず排泄できない状態です。排便に関わる骨盤底筋の協調運動障害，直腸収縮力低下，直腸知覚鈍麻，直腸瘤など原因は様々ですが，いずれも「便意はあるのに排泄できない，直腸の強い残便感・不快感」を特徴とします[2]。これらのタイプは比較的難治性ですが，バイオフィードバック（肛門に圧プローブを入れ，圧の変化を目で見ながら

排便トレーニングする方法）が有効とされます[3]。

一方で，結腸通過時間遅延型は頻度が低いですが（約15％），非常に難治性です。結腸の蠕動が大幅に低下し，そもそも便が直腸まで運ばれないために「便意が消失」し，結腸内では便塊が充満するので「腹部膨満（お腹の張り）」を訴えます。食物繊維を摂取することによってもともと停滞していた便の容積がさらに増大し，かえって症状が悪化する可能性があるため，治療に際しては注意が必要です。また，最終的に結腸蠕動がほとんど消失してしまうと，いわゆる「結腸無力症（colonic inertia）」という薬剤に対してまったく反応しない状態となってしまいます（図1）。腸管ペースメーカー細胞（カハール介在細胞）の減少との関連が報告されていますが[4]，統一した見解はなく原因はあまり解明されていません。

特殊なタイプの難治性便秘症

わが国では刺激性下剤の使用頻度が欧米に比べて高く，中には頓用でなく「常用・連用」といった，完全に間違った治療を受けているケースにしばしば遭遇します。また特に若年女性に多いのですが，極度のやせ願望から市販の刺激性下剤を何十錠も内服している場合も時にみられます。刺激性下剤には薬剤耐性と精神的依存性があるので，常用・連用を繰り返すことによって「下剤が効きにくく」なり，また「下剤に頼らないと不安になる」ために下剤の服用量がどんどん増えていきます。これによって結腸蠕動能が低下し，ますます難治化していきます。下剤をむやみに大量に連用してしまう状態が「下剤乱用症候群」であり，やがて薬剤がまったく効かなくなってしまう「結腸無力症」となってしまいます（図2）。

刺激性下剤はあくまでも頓用で！

刺激性下剤を常用・連用することが負のスパイラルに陥る原因です。刺激性下剤はあくまでも「頓用」で使用することを徹底します。

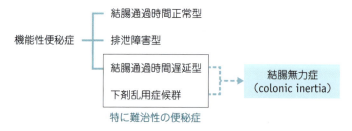

図1 ▶ 特に難治性の便秘症

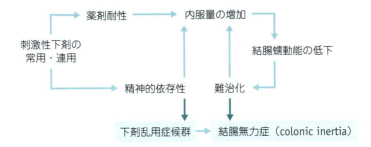

図2 ▶ 刺激性下剤の常用・連用による悪循環

● 文献

1) 日本消化器病学会関連研究会 慢性便秘の診断・治療研究会, 編：慢性便秘症診療ガイドライン 2017. 南江堂, 2017.
2) 大草敏史：慢性便秘. 消化器疾患最新の治療2017-2018. 南江堂, 2017, p95-100.
3) Rao SS, et al：ANMS-ESNM position paper and consensus guidelines on biofeedback therapy for anorectal disorders. Neurogastroenterol Motil. 2015；27(5)：594-609.
4) Wang LM, et al：Assessing interstitial cells of Cajal in slow transit constipation using CD117 is a useful diagnostic test. Am J Surg Pathol. 2008；32(7)：980-985.

——— 大久保秀則

便秘編

Q25 専門医に紹介するタイミングはどう判断するのか？

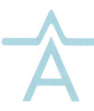

▶ 専門医に紹介するタイミングは，治療抵抗性便秘症であると判断された時や患者本人が専門施設での治療を希望した時であると考えられます。紹介のタイミングは，医師―患者関係によっても異なり，ケースバイケースとも言えますが，一般臨床医あるいは消化器専門医であっても，消化管機能検査を行える施設はかなり限定的であることを考えると，生活指導や便通指導を行った上で，複数の内服薬治療によっても便秘症が解消されない時や消化管主体の治療に限界を感じ，中枢性由来の便秘症であることが考えられた時が専門医を紹介するタイミングになると思います。

▶ 具体的には，難治性の高齢者便秘症，便秘型過敏性腸症候群に対する内科的治療に抵抗性を示した時や，直腸瘤や直腸脱による outlet obstruction が疑われる場合，慢性偽性腸閉塞性が疑われた時が，専門施設への紹介を考える1つの判断材料となると思います。

● 解説

　難治性便秘症となる可能性が高い一般的なケースは，高齢者の便秘症患者が挙げられます。高齢者の便秘症では，ADLの低下による運動量の低下，および骨盤底筋の機能低下による一次性便秘症と高齢に伴う基礎疾患の存在や，その治療薬によって生じる薬剤性便秘症による二次性便秘症が混在した複合的な便秘症の傾向が強いと考えられます。このため，まずは，排便を得るために，便の性状が軟便状になることを患者にご了解いただいた上で，上皮機能変容薬である，ルビプロストン，リナクロチドなどにより腸管内水分保持を行うことで，腸管内の便の液状化を促し，結腸通過時間の短縮を期待します。それでも便の性状の改善が得られなければ，用

量調整が比較的しやすい酸化マグネシウムなどの浸透圧性下剤を上乗せします。しかしながら，複数の下剤による内服治療によっても腸管通過時間の改善が得られず，腹部単純X線写真によっても骨盤内に大量の便塊が残存していれば，骨盤底筋の障害によるoutlet obstructionが併存している可能性を考えます。outlet obstructionはジッツマーク（SITZMARKS®）を用いたマーカー法により，ジッツマークが骨盤内の遠位大腸に75％以上残存していることから診断されます。この骨盤底筋の機能低下に対する治療としてはバイオフィードバック療法のみが有効とされています[1]。

outlet obstruction併存の難治性便秘症

難治性便秘症の中でも，outlet obstructionが併存していて，複数の便秘治療薬を内服しているにもかかわらず便秘症状が強烈であれば，バイオフィードバック療法の可能な施設を含む専門施設を紹介するのが望ましいと思います。outlet obstructionは骨盤底筋の異常が生じるわけですが，その骨盤底筋は，肛門管部分の内肛門括約筋による肛門管の閉鎖と恥骨直腸筋の前方への牽引によって生じる直腸肛門角の形成による2段階を制御しており，排便機能がコントロールされています。outlet obstructionには，上述のような骨盤底筋の機能障害のほかに，直腸瘤や直腸脱によって，うまく排便が得られない場合もあることが知られています。したがって，なかなか薬物治療で改善が得られない場合には直腸診を行い，直腸瘤や直腸脱を伴うことが診断がつけば，難治性便秘症として専門施設に紹介するのが望ましいと考えられます。

難治性便秘型過敏性腸症候群（IBS）が疑われる場合

ガイドラインにあるように，慢性便秘症患者は，過半数にうつ，不安などの心理的異常を認めることが知られており[2]，健常者に比して心理的異常のスコアが高いことが知られています。中でも，便秘型IBSでは，こうした精神的・心理的異常の傾向が強いことが知られています。

便秘型IBSの患者に対して，リナクロチドを含む上皮機能変容薬，浸透圧性下剤，プロバイオティクス，消化管運動機能調節薬などによる治療でも改善しない場合には，過敏性腸症候群のガイドライン[3]にあるように消化管に対する治療抵抗性と考え，中枢機能の調節を含む治療を行います。すなわち，抗うつ薬，抗不安薬に加えて簡易精神療法や心理療法が必要となってきます。このあたりが，専門医に紹介するタイミングであると考えられます。したがって，患者にとって，便秘症の症状に関わるような大きなストレスがないかどうか，あるいはうつ傾向や不安が強くないか，十分に聴取することが大切です。

表▶ 慢性偽性腸閉塞の診断基準

以下の1〜4をすべて満たすものを慢性偽性腸閉塞と診断する

1. 発症から少なくとも6カ月以上前から腸閉塞症状を認める
2. 過去12週間は少なくとも腹痛または腹部膨満の1つ以上を認める
3. 単純X線，超音波，CTなどで腸管拡張かつ／または鏡面形成（ニボー）像を認める
4. 消化管の器質的疾患が除外されている

（文献4より作成）

慢性偽性腸閉塞症が疑われる場合

　さらに，難治性便秘症の中で，慢性的な腹部の膨満感を訴え腹部単純X線写真あるいは腹部CT検査によって，腸管の著明な拡張所見を認める場合には，器質的異常を除外できれば，慢性偽性腸閉塞症が疑われます（表）[4]。慢性偽性腸閉塞症が疑われる場合は，腹部膨満感などの臨床症状は難治性であり，患者の長期間にわたる栄養管理が難しく，これらの点からも診断を疑われた時点で専門施設への紹介が望ましいと考えます。

●文献

1) Mimura T, et al：Treatment of constipation in adults associated with idiopathic megarectum by behavioural retraining including biofeedback. Colorectal Dis. 2002；4(6)：477-482.
2) 日本消化器病学会関連研究会　慢性便秘の診断・治療研究会，編：慢性便秘症診療ガイドライン2017. 南江堂, 2017.
3) 日本消化器病学会：機能性消化管疾患診療ガイドライン2014―過敏性腸症候群（IBS）. 南江堂, 2014.
4) Iida H, et al：Epidemiology and clinical experience of chronic intestinal pseudo-obstruction in Japan：a nationwide epidemiologic survey. J Epidemiol. 2013；23(4)：288-294.

────────────────────────────── 二神生爾，山脇博士

便秘編

Q26 専門医は，どのように探したらよいのか？

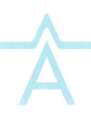

▶便秘の治療に困った際に，専門医をどのようにして探せばよいのでしょうか。目の前の患者を診て外科系の専門医に紹介すべきか，内科系の専門医に紹介するかをまず考えるべきです。日本消化器病学会関連研究会 慢性便秘の診断治療研究会は，内科／外科を問わず，便秘診療の専門家がメンバーとなっています（http://www.constipation-studygroup.com/）。最近では，便秘専門外来を持つ病院や大学病院，さらにはクリニックも多いので，インターネットで検索するのもよいでしょう。

● 解説

わが国では，排便造影検査や直腸内圧検査などの直腸肛門機能検査はほとんどすべて外科系の専門施設で行っているのが実情です（海外では事情は異なりますが）。一方，機能性の疾患，IBSや慢性偽性腸閉塞症，機能性腹部膨満症などは内科系の専門施設で診ることが多いです。

したがって，かかりつけの患者の治療で困った場合，排便障害を疑った場合，もちろん外科的処置を必要とする場合は外科系の専門施設に紹介すべきでしょう（表）。器質性疾患としての直腸瘤や小腸瘤を疑う場合，骨盤底筋群協調運動障害などの場合がそうです。内科系には，刺激性下剤の依存性や，IBSや慢性偽性腸閉塞など腹部症状（膨満や腹痛）を主とした患者で難渋した場合に紹介するとよいでしょう。

表▶便秘の専門施設

北海道	札幌医科大学附属病院（札幌市中央区），北海道医療センター（札幌市西区），函館病院（函館市川原町）
東北	岩手医科大学附属内丸メディカルセンター（盛岡市），東北大学病院（仙台市青葉区）
甲信越・北陸	富山大学（富山市）
関東	筑波大学附属病院（つくば市），自治医科大学附属病院（下野市），群馬大学医学部附属病院（前橋市），自治医科大学附属さいたま医療センター（さいたま市大宮区），指扇病院（さいたま市西区），埼玉医科大学総合医療センター（川越市），防衛医科大学校病院（所沢市），西埼玉中央病院（所沢市），辻仲病院柏の葉（柏市），東京慈恵会医科大学附属柏病院（柏市），大網白里市立国保大網病院（大網白里市），慶應義塾大学病院（新宿区），JCHO東京山手メディカルセンター（新宿区），順天堂大学医学部附属順天堂医院（文京区），順天堂大学医学部附属順天堂東京江東高齢者医療センター（江東区），帝京大学医学部附属病院（板橋区），日本大学医学部附属板橋病院（板橋区），江戸川病院（江戸川区），東京シーフォートスクエアクリニック（品川区），大和内科・消化器内科クリニック（世田谷区），鳥居内科クリニック（世田谷区），杏林大学医学部付属病院（三鷹市），南多摩病院（八王子市），つくしの駅前内視鏡クリニック（町田市），横浜市立大学医学部附属病院（横浜市金沢区），こどもの国 安西クリニック（横浜市青葉区），日本医科大学武蔵小杉病院（川崎市中原区），久里浜医療センター（横須賀市），東海大学医学部付属病院（伊勢原市）
東海	愛知医科大学病院（長久手市），藤田医科大学病院（豊明市）
近畿	関西医科大学総合医療センター（守口市），大阪医科大学附属病院（高槻市），京都府立医科大学附属病院（京都市上京区），京都府立医科大学附属北部医療センター（京都府与謝郡与謝野町），滋賀医科大学医学部附属病院（大津市），南大阪病院（大阪市住之江区）
中国	川崎医科大学附属病院（倉敷市），川崎医科大学総合医療センター（岡山市北区），岡山済生会総合病院（岡山市北区），兵庫医科大学（西宮市），呉市医師会病院（呉市），おおつ内科クリニック（出雲市）
四国	松田内科医院（高松市）
九州	北九州市立医療センター（北九州市），くるめ病院（久留米市小倉北区），福岡県済生会二日市病院（筑紫野市），大分大学医学部附属病院（由布市），高木病院（大川市）

「慢性便秘の診断・治療研究会」所属施設，公表可のみ。

――――――――――――――――――――――――――――――――――――――中島 淳

便秘編

Q27 慢性便秘症の専門的診療は，どのように進められるのか？

A

▶ 慢性便秘症には，直腸肛門機能障害と大腸機能障害があります。直腸肛門機能障害の直腸知覚低下（直腸性便秘），大腸機能障害では通過遅延の特発性便秘（痙攣性便秘）と通過正常の便秘型過敏性腸症候群が大部分を占めます。問診，診察，腹部X線から病態を推測し，病態に応じた治療・便秘薬を選択することが効果的です。

● 解説

慢性便秘症の病態

器質的疾患を完全に除外した上で，慢性便秘症の病態には，他の疾患やその治療による二次性便秘（症候性便秘，薬剤性便秘）と，原発性の一次性便秘があります。一次性便秘には，直腸肛門機能障害による直腸知覚低下（いわゆる直腸性便秘）と骨盤底筋協調運動障害，大腸機能障害による①大腸通過遅延型の特発性便秘（いわゆる痙攣性便秘）と便秘型IBS，②大腸通過正常型の便秘型IBSがあります（表）[1]。

病態を直腸肛門機能障害と大腸機能障害で分ける意味合いは，両者とも食事，運動，排便習慣などの生活習慣改善が治療の基本ではありますが，直腸肛門機能障害が浣腸，摘便によるdisimpactionやバイオフィードバックなど理学療法が主体になるのに対し，大腸機能障害では薬物療法が主体になるところにあります。

病態の評価方法として排便造影と大腸通過時間測定がありますが，排便造影は一般的ではなく，大腸通過時間測定は日本では行えない状況にあります。

一般外来でできる病態推測

直腸機能障害での知覚低下，排出困難により直腸に便塊が残るため，直腸診で触れ，腹部X線で観察されます。直腸に便塊が残っていても便意を欠如する「直腸知

表 ▶ 慢性便秘症の分類

障害部位	病態分類	原因となる病態・疾患
大腸機能障害	通過遅延型	・特発性便秘＋便秘型IBS ・二次性便秘（症候性，薬剤性便秘）
	通過正常型	・便秘型IBS
直腸肛門機能障害	排出障害型	・骨盤底筋協調運動障害 ・直腸感覚低下（直腸性便秘）

（文献1より引用改変）

覚低下」と，便意があるが排出できない「骨盤底筋協調運動障害」に分けられます。直腸知覚低下では直腸反射が起きないため，腹部膨満があっても便意や腹痛がありません。

　大腸機能障害はブリストル便形状スケールから大腸通過時間を推測することができます。大腸通過遅延型は兎糞，硬便と便回数減少がみられる「特発性便秘」（いわゆる痙攣性便秘），さらに腹痛を伴う「便秘型IBS」で，腹部X線では便秘期間に比して便の量は少なく，結腸痙攣像や兎糞が観察され，ストレスによる症状の変動が高頻度です。大腸通過正常型は排便に腹痛を伴う「便秘型IBS」で，腹部X線ではS状結腸回転異常や総腸間膜症などの腸管形態異常が高頻度で，便の量が少なくなく，ストレスでの変動が少ないのが特徴です。

病態を考慮した慢性便秘症治療

　慢性便秘症は生活習慣病であり，食事，運動，排便習慣の改善が治療上での大前提です。

①一次性便秘

〈直腸機能障害〉

(a) 直腸知覚低下

　直腸反射の回復が目標です。浣腸や摘便で直腸のdisimpactionを行い，「考える人」の排便姿勢指導，便意がなくても朝もしくは夕食後3分の排便努力で通常は速やかに回復します。

(b) 骨盤底筋協調運動障害

　バイオフィードバックなどの理学療法が必要で，一般外来での治療は困難です。専門としている肛門科への紹介が必要となります。

〈大腸機能障害〉

(a) 特発性便秘と便秘型IBS（大腸通過遅延）

　多くは「旅行中や多忙時に排便がない」などのストレス反応で，便秘症患者の20％を占めます[2]。排便回数を気にすること自体もストレスとなる悪循環から下剤依

存になることも多く，定義通り排便回数は週3回程度に設定します。原因となるストレス対処に加え，浸透圧性下剤とルビプロストンによる便性状コントロールを行い，硬便の蓄積があれば刺激性下剤で週2回を目安にリセットします。痛みを伴う便秘型IBSでは，大腸での水分分泌と知覚過敏改善作用を有するリナクロチドが適します。

(b) 便秘型IBS（大腸通過正常）

便秘型IBSの多くでS状結腸回転異常や総腸間膜症などの腸管形態異常が高頻度で見出され，大腸内視鏡困難例であることを報告しています[3]。運動や腹部マッサージの便秘型IBSへの効果[4]が報告されていますが，運動量が確保されていれば腸管形態異常があっても排便障害を有しないことが多いです。毎朝のラジオ体操第一程度の運動に加えて，浸透圧性下剤での便性状コントロール，リナクロチドの投与を行います。

② 二次性便秘

他の疾患やその治療による二次性便秘では，原疾患の治療と，可能であれば処方の見直し，生活改善を行います。

それでも改善しない場合は便秘の対症療法となり，まずは浸透圧性下剤や上皮機能変容薬による便性状コントロール，便が溜まって排出できない場合は刺激性下剤や浣腸の適宜頓用で腸管リセットを行います。

● 文 献

1) 日本消化器病学会関連研究会 慢性便秘の診断・治療研究会，編： 慢性便秘症診療ガイドライン2017. 南江堂, 2017, p3.
2) Almy TP, et al：Alterations in colonic function in man under stress；experimental production of sigmoid spasm in patients with spastic constipation. Gastroenterology. 1949；12(3)：437-449.
3) Mizukami T, et al：Colonic dysmotility and morphological abnormality frequently detected in Japanese patients with irritable bowel syndrome Intestinal Research. 2017；15(2)：236-243.
4) Daley AJ, et al：The effects of exercise upon symptoms and quality of life in patients diagnosed with irritable bowel syndrome： a randomised controlled trial. Int J Sports Med. 2008；29(9)：778-782.

―――――――――――――――――――――――――――――――――― 水上 健

便秘編

Q28 専門的機能検査にはどのようなものがあり，何を評価するのか？

A

▶慢性便秘症を大腸運動機能障害と考え，「結腸運動機能障害」と「便排出障害」の2つに分けて病態を評価しています。結腸運動機能障害の評価法としては大腸通過時間検査が挙げられますが，マーカー法に使用されているジッツマーク（SITZMARKS®）は日本の薬事承認がまだなく，保険収載もされてないため日本ではあまり行われていません。便排出障害の評価法としては，排便造影検査，バルーン排出検査，直腸肛門内圧および直腸感覚検査が行われています。

● 解 説

慢性便秘症に対する専門的機能検査

慢性便秘症を大腸運動機能障害と考え，「結腸運動機能障害」と「便排出障害」の2つに分けて病態を評価しています。

①結腸運動機能障害の検査

大腸通過時間検査（colonic transit study）は，蠕動運動が正常な大腸通過正常型便秘（normal transit constipation：NTC）と蠕動運動が低下している大腸通過時間遅延型便秘（slow transit constipation：STC）を判別するのに有効な検査法です。検査法としては，X線不透過マーカーを用いたマーカー[1]，放射性同位元素を用いたシンチグラフィー法，SmartPill™などを用いた無線カプセル法などがあります。マーカー法に使用されているSITZMARKS®が日本の薬事承認がまだなく，保険収載もされてないためあまり行われていません。また他の検査法も煩雑であるため行っている施設は，ごくわずかです。

② 便排出障害の検査

直腸排便機能の評価には，排便造影検査，バルーン排出検査，直腸肛門内圧および直腸感覚検査，の主に3つが行われています。

〈排泄便造影検査（defecography）〉

排便造影検査は，経肛門的にバリウムを含んだ擬似便を直腸内に注入して，X線透視下に排便時の直腸，S状結腸と骨盤底筋群の動態を観察する検査法です。直腸肛門の形態学的な動きや括約筋の協調運動が評価できます。すなわち，単に排便機能だけではなく，直腸瘤や直腸重積などの器質的排便障害の病態も評価できます。

排便造影検査は直腸排便機能のmotional functionは評価できますが，排便圧の経時的変化は評価できません。そこでわれわれは，排便造影検査中の動画を記録して1秒ごとの静止画を作成し，1秒ごとの直腸内のバリウム量の変化から排便量を計算してヒストグラム（fecoflowgram）を作成しました[2]。このfecoflowgramによって経時的な排便パターンが評価できます。fecoflowgramの作成には排便造影検査中の動画を記録するだけで，ほかに検査は必要としません。

〈バルーン排出検査〉

バルーンを経肛門的に直腸内に挿入してからバルーンに水を注入し，便意を確認した後に排便してもらい，バルーンの排出能を評価する検査法です。骨盤底筋群の協調運動や機能的排便障害が評価できます。排便造影検査や直腸肛門内圧検査などの専門的検査の前における排便障害の有無の確認に有効と考えられています[3]。

〈直腸肛門内圧および直腸感覚検査〉

マイクロトランスデューサーが内蔵されたプローブを肛門管内に留置して肛門括約筋機能を評価する検査法です。機能的肛門管長，肛門静止圧，肛門随意収縮圧が即座に測定できます。プローブを肛門管内に留置して経肛門的に直腸に挿入したバルーンで直腸膨大部に拡張刺激を与え，その刺激による内肛門括約筋の弛緩反射，いわゆる直腸肛門反射も評価できます。また，直腸膨大部の拡張刺激による便意の有無（直腸感覚）も評価しています。最近，high-resolution manometryによる直腸肛門内圧検査の報告が散見されますが，その有用性はまだ確立されていません[4]。

● 文 献

1) Hinton JM, et al：A new method for studying gut transit times using radioopaque markers. Gut. 1969；10(10)：842-847.
2) Kawahara H, et al：Usefulness of Fecoflowgram for Assessment of Defecation after Intersphincteric Resection. Digestion. 2018；98(2)：81-86.
3) Bharucha AE, et al：American Gastroenterological Association technical review on constipation. Gastroenterology. 2013；144(1)：218-238.

4) Ratuapli SK, et al:Phenotypic identification and classification of functional defecatory disorders using high-resolution anorectal manometry. Gastroenterology. 2013;144(2):314-322.

———— 河原秀次郎

便秘編

Q29 オピオイド誘発性便秘のメカニズムと治療法は？

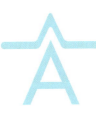

▶ がん疼痛などに投与するオピオイドの副作用で最も多いのが便秘です。腸管壁のオピオイド受容体に作動して起こる便秘で，末梢性μオピオイド受容体拮抗薬の登場でコントロールしやすくなりました。ただし，オピオイドを通常の下剤で長期間投与していた場合は一時的な退薬症状としての下痢を認めることがあること，オピオイド投与前から便秘がある場合はそれに対する便秘治療は継続しなくてはならないことが注意点です。

● 解説

オピオイド誘発性便秘のメカニズム

オピオイドは，主に中枢のμオピオイド受容体（以下，μ受容体）に結合し効果発現する疼痛治療薬で，最も多い副作用は便秘です。実は，末梢にもμ受容体は分布しており，中でも腸管の筋層間神経叢や粘膜下神経叢に発現しているμ受容体に，内服による腸管通過や全身循環でオピオイドが結合し，活性化されるとアセチルコリンの遊離抑制やセロトニンの遊離促進が起こり，蠕動運動の抑制，腸液分泌の抑制，水分吸収の亢進が引き起こされ，便秘に至ると考えられています。

この便秘は，2016年発刊のRome Ⅳ（機能性消化管障害診断治療指針）から機能性腸障害の下位項目として追加され，オピオイド誘発性便秘（opioid induced constipation：OIC）と呼ばれています[1]。OICの定義は，表1[2]の通りです。

μ受容体は，$μ_1$と$μ_2$のサブタイプがあり，特に$μ_2$は便秘に関与しています。オピオイドは薬剤によって$μ_1$，$μ_2$への結合度が異なります。たとえば，$μ_1$へ結合しやすいフェンタニルは，$μ_2$へ結合しやすいモルヒネ，オキシコドンに比較すると便秘が少なく[3]，動物実験でもフェンタニルは大腸と小腸を投与量に相関して蠕動

表1 ▶ OICの診断基準

1. オピオイド治療を開始，変更，あるいは増量することにより，新規あるいは悪化する便秘症状が下記の2項目以上を示す
   (a) 排便の25%より多く，いきみがある
   (b) 排便の25%より多く，兎糞状便または硬便がある
   (c) 排便の25%より多く，残便感がある
   (d) 排便の25%より多く，直腸肛門の閉塞感あるいはつまった感じがある
   (e) 排便の25%より多く，用手的に排便促進の対応している（摘便，骨盤底圧迫など）
   (f) 排便回数が週に3回未満

2. 下剤を使わない時，軟便は稀

（文献2より作成）

抑制していくのですが，モルヒネやオキシコドンは抑制パターンが異なることが報告されています[4]。そのことから，通常の下剤を用いても一律な治療効果は得られず，制御できるのは50%未満であると言われています[5]。

オピオイド誘発性便秘の治療

末梢性μ受容体拮抗薬の登壇により，変わってきたOICに対する治療の進め方を図[6]に示しました。

①末梢性オピオイド受容体拮抗薬

前述の通り，オピオイド受容体を活性化することによって引き起こされる便秘であることより，拮抗する末梢性μ受容体拮抗薬のナルデメジンがOICの治療薬として用いられます。これは，非競合的（1対1の受容体の取り合いではなく，拮抗作用を持つ1つの結合が複数に作用する）な拮抗作用を持つため，オピオイドが増量されてもナルデメジンは同一投与量でよく，副作用対策が行いやすい特徴があります。

処方例

ナルデメジン（スインプロイク®）0.2mg錠（1回1錠，分1，朝食後）

この薬剤は下剤ではなく，オピオイドによる便秘から本来の腸蠕動に戻す自然な排便に改善する薬剤[7]でありながら，一時的な下痢や腹痛を認めることがあります[8]。この下痢は，長期間オピオイドを投与継続してきた患者にナルデメジンを投与すると，腸管壁内の末梢環境で退薬状態を起こすことが原因と考えられています。つまり，長く受容体に結合していたオピオイドが急に離れることによって，蠕動亢進，分泌亢進を認めるのですが，しだいにオピオイドが結合する前の状態として落ちつ

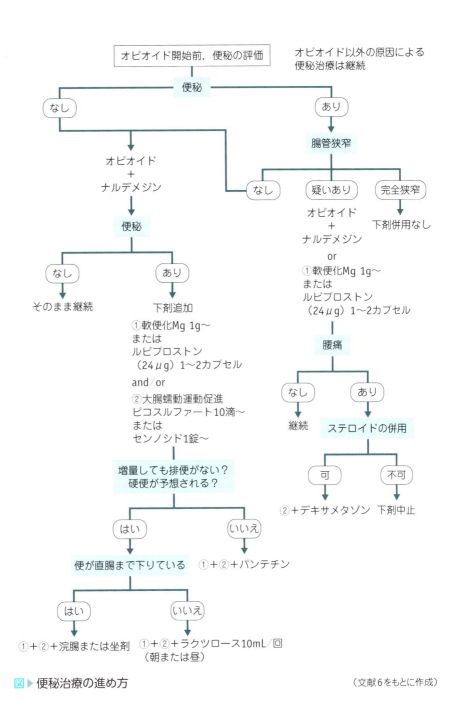

図 ▶ 便秘治療の進め方　　　　　　　　　　　　　　　　　　　（文献6をもとに作成）

き，この下痢や腹痛は1週間程度で消失してしまいます。この末梢性退薬症状は，オピオイド開始後，早い段階からナルデメジンを併用することで防ぐことができます。すでに長くオピオイドを投与してきた便秘患者に本薬剤を開始する場合は，ナルデメジンの減量または投与間隔をあけることで回避することを試みます。

②その他の下剤

　病態としては，蠕動運動の抑制，腸液分泌の抑制，水分吸収の亢進ですから，蠕動運動亢進する下剤と腸管内水分を保持する下剤の組み合わせが基本となります。用いる下剤の種類と使用量について**表2**[6]にまとめました。

注意点

　OICの患者であっても，オピオイド投与開始前から便秘の患者がいます。それは，OIC以外の理由によるものですから，それまで投与していた下剤はナルデメジンを開始したとしても継続する必要があります。

　したがって，まず，便秘の評価・治療をした上でオピオイドを開始し，速やかにナルデメジンの併用を行い，再評価を行いながら患者の排便に適した下剤の選択を行っていくことが重要です。

表2 ▶ 下剤の種類と使用量（処方例）

	作　用	処方薬	主な商品名	用法・用量
経口投与	末梢性μオピオイド受容体拮抗薬	ナルデメジン0.2mg錠	スインプロイク®	1錠，分1
	clcクロライドチャネル活性作用	ルビプロストン24μgカプセル	アミティーザ®	2カプセル，分2
	塩類下剤，軟便化作用	酸化マグネシウム		1〜2g，分3
	糖類下剤，便表面の便軟化作用と腸管刺激性	ラクツロースシロップ	「コーワ」	10mL/回，1〜4回/日
	大腸刺激性下剤	ピコスルファート0.75%	「KN」	5滴〜適量（就寝前），量が多くなれば分3
		センノシド		1錠，分1（就寝前）
	胆汁酸トランスポーター阻害薬	エロビキシバット5mg錠	グーフィス®	1〜3錠，分1（食前）
	GC-C受容体拮抗薬	リナクロチド0.25mg錠	リンゼス®	1〜2錠，分1
非経口投与	自律神経作用薬	パンテノール注		100〜1500mg/日
経肛門投与		炭酸水素ナトリウム＋無水リン酸二水素ナトリウム坐剤	新レシカルボン®	1〜2個/日
		グリセリン浣腸		120mL/回

（文献6をもとに作成）

● **文 献**

1) Drossman DA, et al：Rome Ⅳ Functional Gastrointestinal Disorders, Volume Ⅱ, 2016, p1004-1006.
2) Lacy BE, et al：Bowel Disorders. Gastroenterology. 2016；150(6)：1393-1407.
3) Hunt R, et al：A comparison of subcutaneous morphine and fentanyl in hospice cancer patients. J Pain Symptom Manage. 1999；18(2)：111-119.
4) Mori T, et al：Mechanisms that underlie μ-opioid receptor agonist-induced constipation: differential involvement of μ-opioid receptor sites and responsible regions. J Pharmacol Exp Ther. 2013；347(1)：91-99.
5) Pappagallo M：Incidence, prevalence, and management of opioid bowel dysfunction. Am J Surg. 2001；182(5A Suppl)：11S-18S.
6) 有賀悦子：スキルアップ がん症状緩和. 南江堂, 2018.
7) Huang L, et al：Opioid-Induced Constipation Relief From Fixed-Ratio Combination Prolonged-Release Oxycodone/Naloxone Compared With Oxycodone and Morphine for Chronic Nonmalignant Pain: A Systematic Review and Meta-Analysis of Randomized Controlled Trials. J Pain Symptom Manage. 2017；54(5)：737-748.
8) Nee J, et al：Efficacy of Treatments for Opioid-Induced Constipation：Systematic Review and Meta-analysis. Clin Gastroenterol Hepatol. 2018；16(10)：1569-1584.

―――――― 有賀悦子

便秘編

Q30 外科治療の適応と治療法は？

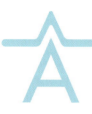

▶ 慢性便秘症に対する手術は，①結腸運動機能不全，②S状結腸過長症，③便排出障害（直腸脱，直腸瘤）の主に3つに対して行われています。結腸運動機能不全に対する手術法は，結腸全摘術＋回腸直腸吻合術が標準術式です。S状結腸過長症に対してはS状結腸切除術が標準術式です。便排出障害の原因には直腸脱，直腸瘤などがあり，術式は経肛門的，経腟的，経会陰的，経腹的手術がありますが，施設や術者の方針あるいは経験によって選択されています。

● 解 説

慢性便秘症に対する外科治療

最近，慢性便秘症に対する治療薬がいくつか発売されその効果が期待されていますが，薬物療法抵抗性の症例は少なくなく，そのような症例が外科に紹介されてきます。

①結腸運動機能不全に対する手術

結腸運動機能不全とは，「結腸が不可逆的に拡張し，腸内容の移送が著しく低下した病態」のことで，手術に際してシネMRIなどで小腸の運動機能に問題がないことの確認が重要です。手術適応は，「結腸運動機能不全の状況にあって本人が手術を希望した場合」に手術を検討しています。すなわち，予防的手術は行っていません。

結腸運動機能不全の診断には，胸部単純X線検査と腹部CT検査が重要です。胸部単純X線検査で右横隔膜下に結腸のガス像がみられる，いわゆるキライディティ（Chilaiditi）症候群を呈している場合が多く，腹部CT検査では椎体の1.5倍以上に拡張した結腸が常に観察されます。拡張した腸管が正常化する時期がある場合は，偽性慢性腸閉塞症であり手術適応を慎重に検討しなければなりません。

結腸運動機能不全に対する手術法は，結腸全摘術＋回腸直腸吻合術が標準術式です[1]。しかし，直腸が拡張し直腸瘤などを形成して便排出障害を伴っていた場合には，結腸全摘術＋回腸人工肛門造設術が適切で，この場合肛門からの自然排便はできなくなります。

結腸全摘術＋回腸直腸吻合術は腹腔鏡下に行っている手術ですが，特に20～30歳代の女性には単孔式腹腔鏡下手術を行っており，臍の創だけで手術が済むため整容性に優れ，手術を行ったことを他人に気づかれません[1, 2]。

②S状結腸過長症に対する手術

S状結腸捻転の原因となるS状結腸過長症は，腹部単純X線検査で容易に診断できますが，内視鏡的に捻転が解除できても1カ月以内に再発する症例は手術適応です[3]。手術法はS状結腸切除術ですが，臍下部に4～5cmの切開創を造設すると容易にS状結腸が体外に誘導できるため，腹腔鏡操作を必要とせず，比較的低侵襲な手術が行えます。腹腔鏡下手術を試みても拡張した腸管によって視野が妨げられ手術操作に難渋するため，始めから開腹手術を行うことをお勧めします。また腸管が拡張して腸管壁が脆弱化していることが多いため，腸管再建には自動縫合器を用いた機能的端々吻合が行われています[3]。

③便排出障害（直腸脱，直腸瘤）に対する手術

〈直腸脱〉

直腸脱とは，直腸壁の全層が肛門から反転脱出する病態のことで，比較的に高齢者に多い疾患です。手術法としては，経肛門的・経会陰的手術と経腹的に腸管の固定や切除を行う2種が一般的に行われています。

〈直腸瘤〉

直腸瘤とは，直腸腟中隔が脆弱化して排便時に直腸前壁が腟側に膨隆するために排便困難や残便感を呈する病態です。手術適応は，①深さ2cm以上，②排便造影検査で排便終了時の擬似便の直腸瘤内貯留，③経腟的用手排便介助が有効，の3つです[4]。術式は，経肛門，経腟，経腹的手術がありますが，施設や術者の方針あるいは経験によって選択されています。

術後の精神的なケアが重要

患者は，術後，便が貯留する結腸がないにもかかわらず排便がない状態をまだ便秘と考え，術前と同様の下剤の内服や浣腸を使用したがる傾向があります。下剤や浣腸が不要であることを根気強く外来で指導することが，術後必要不可欠です[2]。

●文 献

1) 河原秀次郎：難治性便秘の外科的治療. Medicina. 2016；53(9)：1400-1403.
2) Kawahara H, et al：Single-incision clipless laparoscopic total colectomy. Hepato-gastroenterol. 2014；61：453-455.
3) 河原秀次郎：外科手術後の便秘, 難治性便秘の外科治療. 診断と治療. 2013；101(2)：303-307.
4) 味村俊樹：便排出障害（直腸肛門機能障害）. 診断と治療. 2013；101(2)：285-290.

―――― 河原秀次郎

便秘編

Q31 在宅患者，高齢者の生理機能を鑑みた診療のポイントは？

A

▶在宅患者や高齢者では，食習慣や日常生活を整えることが難しい場合が多い上，多剤併用や服薬アドヒアランスの問題，ADL等の低下など，様々な問題を抱えています。加齢に伴う薬物動態の変化や有害事象を念頭に置き，「排便日誌」などの連携ツールを活用して多職種連携により診療を行うことが求められます。

● 解説

在宅患者，高齢者の便通異常

　排便障害の訴えは，高齢者に多くみられます（図）[1]。在宅医療の対象疾病は，主に循環器疾患，認知症，脳血管疾患，骨折，筋骨格系疾患です。これらにより，寝たきりや，要介護状態であることが多いです[2]。高齢者は，身体活動度だけでなく，内臓機能も低下しています。また，様々な疾病を有し，多剤併用となるポリファーマシーも問題となっています。在宅高齢者は，怒責ができず，便意を訴えられないこともあります。さらに，認知機能の低下が食習慣や日常生活を整えることを難しくし，服薬アドヒアランスも低下させます[3~6]。排便管理を行う際は，患者の基礎疾患や，生理機能，ADL，IADL（instrumental activities of daily living；手段的日常生活動作）を十分に理解した上で，認知機能や生活背景に合わせた，適切な薬剤選択，排便管理を行うことが求められます。しかし，便秘対策としての刺激性下剤投与も依然として多く，不適切な下剤投与による身体的，心理的，社会的苦痛に配慮する必要があります。

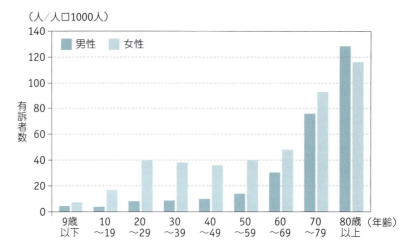

図 ▶ 日本人の便秘有訴者の分布

成人の便秘症の有訴者率（自覚症状がある人）の割合は，厚生労働省 平成25年国民生活基礎調査によると，男性4.0%，女性5.9%であり，有病率は成人の約14%に上る。50歳以下の若年者では女性比率が高いが，高齢になると男女ともに有病率は増加し，特に70歳以降の高齢になると男性の比率が増え，性差がなくなる方向にある（**便秘編Q04参照**）。

（文献1をもとに作成）

高齢者の生理機能を鑑みた診療をするには

①加齢に伴う薬物動態の変化

　高齢者の生理機能を鑑みた診療をするためには，加齢に伴う薬物動態の変化を意識する必要があります[6]。消化管機能は加齢により低下しますが，薬物吸収の影響は少ないです。細胞内水分量が減少するため水溶性薬物は血中濃度が上がりやすく，逆に脂溶性薬物は蓄積しやすい特徴があります。血清アルブミン値により薬物のタンパク質結合率が変化することにも留意する必要があります。代謝や排泄に関しても，肝機能，腎機能の潜在的な低下に考慮します。さらに，血中濃度が同じでも加齢に伴い反応性が変化する薬物も存在し，相互作用，ポリファーマシーからも薬物の効果増強や効果減弱を引き起こすことがあるため，注意が必要です。

　こうした薬物動態の加齢変化の結果，代謝低下による血中濃度上昇や，排泄低下のよる半減期の延長から薬物濃度が，高齢者では上昇しやすくなっています。しかしながら，臨床の場で肝代謝能を簡便にみることは難しいです。腎排泄も，クレアチニンクリアランス（CCr）や推算糸球体濾過量（eGFR）を推奨されてはいますが，CCrは筋肉量が少ないサルコペニア高齢者において腎機能を過大評価する可能性があり，シスタチンCを用いた推算式を用いるほうが有用とされています。さらに，eGFRも体格によって修正が必要となり，注意が必要です。実際の投与の際には，腎機能，体重などから投与量を設定し，効果と有害事象をチェックしながら用量調

節する心がけが重要です。

② 薬物有害事象の発生

高齢者では，若年者に比べて薬物有害事象の発生が多いです。急性期病院の入院症例では，高齢者の約10％に薬物有害事象を認め[7〜9]，60歳未満に比べて70歳以上で1.5倍〜2倍の出現率を示します。高齢者の薬物有害事象は，精神神経系，循環器系，血液系などの多臓器に出現し，重症例が多いことが特徴です[7]。高齢者の疾患・病態上の特徴の多くが薬物有害事象につながりますが，特に，薬物動態の加齢変化に伴う薬物感受性の増大と，ポリファーマシーが有害事象の要因であることを念頭に置いて診療をする必要があります。

多職種連携と連携ツール「排便日誌」

上述のような生理機能低下が示唆される在宅患者，高齢者の排便ケアを行うには，多職種連携による排便管理が有用です。たとえば，連携ツールとしての「排便日誌」は重要な記録です。日誌からは食事（経管栄養を含む）と排便の相関をみることができ，水分量，食事の内容，時間，摂取量，また下剤の種類，量，投与時刻，他疾患の治療投薬記録などを確認することが可能です。排便の記録には，排便周期，時間，量，性状，失禁の有無が記録されます。

日誌には，ブリストル便形状スケールを記録します。介護者の主観的な判断でなく，客観的に便性状を多職種間で共有できるのが利点です。高齢者の排便周期には個人差が大きく，食事量や繊維摂取量で変化します。日誌を活用することで，薬剤の効果や時間を推測することができ，使用薬剤の有効性を考えることもできます。薬剤使用と排便状況を比較することで，薬剤の投与回数や量を調整できる可能性があります。日誌には食事と排便の記録のほか，患者ごとに排便ケアの目標を設定し，ケアの実施状況や結果を記載します。そうすることで，職種間の情報共有だけでなく，食事，薬剤，あるいは生活の見直しにも役立ち，専門職が協力して排便ケアを進めるための重要なアセスメントツールとなります。

ただし，日誌を有効活用するためには，患者に関わる各職種が"顔の見える関係"を構築しておく必要があります。実効性のある多職種連携は，関わる多くの人がより良い排泄ケア・医療を提供できるようになるばかりでなく，患者や家族の満足度をも高めることになります。

● 文 献

1） 厚生労働省：平成25年国民生活基礎調査.
2） 厚生労働省：在宅患者の状況等に関するデータ, 2015.
[https://www.mhlw.go.jp/file/05-Shingikai-12401000-Hokenkyoku-Soumuka/0000100088.pdf]

3) 名尾良憲：便秘―その成り立ちから治療まで. ライフ・サイエンス, 1980.
4) Bank S, et al：The aetiology, diagnosis and treatment of constipation and diarrhoea in geriatric patients. S Afr Med J. 1977；51(13)：409-414.
5) 名尾良憲, 他：老人の便秘. Geriatric Medicine. 1973；11：392-397.
6) 老年医学会, 編：高齢者の安全な薬物療法ガイドライン2015. 2015.
   [https://www.jpn-geriat-soc.or.jp/info/topics/pdf/20170808_01.pdf]
7) 鳥羽研二, 他：薬剤起因性疾患. 日老医誌. 1999；36(3)：181-185.
8) Rothschild JM, et al：Preventable medical injuries in older patients. Arch Intern Med. 2000；160(18)：2717-2128.
9) 秋下雅弘, 他：大学病院老年科における薬物有害作用の実態調査. 日老医誌. 2004；41(3)：303-306.

木村貴純

便秘編

Q32 認知症，フレイルの慢性便秘症にどう対応すればよいのか？

A

▶ しっかりと問診を行った上で，アドヒアランスを遵守しやすい生活指導と投薬を心がけることが重要です。電解質異常をきたしやすいマグネシウム製剤や，薬剤乱用，難治性便秘の原因となる刺激性下剤の使用を極力避けるように治療戦略を立てるのがよいでしょう。

● 解説

なぜ高齢者に便秘症が多いのか？

高齢の患者は，症候性便秘の原因となるような糖尿病や脳血管障害といった基礎疾患を複数抱えていることが多く，また，これらの治療のために内服している薬剤も便秘症を誘発している場合が多くなっています[1]。これに加え，食事摂取量や飲水量の低下，さらにフレイル（老年医学会が提唱している筋力や活動が低下しているいわゆる「虚弱」の状態）による身体活動性の低下が生理的な結腸蠕動低下を起こしています。特に，80歳以上では年齢そのものによる結腸の便排出速度低下が報告されており[2]，加齢と便秘症には密接な関係があると言えます（表）。

診察で注意したいこと

認知症やフレイルの患者では内視鏡などの侵襲的検査を受けることが困難である場合も多いため，治療開始前の診察で大腸がんなどの器質的疾患を除外することが重要となります。

危険な症状としては，急激な排便習慣の変化，体重減少，血便，腹部膨隆，発熱，関節痛があります。問診以外でも直腸診による直腸がんや血便の除外を行うこと，また直腸内に便塊を触れることにより便排泄障害型の診断に役立つこともあります。

表▶ 便秘症をきたす主な疾患および薬剤

症候性便秘の原因疾患	
機械的閉塞	大腸がん，大腸憩室症，腫瘍による圧排，巨大結腸症，痔瘻など
中枢神経疾患	パーキンソン病，脳血管障害，認知症，多発性硬化症，脊髄疾患など
神経原性疾患	末梢神経疾患，神経線維腫症，自律神経疾患など
代謝・内分泌疾患	糖尿病，甲状腺機能低下症，アミロイドーシス，電解質異常（高カルシウム血症，低カリウム血症），汎下垂体機能低下症，褐色細胞腫，グルカゴノーマなど
膠原病・筋疾患	全身性硬化症（強皮症），多発性筋炎，皮膚筋炎，筋ジストロフィーなど
その他	慢性腎不全（維持透析），脱水，精神疾患など
薬剤性便秘をきたす主な薬剤	
抗コリン薬 抗うつ薬，抗精神病薬 抗パーキンソン病薬 オピオイド その他，カルシウム拮抗薬など	

（文献1，3より作成）

危険なサインを認めた場合には早急に専門家へのコンサルトを行い，器質的疾患の精査および治療をしてもらうのがよいでしょう。便排泄障害型の便秘症の場合は，後述の薬物治療が無効であることも多く，そのような時にはバイオフィードバック療法を行っている専門施設への相談が推奨されます。

また，最終的なゴールは便秘症によるQOL低下をなくすことであるため，治療開始後も引き続き排便状況（回数，性状，随伴症状，満足度）を聞くことでその都度調整していくことが重要となります。

認知症を有する患者においては，服薬状況の把握も大切になります。付き添いの方からの問診や処方をなるべく少ない内服回数にとどめる努力も必要です。

認知症，フレイルの方に対する治療戦略

①基本戦略

便秘症の治療には世界消化器病学会が提唱する3段階ラダーが参考になります[3]。

一段階目として，生活習慣の改善および便秘を誘発する薬剤の中止を可能な限り試して，食物繊維や水分の摂取を増やすことが推奨されています。しかしながら，このような患者にとって生活習慣の改善は困難であることも多いです。

そこで，治療の中心となるのは二段階目の薬物療法として挙げられている塩類下剤（マグネシウム，ポリエチレングリコール）や糖類下剤（ラクツロース）などの浸透圧性下剤，上皮機能変容薬（ルビプロストン，リナクロチド等）の投与です。

これらでも無効の場合は，三段階目として刺激性下剤の使用や浣腸，消化管蠕動

賦活薬の投与を検討します。

② 生活習慣

治療法としての生活習慣改善はエビデンスに乏しいものの，ある一定の効果は期待できるとされています。食事に関しては，食物繊維を多く摂取することやヨーグルトなどの乳酸菌食品は有効であるという報告がされています。このほかに運動や腹壁マッサージも，エビデンスレベルは低いですが効果を期待されています。

③ 薬物療法

上記の基本戦略に沿って治療することが望ましいものの，わが国では比較的安全に使用できる糖類下剤であるラクツロースが，便秘症では小児に対してしか適応がない上に，「保医発」による規制によって，ポリエチレングリコール製剤（後述）や上皮機能変容薬，胆汁酸トランスポーター（ileal bile acid transporter：IBAT）阻害薬などの新規薬剤の一次投与ができません。このため，欧米諸国に比べてマグネシウム製剤および刺激性下剤の使用が明らかに多くなっています。

しかし，マグネシウム製剤は，腎機能障害を有する高齢者には投与しないように強く注意喚起されており[4]，腎機能が正常な場合を含めて，高齢者にはあくまでも「慎重投与」が原則となります。もし，マグネシウム製剤を使用する場合は，漫然とした使用ではなく定期的な血中マグネシウム濃度測定のモニタリングが必要となります。

また，刺激性下剤に関しても，連用による薬剤耐性や精神的依存から下剤乱用や難治性便秘を引き起こすこともあり，頓用使用にとどめるべきです。しかしながら，認知症を有する患者においては頓用の指示は混乱をまねく危険性があり，刺激性下剤は極力避けたほうがよい薬剤として認識するのがよいでしょう。

近年，わが国では慢性便秘症に対して保険適用が通った新規薬剤が多く登場しています。これら新規薬剤は，通常1日1～2回の内服と認知症を有する患者における服薬アドヒアランス向上にも効果的と言えます。

「保医発」の縛りはありますが，以下の薬剤を上手く組み合わせることで，マグネシウム製剤の減量や刺激性下剤からの離脱を目指すのが望ましいです。薬剤の作用機序は他項に記載されているため，それぞれの薬剤の適した患者について記述します。

ルビプロストン（アミティーザ®）

ルビプロストンは，主な副作用として悪心が挙げられていますが，若い女性に出現しやすいため[5]高齢者（特に男性）には比較的使用しやすいです。深刻な副作用は報告されていないものの，腎機能障害や肝機能障害を有する方には慎重に投与する必要がある一方，2018年には従来のものより少ない用量である$12\mu g$カプセル（通常用量の1/4）の販売も開始されたため，下剤への耐性が弱い患者に対して用

量調整がしやすいと言えます。

リナクロチド (リンゼス®)

リナクロチドは，細胞外に分泌したcGMP（環状グアノシン—リン酸；cyclic guanosine monophosphate）により腹痛を軽減させる働きが付随するため，症状として腹痛を強く訴える患者に効果が期待できます。わが国では，2017年に便秘型IBSに対して認可され，2018年には慢性便秘症に対しても使用できるようになりました。

エロビキシバット (グーフィス®)

エロビキシバットは，欧米での第Ⅱ相試験では良好な便秘改善効果に加え，少ない副作用と，LDL（low density lipoprotein）コレステロールの低下作用も着目されました[6]。国内の第Ⅱ相試験では，便秘型IBSの有無に関係なく有用であることが示されました[7]。これらのことから，脂質異常を有する方や過敏性腸症候群との鑑別が困難である方に適していると言えます。

ポリエチレングリコール (モビコール®)

ポリエチレングリコールは，マグネシウム製剤と同じ浸透圧下剤で，便秘症に対するエビデンスを有しているため，電解質の問題でマグネシウム製剤が使いにくい高齢者に対して使用可能であり，今後の活用が期待されます。

ナルデメジン (スインプロイク®)

ナルデメジンは，国内第Ⅲ相がん患者対象検証試験において，オピオイド鎮痛薬の投与量にかかわらず，鎮痛作用に影響せずにオピオイド誘発性便秘症（opioid-induced constipation：OIC）を改善することが示されました[8]。悪性疾患の有無に関係なくOIC全般に対して保険適用があるので，慢性疼痛や咳嗽に対してオピオイド製剤を用いている方への投与が効果的と言えます。

④漢方薬

便秘に対しては様々な漢方薬も有効とされており，上記薬剤との併用で便通のコントロールを図るために有用であることも多々あります。しかしながら，留意点として，便秘に使用する漢方薬の多くには刺激性下剤と同様の成分である大黄が含まれること，服用回数が1日3回とアドヒアランスが守られにくいということが挙げられます。大黄を含まない便秘治療薬としては大建中湯が挙げられますが，用量が1日6包と多いため，筆者は，患者に「朝，お湯に1日量をあらかじめ溶かしておいて，1日かけて飲んで下さいね」と，水分補給にもつながるように指導することが多いです。

⑤例 外

刺激性下剤の連用を避けるべく治療戦略の概説を記述しましたが，例外として，

末期がんなどで短い予後が予想される患者が挙げられます。このような方はADL低下が著しいことも多く，早期の便秘離脱が望まれるため，最初から刺激性下剤を使用してもよいと考えます。

● 文 献

1) Lindberg G, et al：World Gastroenterology Organisation global guideline：Constipation-a global perspective. J Clin Gastroenterol. 2011；45(6)：483-487.

2) Madsen JL, et al：Effects of ageing on gastrointestinal motor function. Age Ageing. 2004；33(2)：154-159.

3) 大久保秀則, 他：二次性便秘の診断と治療. 臨消内科. 2018；33(4)：441-446.

4) 日本老年医学会 日本医療研究開発機構研究費・高齢者の薬物治療の安全性に関する研究研究班：高齢者の安全な薬物療法ガイドライン2015. 日本老年医学会. メジカルビュー社, 2015.

5) Eutamene H, et al：Guanylate cyclase C-mediated antinociceptive effects of linaclotide in rodent models of visceral pain. Neurogastroenterol Motil. 2010；22(3)：312-e84.

6) William DC, et al：A randomized placebo-controlled phase IIb trial of a3309, a bile acid transporter inhibitor, for chronic idiopathic constipation. Am J Gastroenterol. 2011；106(10)：1803-1812.

7) Nakajima A, et al：Determining an optimal clinical dose of elobixibat, a novel inhibitor of the ileal bile acid transporter, in Japanese patients with chronic constipation：a phase II, multicenter, double-blind, placebo-controlled randomized clinical trial. J Gastroenterol. 2018；53(4)：525-534.

8) Katakami N, et al：Randomized Phase III and Extension Studies of Naldemedine in Patients With Opioid-Induced Constipation and Cancer. J Clin Oncol. 2017；35(34)：3859-3866.

—— 加藤孝征, 大久保秀則

便秘編

Q33 小児の慢性便秘症・便失禁にどう対応すればよいのか？

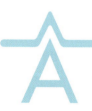

▶小児でも慢性便秘症の有病率は高く，10〜30％程度と考えられています。その診療に際しては，小児の特性を理解した積極的な介入が必要です。まず，先天性の器質的疾患を除外することが大切です。機能性の便秘でも，小児の場合には本人・家族のQOLの低下が著しい場合が少なくなく，また"便秘の悪循環"によって急速に悪化することがある一方，適切な治療によってすみやかに改善または治癒することも少なくないため，積極的な治療を行うことがきわめて重要です。一過性便秘にみえても慢性に移行する例も少なくなく，「浣腸で出せばよい」あるいは「単なる様子見」は軽視できないリスクを伴います。小児の便秘では便が硬いことが病態の中心であることがほとんどであるため，薬物療法では，浸透圧下剤が第一選択です。保護者の理解のもと，投与量の調節を行いつつ，快適に排便できる状態を保つようにします。小児の便失禁は多くの例が"悪循環"の結果の漏便ですので，便塊貯留の有無について確認が大切です。

● 解説

　小児においては，1カ月以上，排便の回数が週に3回未満であるか，排便が困難な状態が続けば，慢性便秘症として治療の対象となります。

　診療の詳細な注意点については，日本小児栄養消化器肝臓学会と日本小児消化管機能研究会が作成した『小児慢性機能性便秘症診療ガイドライン』が公表されており[1]，インターネットからもダウンロード可能となっています。

診断上の注意点

　小児では，鎖肛やヒルシュスプルング（Hirschsprung）病をはじめとする先天性

の消化管疾患や，内分泌疾患，代謝性疾患などの全身疾患に伴う便秘を鑑別する必要があります。特に，新生児期からの便秘や通常の治療で"便秘でない状態"に達しない例では，器質的疾患の鑑別が可能な小児科医/小児外科医に紹介/相談して下さい。

小児便秘の悪循環

　小児の便秘を診療する際には，"便秘の悪循環"を念頭に置くことがとても大切です。小児の慢性機能性便秘症は，早期に適切な治療が行われないと，この悪循環によって急速に悪化することが稀ではありません。また，もともと便秘ではなかった児が，1歳からの幼児期に，体質的に，または何らかのきっかけで便が硬くなる，あるいは排便を嫌がることから始まり，この悪循環によって慢性化することもあります。

　便が大腸内に長く留まっていると，水分が吸収され，硬く大きな塊になっていきます。そのような便を排出する際には，肛門に強い痛みを感じます。成人であれば，それでも排便する必要が理解できますが，幼児は往々にして排便を"がまん"してしまいます。その結果，ますます貯留時間が長くなり，さらに便が硬くなって，排便が困難になるという悪循環を生じます。それが繰り返されると，直腸壁の感受性が低下して便意が起こりにくくなり，排便を避けることがますます容易になるという二重の悪循環に陥ります。さらに，その間になされる浣腸や摘便による肛門の激痛が，排便への恐怖を高めてしまいます（図）。そのため，小児では，便秘発症から数カ月以内に治療抵抗性になってしまうことが少なくありません。典型的な例では，足をクロスし，肛門を締めながらいきむので，下剤によって軟らかくなった便でさえ，排出できなくなってしまいます。さらに病状が悪化すると，直腸に溜まりきれない便が肛門から少量ずつもれだす，soilingの状態となり，患児・家族のQOLを著しく障害することとなります。

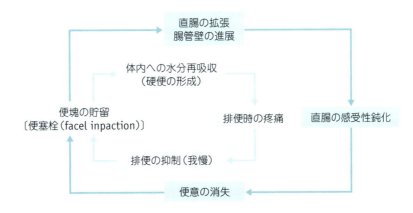

図 ▶ 小児便秘の悪循環　　　　　　　　　　　　　　　　（文献1より転載）

治療上の注意点―便秘の治療はdisimpactionから

直腸内に便塊が残存していると，下剤の効きも悪く，治療が軌道に乗りません。したがって，まず直腸に便塊があれば，それを完全に空にする"disimpaction"を行います。便塊貯留の判断は，表に示すような徴候を参考にして行います[1]。腹部超音波検査も有用で，恥骨直上で直腸横径が30mmを超えていれば直腸内に便塊貯留がある可能性が高いと判断されます[2]。Disimpactionの方法は，多め（維持量の1.5倍程度）の下剤の投与が原則で，患児の苦痛が強く，早く便を排出させたい時には浣腸を加えます。「完全に出きった」と判断できるまで連日繰り返しますが，2～3日で完全に空になったと確信できない場合には，摘便（全身麻酔下）や洗腸などが必要になりますので，専門家にご紹介下さい。なお，ここで"専門家"と呼ぶのは，「小児便秘症の診療経験が豊富な医師」のことで，その一部は日本トイレ研究所のウェブサイトから探すことができます[3]。

維持療法の原則

Disimpactionが完遂されれば，維持治療を開始します。便貯留の認められない例では，維持治療からスタートします。

維持治療では，"便秘の悪循環"を断ち切るために，便を常に軟らかく，また直腸を空に保つことが肝要です。近年では，お菓子や飲料など残渣の少ない食物で大量のカロリーを摂取している児が少なくなく，食事内容のチェックは大切です。トイレトレーニングも排便忌避の原因になっていることがあります。

薬物療法は浸透圧下剤から

多くの例では，薬物療法が中心となります。小児では，多くの例で便が硬いことが病態の中心にあり，また習慣性をきたすことがない薬剤が望ましいため，浸透圧下剤が第一選択です。

現在，わが国で小児に頻繁に使用されている浸透圧性下剤は，酸化マグネシウム（カマ／カマグ）とラクツロースです。酸化マグネシウムは小児の保険収載がありま

表▶小児の便塊貯留の徴候

①腹部触診で便塊を触知する，②直腸指診で便塊を触知する，③画像上，直腸に便塊を認める，④いきんでいるがでないとの訴えがある，⑤overflow incontinence（漏便）がある，⑥少量の硬い便がでている，⑦最後の排便から5日以上たっている

Disimpactionの必要性を示唆する徴候。

（文献1より引用）

せんが，便を軟らかく保つ効果が明らかで，小児でも頻用されています。大量投与，特に腎機能低下のある例においては高マグネシウム血症を起こす可能性がありますが，普通に投与される量（0.05g/kg以下）では問題ないとする報告があります[4]。

2018年に発売開始されたポリエチレングリコール（モビコール®）は，小児でも保険適用があり，効果・安全性ともに海外で十分に立証済みです[5]。小児への使用に際しては服用の指導が大切で，そのままでは塩気があるため，リンゴジュース，各種スープ，味噌汁などに溶解すると容易に飲ませることができます。なお，その他の最近の新薬については，小児での保険適用がなく，実際に小児での使用経験が限られるため，一般的には使用を勧められません。

投与量の調節は不可欠！

浸透圧下剤の使用にあたっては，投与量の調節は不可欠です。年齢によって量が異なることは当然ですが，個人差も顕著です。週に3回以上，苦痛や極度の努力を必要とせずに十分な量の排泄がみられる量に調節します。便が硬くて出しにくい，排便時に肛門が痛い，あるいは出血することがあれば増量し，下痢が続けば減量します。上述の浸透圧下剤は，いずれの薬剤も十分な量を使用すれば，ほぼ全例で十分に便を軟化させることができます。十分な量の浸透圧下剤でも順調な排便が認められない場合には，①disimpactionが不十分である，②器質的疾患がある，③排便忌避が強い，特に肛門を締めながらいきむ，などの原因が考えられ，専門家への紹介が勧められます。

その他の薬物

浸透圧下剤でコントロールが不良な例や，浸透圧下剤が服用できない例では刺激性の下剤が使用されます。わが国では，ラキソベロン®（ピコスルファート）やセンナが使用されています。

漢方，プレバイオティクスまたはプロバイオティクス，消化管運動賦活薬などが使用されることもあります。ただし，下剤と異なり，それらの薬物の効果には個人差が強く，常用量で効果が実感されない例も少なくないため，補助的な役割と考えたほうがよいでしょう。

薬物治療中でも排便の状態は常に把握

薬物療法中でも便貯留が起こることが稀ならずあります。そのような場合には早期にdisimpactionを行い，患児が再度悪循環に陥らないようにすることが肝要です。

小児の場合は，成長とともに必要な投薬量が増えることがありますが，悪循環から脱して，減量または中止が可能な例も少なくありません。排便日誌[6]を利用するなどして，常に排便の様子を把握している必要があります。

また，小児の治療に際しては，保護者の理解・協力が不可欠です。保護者への説明には，パンフレットが用意されており，すべての方が利用可能です[6]。

小児の便失禁

小児の便失禁は，精神・神経疾患や，消化管の器質的疾患による場合もありますが，多くは"悪循環"となった慢性便秘症に伴うものです。巨大な便塊が直腸に存在し，そこから少量の軟便が頻回にもれ出します（soiling）。一見，心身に問題がなさそうにみえる児に，頻回の軟便がみられる場合には，「失禁がみられる以前は便秘症ではなかったか」を問診するとともに，直腸内の便塊貯留の有無を複数回確認する必要があります。便秘症による失禁例では完全なdisimpaction後，直ちに失禁が消失することが原則です。小児の便失禁は，比較的稀なものですが，原因によらず，本人・家族のQOLが著しく障害されるものであり，また重大な精神的または身体的な問題が潜んでいる可能性が高いため，原則として速やかに専門家へ紹介すべきものと思われます。

● 文 献

1) 日本小児栄養消化器肝臓学会, 他：小児慢性機能性便秘症診療ガイドライン. 診断と治療社, 2013.
[http://www.jspghan.org/constipation/files/guideline.pdf]
2) Hatori R, et al：Fecal retention in childhood：Evaluation on ultrasonography. Pediatr Int. 2017；59(4)：462-466.
3) 日本トイレ研究所：病院リスト. 子どものための排便相談室.
[https://www.toilet.or.jp/projects/projects_soudanshitsu/hospital/]
4) Tatsuki M, et al：Serum magnesium concentration in children with functional constipation treated with magnesium oxide. World J Gastroenterol. 2011；17(6)：779-783.
5) Thomson MA, et al：Polyethylene glycol 3350 plus electrolytes for chronic constipation in children：a double blind, placebo controlled, crossover study. Arch Dis Child. 2007；92(11)：996-1000.
6) 日本小児栄養消化器肝臓学会, 他：小児慢性機能性便秘症.
[http://www.jspghan.org/constipation/index.html]

● 参 考

▶ National Institute for Health and Care Excellence：Constipation in children and young people：diagnosis and management, 2010.
[https://www.nice.org.uk/guidance/cg99/resources/constipation-in-children-and-young-people-diagnosis-and-management-pdf-975757753285]
▶ Constipation Guideline Committee of the North American Society for Pediatric Gastroenterology, Hepatology and Nutrition：Evaluation and treatment of constipation in infants and children：recommendations of the North American Society for Pediatric Gastroenterology, Hepatology and Nutrition. J Pediatr Gastroenterol Nutr. 2006；43(3)：e1-13.

―― 友政 剛

便秘編

Q34 妊婦の便秘症にどう対応すればよいのか？

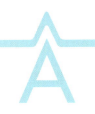

▶妊娠中はホルモンの影響で便秘になりやすく，悪阻や切迫流早産などで安静を必要とする場合などは食生活や生活習慣を改善することも難しいため薬物療法が必要となることも少なくありません。妊娠中は，催奇形性や流早産のリスクを考慮し，安全性の高い薬剤から使用します。まずは，便が硬い場合は塩類下剤である酸化マグネシウム，腹部膨満感や腹痛などの腹部症状がある場合は大建中湯（だいけんちゅうとう）を使用します。これらの薬剤で効果がない場合は刺激性下剤や大黄（だいおう）を含む漢方薬を用いますが，子宮収縮による流早産の危険性があるため必要性を十分に検討した上での投与が必要です。また，投与は短期間または頓用内服にするなど慎重に投与を行います。

● 解説

妊娠と便秘の関連

妊娠すると，胎盤から分泌されるプロゲステロンによって平滑筋弛緩作用が起こるため，腸管の蠕動運動が低下します。また，子宮が大きくなると腸管が圧迫されて蠕動運動が低下することも便秘の原因となります。妊婦の約7割で便秘を認めるとの報告もあり，非常に頻度の高い妊娠中のトラブルです[1]。まずは通常の便秘症と同様に生活習慣の改善や食事指導を行いますが，改善しない場合も多く，その場合には薬物治療を行います。

妊娠中に使える薬剤

①酸化マグネシウム

習慣性が少なく，腸管粘膜刺激も少ないため，妊婦にもよく処方される薬です。酸化マグネシウムは水に溶けにくいため腸管から吸収されにくいとされています[2]。酸化マグネシウムを服用した妊婦の血中マグネシウム濃度についての検討では，有意な上昇は認められず，その安全性が示されています[3]。

②ピコスルファートナトリウム水和物

酸化マグネシウムで効果が得られなかった場合によく使われる大腸刺激性下剤です。添付文書には，「治療上の有益性が危険性を上回ると判断される場合にのみ投与すること」と記載されています[4]。妊娠中の投与に関する疫学データが少ないため，安全性が確立されていませんが，これまで催奇形性や胎児毒性を示す報告はありません。

その他の刺激性下剤としてセンノシドもありますが，添付文書では妊婦に対する投与は原則禁忌となっています[5]。先天異常のリスク増加を示すデータはありませんが[6]，投与により子宮収縮を誘発して流早産の危険性があるため，大量に投与しないように注意が必要です。

③漢方薬

妊娠中の便秘に対して，桂枝加芍薬大黄湯，麻子仁丸，乙字湯が有効であったとの報告があります[7~9]。桂枝加芍薬大黄湯は作用が緩やかであり，抗痙攣作用もあるため過敏性腸症候群にも用いられます。便が硬い場合は麻子仁丸が効果的です。ただし，これらの漢方薬は大黄を含んでおり，子宮収縮による流早産誘発の危険性があるため慎重投与が必要です。

大建中湯は大黄を含まないため子宮収縮作用がなく，妊娠中でも使いやすい漢方薬です。妊娠中の便秘に対する検討では腹部膨満感や腹痛などの症状改善に有効で，酸化マグネシウムと同等の効果が示されています[10]。

● 文 献

1) 関根　憲，他：消化器症状 便秘．周産期の症候・診断・治療ナビ；産科編(1)症候ナビゲーション．周産期医．2007；37：131-133.
2) Lindberg JS, et al：Magnesium bioavailability from magnesium citrate and magnesium oxide. J Am Coll Nutr. 1990；9(1)：48-55.
3) 津田弘之，他：妊娠中の便秘に対する酸化マグネシウムの安全性，有効性についての検討．日周産期・新生児会誌．2015；51(3)：960-964.
4) 鶴原製薬：ピコスルファートナトリウム内用液0.75%「ツルハラ」．第10版．(2014年5月改訂)
5) 沢井製薬：センノシド錠12mg「サワイ」．第9版．(2016年9月改訂)

6） Acs N, et al：Senna treatment in pregnant women and congenital abnormalities in their offspring--a population-based case-control study. Reprod Toxicol. 2009；28(1)：100-104.

7） 早川　智, 他：妊娠便秘の漢方療法 桂枝加芍薬大黄湯の臨床効果と分子薬理作用. 産婦漢方研のあゆみ. 1993；(10)：63-66.

8） 落合和徳, 他：妊婦の常習性便秘に対する麻子仁丸エキス剤の効果 センナ剤との比較. 漢方と最新治療. 1995；4：89-93.

9） 合阪幸三, 他：妊婦の便秘症に対する乙字湯の臨床効果の検討. 産婦の世界. 1994；46(10)：801-804.

10） 中山　毅, 他：妊娠中の便秘症に対する"大建中湯"の効果. 産婦漢方研のあゆみ. 2010；(27)：39-42.

──── 岡田真由美

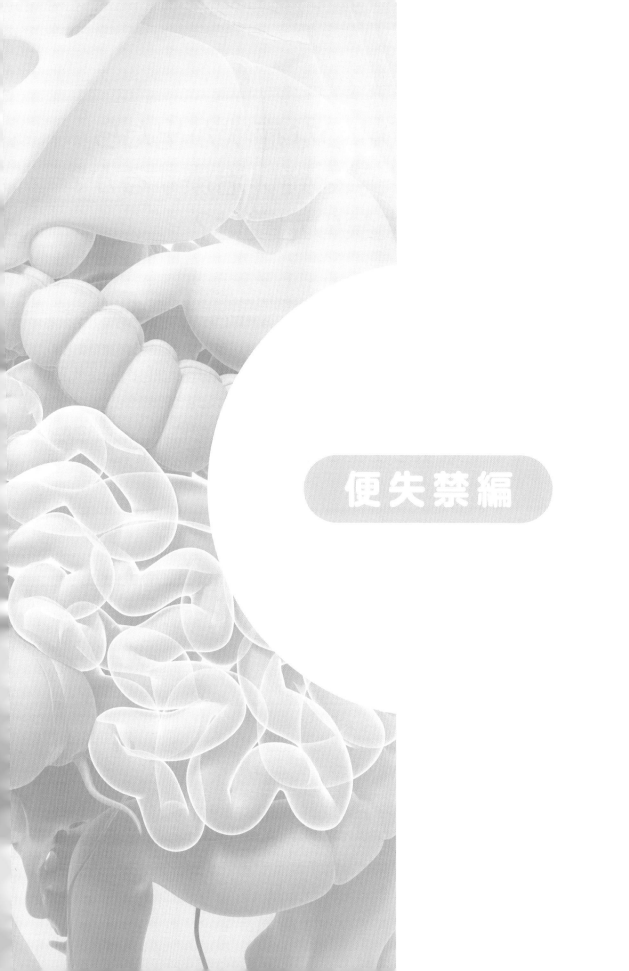

便失禁編

便失禁編

Q01 どのような症状が出たら便失禁を疑い治療するか？便失禁の定義は？

A

▶便失禁は「無意識または自分の意思に反して肛門から便がもれる症状」とわが国では定義しています。意識するにしろ無意識にしろ，肛門から便が出て下着につくようであれば便失禁と診断します。また，便失禁が社会的・衛生的に問題になるようであれば，治療の対象になります。診察の際には，羞恥心の強い日本人の患者が便失禁で受診したということに十分配慮する必要があります。

● 解説

ガス失禁，便失禁の定義とその症状

わが国の便失禁診療ガイドライン[1]では，「無意識または自分の意識に反して肛門から便がもれる症状」を便失禁と定義し，「無意識または自分の意思に反して肛門からガスがもれる症状」をガス失禁と定義しています。便失禁とガス失禁を合わせて"肛門失禁"と定義しています。

患者はよくガスが出ると訴えることがあります。こういう場合には単にガスが多いと判断せず，ガスの排出が無意識に起こったり，コントロールできずに起きているかどうかを確認し，ガス失禁を疑い問診する必要があります。

米国消化器病学会（American College of Gastroenterology：ACG）では[2]，わが国での定義と同様に「肛門からの無意識または自制できない便のもれ」と定義しています。

国際失禁会議（International Consultation on Incontinence：ICI）では[3]，「社会的または衛生的に問題になる不随意な液状または固形便のもれ」を便失禁と定義しています。この定義では，社会的・衛生的に問題になる便失禁に限定することで，治療の対象となる便失禁を定義していると考えられます。

米国結腸直腸外科学会（American Society of Colon and Rectal Surgeons：ASCRS）では[4~6]，「禁制のとれていた4歳以上の人で，自制のきかない便もしくはガスのもれが少なくとも1カ月以上続く症状」と定義し，ガスのもれも広い意味での便失禁に含んでいます。ASCRSの定義で期間を限定しているのは，便失禁という疾患に対して治療を行う対象を限定した定義で，一時的に起きる便失禁については，治療の対象となる便失禁として定義していないと言うこともできます。この定義では4歳を禁制のとれる年齢と想定しています。

現実には，ひどい下痢が繰り返す状態では，トイレに間に合わなかったりして一時的に便失禁の症状を呈することがあります。これも便失禁と言うことができますが，原疾患の治療を行うことによって便失禁が改善しますので，治療としては便失禁自体の治療を行うのではなく原疾患の治療を行うことになります。基本的に人間は，失禁の状態（incontinence）で生まれて，"しつけ"によって禁制（continence）を保ち，高齢になるに従い失禁の状態になっていくのが自然と考えてよいでしょう。「禁制をいかに良い状態で長く保つか」というのが便失禁の治療になります。

患者の気持ちを考慮した診察を

患者は，外来に受診するときに「自分は便失禁である」と言って受診するわけではない場合がほとんどです。下着に便がつくとか，肛門が湿っぽいとか，表に示すような種々の症状で外来を受診します。これらの症状を丁寧に問診し，症状名であり疾患名である便失禁を診断する必要があります。

前述の通り，高齢になるにしたがって失禁の状態になっていくのですが，便失禁が治療の対象となるのは，社会生活に影響を及ぼしたり，衛生的に問題となる場合と言えます。

最後に，便失禁の患者が外来を受診する場合には，長く悩み，羞恥心を振り払って受診していることを十分考慮して診察する必要があることを強調したいと思います。

表 ▶ 便失禁（肛門失禁を含む）を疑う症状

- 下着に便が付着する，こぼれている
- 下着に便の色がつく，下着を汚す
- 下着に粘液が付着する（直腸絨毛性腫瘍などの粘液分泌性腫瘍を除外して）
- 肛門が湿っぽい（肥満の発汗によるものを除外して）
- 肛門がベトベトする（直腸脱などの疾患を除外して）
- 起きたら肛門がベトベトする
- ガスが多い（無意識の，もしくは我慢できないガス失禁であるかどうかの確認）

● 文 献

1) 日本大腸肛門病学会, 編：Ⅰ 便失禁の定義. 便失禁診療ガイドライン2017年版. 南江堂, 2017, p1-3.

2) Rao SS：Diagnosis and management of fecal incontinence. American College of Gastroenterology Practice Parameters Committee. Am J Gastroenterol. 2004；99(8)：1585-1604.

3) Norton C, et al：Conservative and pharmacological management of faecal incontinence in adults. Incontinence. 3th ed. Abrams P, eds. Health Publications, Plymouth, 2005, p1521-1563.

4) Madoff RD, et al：Faecal incontinence in adults. Lancet. 2004；364(9434)：621-632.

5) Tjandra JJ, et al：Standards practice Task force of the American society of Colon and Rectal surgeons. Practice parameters for the treatment of fecal incontinence. Dis Colon Rectum. 2007；50(10)：1497-1507.

6) Wald A：Clinical practice. Fecal incontinence in adults. N Engl J Med. 2007；356(16)：1648-1655.

―――― 前田耕太郎

便失禁編

Q02 実際に便失禁はどの程度の頻度で，どのような人に起こっているのか?

A

▶ わが国の65歳以上の便失禁の有病率は，ガイドラインでは男性8.7%，女性6.6%とされています。これまでの推定有病率は2.2～25%と幅があります。実際の外来では女性の患者をみる機会が多いですが，女性に多いとする報告や性差はないとの報告もあります。便失禁の頻度は高齢になるにしたがって多くなりますが，直腸・肛門手術後や出産後の女性にも少なからずみられます。

● 解説

わが国の便失禁診療ガイドライン[1]では，わが国の65歳以上の便失禁の有病率は男性8.7%，女性6.6%と，男性に多いとされています。わが国における便失禁の有病率の報告は少ないですが，これまでの海外を含めた推定有病率は2.2～25%と頻度は幅広いです。これは対象とする年齢の限定・範囲や調査方法，便失禁の程度をどの程度までに定義するかなどによって有病率が異なるためと考えられます。実際の外来では女性の患者の便失禁を診察する機会が多いです。

わが国の報告[2]では，前述の65歳以上の一般人を対象にした訪問インタビューでの有病率は6.6～8.7%ですが，毎日の便失禁例は2%です。一方，20～65歳の健常者を対象としたアンケート調査では7.7%が過去1カ月の間に最低1回の肛門失禁を経験し，0.7%が週に1回以上の便失禁を経験しています[3]。我々の平均30歳代の健常人を対象とした329人のアンケート調査では，ガス失禁を経験したのは24.9%と高く，便失禁も1.8%の人が経験しています（未発表データ）。この集計では，高齢になるに従って肛門失禁の頻度は増加しています。これまでの報告でも年齢（加齢）は明らかな便失禁のリスク因子（起こりやすい人）との報告が多くあります[2, 4]。

わが国の便失禁患者は500万人いるとされていますが，2018年経肛門的洗腸療

法講習会資料からのインターネット調査抜粋によると，医療施設受診率は2.6％と低いのが現状です。これらの中には，便失禁を引き起こしやすい人（表）のうちで，脳卒中後の患者や，身体抑制・全身状態不良の人などは含まれていないと推測されます。ほとんどの患者は治療の対象としてではなく，おむつで便失禁を管理されていると考えられます。

直腸肛門術後，特に直腸がんに対する超低位前方切除やISR（肛門括約筋間切除）術後の患者は，吻合部が肛門に近ければ近いほど便失禁が引き起こされやすいです。術直後は特に頻度が高いですが，術後3カ月〜1年にかけて徐々に頻度や程度が改善していく例がほとんどです。術前より，これらの情報をきちんと伝えないと，患者は便失禁のために将来のことをとても不安に思います。痔瘻や痔核に対する術後でも便失禁が起こりやすいです。近年は肛門括約筋温存手術が多く行われるようになりましたが，痔瘻病変の広がりや程度によっては肛門括約筋の損傷を余儀なくされる例もあるのが実情です。

また，出産は明らかに便失禁のリスク因子です。出産に関連する種々の産科的条件で便失禁は起こりやすいです（便失禁編Q03参照）。

直腸脱などの骨盤底臓器脱は，骨盤臓器支持組織の脆弱化によると考えられ便失禁になりやすく，直腸脱の脱出自体も肛門括約筋に影響を及ぼします。

脊髄損傷患者の約半数が重症の排便障害を有しており[5]，便失禁もしばしばみられます。ただし，適切な排便管理を行うと便失禁で悩まされることは少なくなります。

糖尿病患者には便失禁が起こりやすく，血糖コントロールと便失禁の関連も報告されています[6]。適切な糖尿病のコントロールも便失禁には必要と考えられます。

表 ▶ 便失禁の起こりやすい人

- 高齢者（加齢），女性
- 身体抑制・全身状態の不良な人，肥満の人
- 尿失禁のある人，便秘症の人
- 糖尿病，過敏性腸症候群，炎症性腸疾患などの併存疾患を有する人
- 出産経験を有する人
- 直腸（低位前方切除術後）・肛門手術後の人（先天性直腸肛門疾患術後など）
- 骨盤臓器脱（直腸脱）などを有する人
- 脊髄疾患（脊損，二分脊椎など），脳卒中の既往の患者など

● 文 献

1) 日本大腸肛門病学会, 編：便失禁診療ガイドライン2017年版. 南江堂, 2017.

2) Nakanishi N, et al：Urinary and fecal incontinence in a community-residing older population in Japan. J Am Geriatr Soc. 1997；45(2)：215-219.

3) 味村俊樹：Q36便失禁ってどの程度の頻度で起きるの？. 徹底ガイド排便ケアQ&A. 前田耕太郎, 編. 総合医学社, 2006, p76-77.

4) Nelson R, et al：Community-based prevalence of anal incontinence. JAMA. 1995；274(7)：559-561.

5) 加藤真介, 他：神経因性大腸機能障害アンケート調査 ウェブベース調査による日本での神経因性大腸機能障害の実態調査. 日脊髄障害医会誌. 2017；30：46-50.

6) Bytzer P, et al：Prevalence of gastrointestinal symptoms associated with diabetes mellitus：a population-based survey of 15,000 adults. Arch Intern Med. 2001；161(16)：1989-1996.

―― 前田耕太郎

便失禁編

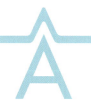

便失禁に関連する疾患や病態，原因，発症のリスク因子は何か？

▶ 便失禁の病態と原因は，肛門括約筋不全，直腸のリザーバー機能不全，便性状，直腸肛門の支配神経の異常，中枢神経系における便意の認知障害など多様であり（表1）[1]，それらの要因が相互に関与します。

▶ 便失禁の発症リスク因子は，年齢・性別などの身体的条件，糖尿病や過敏性腸症候群などの併存疾患，分娩に関与する産科的条件などがあります（表2）[1]。

● 解説

便失禁の病態と原因

便失禁の病態と原因は一様ではなく，肛門括約筋不全，直腸の感覚や容量やコンプライアンスの低下によるリザーバー機能不全，便性状，直腸肛門の支配神経の異常，中枢神経系における便意の認知障害など，表1に示すように様々な要因が相互に関与することが多いと考えられています[2]。1つの要因に障害があっても，代償する要因があれば失禁症状を呈さない場合もあります。

肛門括約筋機能不全は，内肛門括約筋機能異常による静止圧の低下と外肛門括約筋機能異常による随意収縮圧の低下として現れます。外傷性括約筋機能不全の原因としては，分娩時会陰裂傷や直腸肛門手術が多く，直腸がんに対する括約筋間直腸切断術も関係しています。

直腸のリザーバー機能不全は，直腸切除による容量低下や，直腸の炎症性弛緩や放射線照射によるコンプライアンスの低下によっても惹起されます。特に低位前方切除や回腸肛門吻合後では，直腸切除に伴うリザーバー機能の低下に加え，内肛門括約筋機能の低下，便性状や感覚の変化も便失禁の原因になります。

134

表1 ▶ 便失禁の病態と原因

病　態	原　因
特発性肛門括約筋不全	加齢による内外肛門括約筋機能低下
外傷性肛門括約筋不全	分娩外傷（第3・4度会陰裂傷），肛門手術（痔瘻，裂肛），外傷（転落，交通事故など），直腸癌手術（肛門括約筋間直腸切除術）
神経原性肛門括約筋不全	陰部神経障害：分娩 自律神経障害：直腸癌手術（低位前方切除術），糖尿病 脊髄障害：脊髄損傷，脊髄腫瘍，二分脊椎，髄膜瘤
先天性直腸肛門疾患	鎖肛術後，ヒルシュスプルング（Hirschsprung）病術後
後天性直腸肛門疾患	直腸脱，直腸瘤，直腸重積
便意感覚異常	多発性硬化症，認知症，脳梗塞，糖尿病
直腸リザーバー機能不全	直腸癌手術（低位前方切除術），潰瘍性大腸炎手術（大腸全摘），放射線照射，炎症性腸疾患〔クローン（Crohn）病の直腸病変〕
便通異常	過敏性腸症候群，炎症性腸疾患，胆嚢摘出術後，コラーゲン性腸炎，機能性下痢症，下剤服用後の下痢
溢流性便失禁	糞便塞栓，小児遺糞症

（文献1より改変）

　直腸の感覚異常は，糖尿病，多発性硬化症，認知症，髄膜瘤，脊髄損傷などで起こりえます。中でも糖尿病は，直腸の感覚異常に加えて，内肛門括約筋機能の低下や自律神経機能異常による下痢など，便失禁をきたす他の要因にも影響を及ぼします。

　便性状の影響として，漏出性の便失禁は日頃から軟便傾向にある場合が多いですが，下剤の服用が便失禁の原因になることもあります。また，溢流性便失禁は直腸内に停留した便塊によって内肛門括約筋が反射的な弛緩状態となり，口側からの軟便や液状便を漏出性に失禁し，高齢者に多くみられます。稀に適切な排便習慣がついていない小児にも発症することがあります（小児遺糞症）。

　神経障害の原因としては，脊髄疾患，脊髄損傷，多発性硬化症による末梢神経や自律神経の異常などが便失禁に関与します。脊椎脊髄疾患やこれに対する手術歴，骨盤や仙尾骨外傷の既往は，骨盤底に分布する感覚神経および運動神経に直接影響することに加え，脊髄神経を介する自律神経障害によって出現する下痢や便秘が便失禁の原因になります。また，分娩時の圧迫と過伸展による陰部神経障害も便失禁に関与します。

　パーキンソン（Parkinson）病，多発性硬化症，側索硬化症，強皮症などの神経・筋疾患では，全身的に自律神経や筋肉の収縮弛緩が障害されるとともに，直腸および肛門括約筋や骨盤底筋での末梢神経障害が起こり，直腸容量や感覚，伸展性が減少し，肛門括約筋収縮が障害されて便失禁の原因になります。一方，脳梗塞などの中枢神経に影響を及ぼす場合は，直腸肛門機能の直接障害だけでなく，便意の認知

障害や移動制限や体動制限による便秘症状が便失禁の原因になっていることも少なくありません。

明らかな原因を特定できない便失禁は特発性便失禁と呼ばれ，多くは高齢者に発症します。内外肛門括約筋の機能低下，肛門上皮の感覚低下，直腸感覚の低下などが関与しています。

便失禁の発症リスク

便失禁の発症リスクとしては，表2に示すように，年齢・性別などの身体的条件，糖尿病，過敏性腸症候群，炎症性腸疾患などの併存疾患，分娩に起因する産科的条件などがあります[1]。

身体条件として，年齢は若年成人を含む疫学的調査で明確な関連が示唆されています[3,4]。加齢による筋力や認知機能などの身体能力の低下とともに，便失禁のリスク因子となる併存疾患の増加によると推測されています。性別は，男性より女性の有症率が有意に高いとする報告[3]が多いですが，差がないとする報告[4]もあり，便失禁のリスク因子としては比較的弱い因子です。

併存疾患としては，糖尿病患者で便失禁の有症率が高く，血糖コントロールと便失禁の程度が相関しているとの報告があります[5]。また，便秘や下痢などの腸管運動障害は便失禁のリスク因子で，過敏性腸症候群や炎症性腸疾患では有症率が高いとされています[6]。便秘症は小児の便失禁の最も多い原因となります[7]。

産科的条件としては，分娩回数[8]，自宅分娩[9]，初回経腟分娩[10]，鉗子分娩[11]が便失禁のリスク因子として報告されています。また胎児の体重が4000g以上[10]，分娩第2期の遷延[12]はガス失禁や便失禁のリスク因子となります[13]。

表2 ▶ 便失禁のリスク因子

1. 身体条件
   高齢，女性，肥満，全身状態不良，身体制約
2. 併存疾患
   糖尿病，過敏性腸症候群（IBS），炎症性腸疾患（潰瘍性大腸炎，Crohn病），便秘症，尿失禁，過活動膀胱，骨盤臓器脱
3. 産科的条件
   分娩回数，自宅分娩，初回経腟分娩，鉗子分娩，胎児の大きさ（4000g以上），分娩第2期の遷延

（文献1より改変）

● 文 献

1）日本大腸肛門病学会，編：Ⅲ便失禁の病態と原因．便失禁診療ガイドライン2017年版．南江堂，2017, p11.

2）味村俊樹, 他：本邦における便失禁診療の実態調査報告―診断と治療の現状―. 日本大腸肛門病会誌. 2012；65（3）：101-108.

3）Nelson R, et al：Community-based prevalence of anal incontinence. JAMA. 1995；274（7）：559-561.

4）Nakanishi N, et al：Urinary and fecal incontinence in a community-residing older population in Japan. J Am Geriatr Soc. 1997；45（2）：215-219.

5）Bytzer P, et al：Prevalence of gastrointestinal symptoms associated with diabetes mellitus：a population-based survey of 15,000 adults. Arch Intern Med. 2001；161（16）：1989-1996.

6）Varma MG, et al：Fecal incontinence in females older than aged 40 years：who is at risk?. Dis Colon Rectum. 2006；49（6）：841-851.

7）Lowery SP, et al：Habit training as treatment of encopresis secondary to chronic constipation. J Pediatr Gastroenterol Nutr. 1985；4（3）：397-401.

8）MacLennan AH, et al：The prevalence of pelvic floor disorders and their relationship to gender, age, parity and mode of delivery. BJOG. 2000；107（12）：1460-1470.

9）Roman H, et al：[Factors associated with fecal incontinence after childbirth. Prospective study in 525 women]. J Gynecol Obstet Biol Reprod (Paris). 2004；33（6 Pt 1）：497-505.

10）Zetterstrom J, et al：Anal sphincter tears at vaginal delivery：risk factors and clinical outcome of primary repair. Obstet Gynecol. 1999；94（1）：21-28.

11）Fenner DE, et al：Fecal and urinary incontinence after vaginal delivery with anal sphincter disruption in an obstetrics unit in the United States. Am J Obstet Gynecol. 2003；189（6）：1543-1549.

12）Hatem M, et al：Factors associated with postpartum urinary/anal incontinence in primiparous women in Quebec. J Obstet Gynaecol Can. 2007；29（3）：232-239.

13）日本大腸肛門病学会，編：Ⅳ便失禁の発症リスク因子．便失禁診療ガイドライン2017年版．南江堂, 2017, p14.

山口恵実，山名哲郎

便失禁編

Q04 便失禁は，どのような手順で診断，治療を行うのか？

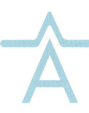

▶便失禁患者の初診時は，病歴・内服薬の聴取と直腸肛門診を含めた身体診察を行います。大腸癌などの器質的疾患を大腸内視鏡検査などで鑑別した後，初期治療として食事，生活，排便習慣指導と，軟便・頻回便患者にはポリカルボフィルカルシウムやロペラミド塩酸塩を用いて便性を固形化します。この初期診療で半分の方は改善しますが，改善しない場合は専門施設に紹介して下さい。

● 解説

　便の禁制に関与する主な因子は，便性状，肛門括約筋機能，直腸肛門感覚機能，直腸内圧・容量・コンプライアンス，結腸機能，認知機能です[1,2]。これらの因子を評価して便失禁の原因を診断するには，詳細な病歴聴取，直腸肛門診察，直腸肛門機能検査，肛門管超音波検査が必要です。ただし，便失禁を専門的に診療していない"かかりつけ医"では，病歴と診察のみで原因を推定するか，たとえ原因が不明でも治療を要する他疾患が便失禁の原因でない限りは，かかりつけ医が施行可能な便失禁に対する初期診療を行い，それでも十分改善しない場合に専門施設に紹介していただければ十分です[2,3]。

便失禁初期診療アルゴリズム

　2017年に発行された便失禁診療ガイドラインの「便失禁に対する初期診療と専門的検査・保存的療法のアルゴリズム」(図)[4]に沿って，便失禁の初期診療を以下に解説します。

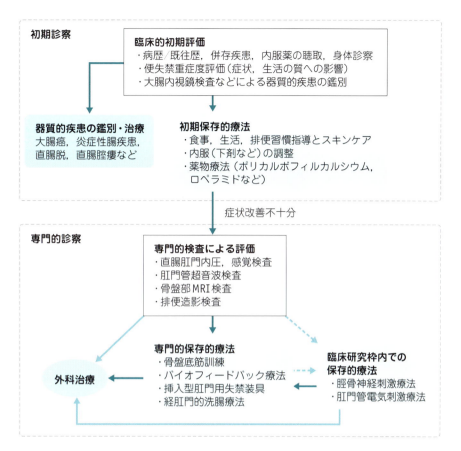

図▶便失禁に対する初期診療と専門的検査・保存的療法のアルゴリズム

(文献4より引用改変)

臨床的初期評価

　便失禁症状を呈する患者が受診したら，病歴・内服薬の聴取と直腸肛門診を含めた身体診察を行います。そして，大腸癌や炎症性腸疾患などの器質的疾患を示唆する所見を認めたら，大腸内視鏡検査など，その診断に必要な検査を行います。

　病歴聴取のポイントは，日頃の排便状態，便失禁発症時期，発症契機，症状，既往歴，併存疾患，常用薬です。便失禁の症状は，漏出性便失禁（便意を伴わず，気づかないうちに便をもらす症状）と切迫性便失禁（便意を感じるがトイレまで我慢できずに便をもらす症状）に大別されますが，当然，両症状を有する患者もいます。

　既往歴に関しては，内痔核，痔瘻，裂肛等に対する肛門部手術の既往，肛門部の外傷歴，女性では経腟分娩歴を聴取します。また常用薬では，便秘に対する下剤の過量・不適切使用や，下剤と認識しないで下剤を内服して下痢のために便失禁を呈している場合もあるので注意が必要です。

器質的疾患の鑑別

　臨床的初期評価で，大腸癌，炎症性腸疾患，直腸脱，直腸腟瘻，高度な肛門括約筋損傷などが疑われる場合は，外科治療などの専門的治療が必要なので専門施設に紹介して下さい。

初期保存的療法

　除外すべき器質的疾患がなければ，まずは容易に改善できる要素に対処します。トイレへのアクセス性を評価して改善し，下剤の過量内服などの内服薬の見直しを行って下さい。また，「日本には，あなたと同じ便失禁症状を有する方が500万人程度いると言われ，決して珍しい症状ではなく，恥ずかしがることはないですよ」と説明して，社会や家庭からの孤立感を和らげ，安心させてあげることも重要です。

直腸糞便塞栓による溢流性便失禁に対する排便習慣指導

　直腸の知覚が低下した高齢者や小児の遺糞症では，直腸に大量の糞便が充満して溢流性便失禁としての漏出性便失禁を生じている場合があります[5]。こういった患者では，数日間排便がなく肛門部の違和感や肛門部痛の主訴によって，便秘が原因であることを推測できる場合もあれば，便秘の自覚症状は全くなく，漏出性便失禁のみが主訴である場合もあります。いずれにせよ，直腸診で大量の便を直腸に触知することから，直腸糞便塞栓と容易に診断することができます。

　治療は，まず無理のない範囲での摘便とグリセリン浣腸で直腸糞便塞栓を解除した後に，適切な下剤の使用によって便秘自体を治療することです。また，直腸に便があっても便意を感じない場合は，便意に頼って排便するタイミングを決めるのではなく，便意がなくても朝・夕食の30分後にトイレに行って排便動作をし，それでも排便が得られない場合は，新レシカルボン®坐剤を1〜2回／日使用して直腸の定期的な空虚化を得る排便習慣指導が有効な場合があります。

薬物療法

　直腸糞便塞栓が原因ではない便失禁に対する薬物療法の目的は，腹部膨満感，腹痛，排便困難感などの便秘症状を起こさない範囲で患者を便秘傾向にすること，すなわち大腸の蠕動運動を抑制し，排便回数を減少させ，便性を固形化することです。便失禁の患者は，原因のいかんにかかわらず軽度の頻回軟便状態であることが多く，その場合，ポリカルボフィルカルシウム内服で，軟便の改善に伴って便失禁も改善することが多いです。またポリカルボフィルカルシウムで軟便が十分に改善しない場合は，ロペラミド塩酸塩を追加しますが，止痢剤として使用される1mgカ

プセル製剤をいきなり投与すると，硬便による排便困難などの便秘症状を生じる場合があるので，細粒製剤を使用して0.5mgから開始し，排便回数，便性，便失禁の状態を評価しながら増減して適量化します[6]。保険診療上は2mg／日が上限ですが，『便失禁診療ガイドライン2017年版』では，用量依存性に効果があり安全な薬剤であるため，便性が目標に達するまでは16mg／日まで増量することが可能としています。

　以上の初期診療で十分に改善しない場合は，専門的検査や治療を行うことができる専門施設に紹介して下さい。

● 文 献

1) 味村俊樹：便失禁の病態と論理的治療. 消化器内科. 2011；52(3)：275-284.
2) 味村俊樹：Ⅱ-6便失禁. 消化器疾患最新の治療2019-2020. 小池和彦, 他, 編. 南江堂, 2019, p92-97.
3) 味村俊樹：便失禁の治療手順. Modern Physician. 2017；37(1)：68-73.
4) 日本大腸肛門病学会, 編：便失禁診療ガイドライン2017年版. 南江堂, 2017.
5) 味村俊樹：高齢者の排便障害の特徴と治療. 臨床老年看護. 2018；25(3)：2-13.
6) 味村俊樹：排便障害に対する治療―薬の使い方と注意すべきこと―. 看護技術. 2009；55(4)：18-22.

―――――――――――――――――――――――――― **味村俊樹，本間祐子**

便失禁編

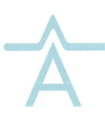

便失禁の問診では，どのようなことを聞いたらよいのか？

▶ 便失禁は問診から便失禁の症状や要因を想定できることが多く，日常生活での対処法や初期治療の選択に有用です。日頃の排便習慣を確認するとともに，便失禁症状の頻度や程度，もれた時の便の性状などを詳しく聴取し，さらに便失禁に関与する既往歴や併存疾患に着目した病歴を聴取することが大切です（表）[1]。

● 解説

便失禁診療における問診のポイント

　問診では，様々な病態を念頭に置き，便失禁のリスク因子に着目し，日常の排便習慣と便失禁についての病歴聴取を行います。詳細な排便記録や食生活を含めた日常生活の記載が推奨されています[2~4]。病歴のみで病態を評価することはできませんが，問診によって，より専門的な排便機能検査や治療の必要性を判断することができます。

　便失禁は，主訴から切迫性便失禁，漏出性便失禁，両者の混在する混合性便失禁に大別されます[2]。切迫性便失禁とは，「便意を感じるが，トイレまで我慢できずに便をもらす症状」で，漏出性便失禁とは，「便意を伴わず，気づかないうちに便をもらす症状」を言います。

　肛門括約筋の障害が便失禁の主な原因である場合に限れば，内肛門括約筋機能が低下すると肛門管静止圧が低下して漏出性便失禁が，外肛門括約筋機能が低下すると肛門管随意収縮圧が低下して切迫性便失禁が生じやすいと言われています[5]。一方，肛門括約筋が正常でも，直腸感覚が低下して便意を感じない場合は，糞便塞栓を生じて溢流性便失禁としての漏出性便失禁を生じる場合があります。さらに，直腸重積や直腸瘤などが原因で，排便時に直腸内の糞便をすべて排出しきれなかった

表 ▶ 便失禁診療における問診

	項　目	具体的な問診の例
日常排便習慣について	以前の排便状態	「便がもれるようになる前はどのような状態でしたか？」
	排便状態の変化	「便のもれ方は，いつから，どのように変化しましたか？」
	下剤などの内服薬，浣腸，洗腸，坐薬などの使用状況	「刺激性下剤や緩下剤の服用，浣腸や摘便，坐薬などが必要ですか？」
	普段の便の性状	ブリストル便性状スケールから，普段の便の性状を選んでもらう
	排便時の過度な怒責の有無と怒責時間	「排便の時に強くいきむことがありますか？　どれくらいの時間いきみますか？」
	便とガスを区別できるか，液状便と固形便の識別ができるか	「排便の前に，便とおならの区別がつきますか？　便が液状か固形か区別できますか？」
	排便前の腹痛や腹部膨満感の有無	「排便の時，おなかが痛くなったり張ったりすることがありますか？」
	排便時の指や手を用いた補助の有無	「排便の時に会陰や肛門を指や手で押さえることがありますか？」
	排便後きれいにふき取れるか	「排便の後は，紙できちんとふき取れますか？」
	日常生活の活動性	「外出，外食，外泊などに制限がありますか？」
便失禁に焦点を置いた質問	もれることを自覚できるか，意識的に我慢できない便失禁か	「もれることがわかりますか？」「がまんしてももれてしまいますか？」
	もれる内容（ガス，粘液，液状便，固形便）と頻度	「どのような便やおならが，週に何回くらいもれますか？」
	排便我慢の可否，可能な場合の時間	「排便はがまんできますか？　どれくらいの時間がまんできますか？」
	排ガス我慢の可否，可能な場合の時間	「おならはがまんできますか？　どれくらいの時間がまんできますか？」
	最初の便失禁の時期と経時的変化	「最初に便がもれたのはいつ頃ですか？　それから変化はありましたか？」
	もれる量と性状	「どのような便やおならがどれくらいもれますか？」
	失禁を引き起こすきっかけの有無	「何かがきっかけとなってもれてしまうことがありますか？」
	睡眠中の失禁の有無	「寝ている間にもれていることがありますか？」
	もれは排便後に起こるか	「トイレに行った後でも，もれることがありますか？」
	日常生活への影響の有無，支障の内容と頻度	「お仕事や生活に差し支えることがどのくらいありますか？」
	パッドなどの衛生用品の使用の有無と頻度	「下着パッドなどを使っていますか？　週に何回くらい使っていますか？」
便失禁に関わる日常生活について	食事内容と嗜好品（コーヒー・アルコールなど）の摂取状況	「普段の食事はどのようなものですか？」「コーヒーやアルコールは飲みますか？」
	喫煙歴，体重の変化（BMI）	「タバコは吸いますか？」「最近，太ったり（痩せたり）しましたか？」
	下剤や向精神薬を含めた内服薬	「下剤のほか，何かお薬を飲んでいますか？」
	日常生活状態（起床，食事と排便，入眠時間など）	「寝たり起きたり，食事や排便などはスムーズにできていますか？」
	排泄環境（温水洗浄便座による排便前後の洗浄の有無など）	「ウォシュレットを使っていますか？」

〈ブリストル便性状スケール〉

タイプ1
コロコロ（兎糞状）

タイプ2
コロコロ便の集合体

タイプ3
ソーセージ状
（表面にひび割れ）

タイプ4
バナナ状
（普通便）

タイプ5
形のある軟らかい
半固形状の便（軟便）

タイプ6
形のくずれた
流動状の便（泥状）

タイプ1
固形物を含まない
液体状の便（水様便）

（文献1をもとに作成）

り，直腸内の重積粘膜が直腸肛門抑制反射を誘発して肛門管静止圧が低下したりするために，直腸内に残った糞便が排便後に漏出して漏出性便失禁を生じるとの説もあります[6]。また，過敏性腸症候群（IBS）のように直腸の感覚や収縮能が亢進している患者では，肛門括約筋が正常でも，切迫性便失禁を生じることがあります。

尿失禁には，咳やくしゃみなどの腹圧上昇による腹圧性尿失禁が存在しますが，腹圧性便失禁は比較的稀です。直腸感覚正常者では，糞便はS状結腸より口側に貯留し，便意を感じていない時には直腸は空虚で，腹圧が上昇してももれる糞便が直腸に存在しないため，便失禁が生じないと考えられています。

便性状は禁制に影響する要因で，軟便は漏出性便失禁，下痢をした時の水様便は切迫性便失禁の原因になり，硬便を伴う慢性便秘や慢性的な直腸伸展に由来する直腸感覚の低下は漏出性便失禁の原因になります。便失禁を含めた排便の状況は個人差が大きいため，個々の患者の排便習慣とその変化の確認が重要です。便性状は国際的に認知されたブリストル便性状スケールを用いて記載します[4]。便失禁の症状聴取では，その発症リスク因子を念頭に置き，時間的経過と便失禁の程度を評価します。さらに日常生活での便失禁症状発現に関わる要因について，体動制限や認識能力[7]，基本的活動性を含めた全身的状況[8]だけでなく，生活環境を確認します。併存疾患に対する投薬が便失禁発症に関与していることがあるので，服薬内容の詳細な聴取も必要です。

嗜好品としてのコーヒーやアルコールは腸管運動や便の性状に影響します。また，喫煙歴は外肛門括約筋の萎縮に関与して切迫性失禁の要因となることが報告されています[8]。同様に肥満が便失禁の原因になることから，体重の変化にも注意を要します[9]。

● 文 献

1) 日本大腸肛門病学会，編：Ⅴ便失禁の臨床的初期評価法. 便失禁診療ガイドライン2017年版. 南江堂, 2017, p9.

2) Rao SS：Diagnosis and management of fecal incontinence. American College of Gastroenterology Practice Parameters Committee. Am J Gastroenterol. 2004；99(8)：1585-1604.

3) Meyer I, et al：An Evidence-Based Approach to the Evaluation, Diagnostic Assessment and Treatment of Fecal Incontinence in Women. Curr Obstet Gynecol Rep. 2014；3(3)：155-164.

4) Wald A, et al：ACG clinical guideline：management of benign anorectal disorders. Am J Gastroenterol. 2014；109(8)：1141-1157.

5) Engel AF, et al：Relationship of symptoms in faecal incontinence to specific sphincter abnormalities. Int J Colorectal Dis. 1995；10(3)：152-155.

6) Hawkins AT, et al：Impact of Rising Grades of Internal Rectal Intussusception on Fecal Continence and Symptoms of Constipation. Dis Colon Rectum. 2016；59(1)：54-61.

7) Wu JM, et al：Urinary, fecal, and dual incontinence in older U.S. Adults. J Am Geriatr Soc. 2015；63(5)：947-953.

8) Townsend MK, et al：Risk factors for fecal incontinence in older women. Am J Gastroenterol. 2013；108(1)：113-119.

9) Pares D, et al：Bowel habits and fecal incontinence in patients with obesity undergoing evaluation for weight loss: the importance of stool consistency. Dis Colon Rectum. 2012；55(5)：599-604.

――――――― 山口恵実，山名哲郎

便失禁編

Q06 便失禁の程度や重症度はどのように評価するのか？

▶ 便失禁の重症度に関しては様々な評価方法が提唱されていますが，最もよく使われているのはCleveland Clinic Fecal Incontinence Score（通称，Wexnerスコア）[1]です。このスコアは，失禁の頻度と，失禁によって日常の活動を変えなければならない頻度をスコア化しているもので，失禁に特化したスコアとされます。一方，生活の質（QOL）の面からは，排便を我慢できない"urgency"という症状も失禁につながるものとして重要視されています。Urgencyは，低位前方切除術後の排便障害で評価されることが多い症状ですが，一般人でもかなりの率でこの症状を持つ人がいることがわかってきており，これも評価の対象としてもよいと考えます。

● 解説

便失禁の程度を評価するための基本的な確認事項

便失禁の程度を評価するためには，いくつかの問診が必要です。これは，治療を考える上で大事な情報となるからです。程度を評価するための，いくつか基本的で大事な要点をまとめます。

① **普段の便の性状は？**

まずは普段の便の性状を確認しましょう。どうしても下痢傾向の人では，そうでない場合に比べて失禁しやすい状態です。治療を考える上でも下痢を抑える必要があるかどうかは重要な情報となります。下痢便がもれてしまう頻度も確認して下さい。後に述べる失禁スコア（表1）でも用いられる情報の1つです。便の性状に関し

表1 ▶ Cleveland Clinic Fecal Incontinence Scoreの計算法

	ない (never)	＜1回／月 (rarely)	＞1回／月 (sometimes)	＞1回／週 (usually)	＞1回／日 (always)
普通便（solid）	0	1	2	3	4
下痢便（liquid）	0	1	2	3	4
おなら（gas）	0	1	2	3	4
パッドの使用	0	1	2	3	4
生活様式の変更	0	1	2	3	4

0点：完全な禁制，20点：完全失禁状態

（文献1より作成）

ては他稿でも取り上げられるブリストル便性状スケール（Bristol stool scale）を記録しておくとよいと思います（☞**便失禁編Q05参照**）。

②**もれる時間帯は？**

　治療を考える際には，便がもれやすい時間帯に関する情報も大事です。夜間にもれやすいのか，日中にもれやすいのかなどの情報です。

③**もれる頻度は？**

　普通便，または硬便がもれてしまう頻度を確認します。

④**おならはもれる？**

　おなら（ガス）がもれる頻度も確認します。

⑤**パッドは必要？**

　失禁やその予防のためにパッドを使っているのかどうか，使っているとすると，その頻度はどの程度かを確認します。

⑥**日常生活の不便度は？**

　この失禁のために，日常生活においてやりたいことや，やらなくてはならないことがどの程度の頻度で制限されているのかを確認します。

　失禁スコアは，これらのうちのいくつかの要素を用いて算定されています（**表1**）。スコアが0点に近ければ失禁の程度は軽いとみなされ，20に近づくと強い失禁で生活に支障があると判断されます。概ね7～8点以上になると，患者は排便によって生活の質（QOL）がかなり障害されている可能性があると判断されます。治療による効果を判定する1つの判断材料にもなりますので，受診時には確認してスコアを記載しておくのがよいと思います。

追加で確認すべき情報

　生活の質を下げる要因として，失禁と同様に大事な情報は，トイレの我慢がどの

程度できるか（urgency）という情報です。これは直腸癌で低位前方切除術などの肛門温存手術を行った患者にみられる排便障害（LARSと呼ばれています **便失禁編Q10参照**）でも評価される項目ですが，urgencyを頻回に訴える人はトイレの位置を常に確認し，場合によってはもらさないようにトイレに駆け込む必要があり，このことが仕事や生活に支障をきたすことが多いと考えられています。LARSスコア（**表2**）[2]でもurgencyのある人は点数がかなり高く評価されます。近年，術後でなくてもLARSスコアがかなり高い人たちが相当数存在することが確認されており[3]，urgencyの有無に関する情報は重要です。もし余裕がある場合には，urgencyの有無とともにLARSスコアも算定しておくと治療の経過をみるのに有用ではないかと思います。

表2 ▶ LARSスコアの計算

	頻　度	スコア
ガスを失禁する （incontinence of flatus）	なし	0
	<週1回	4
	≧週1回	7
下痢便を失禁する （incontinence of liquid stool）	なし	0
	<週1回	3
	≧週1回	3
排便の回数 （frequency of bowel movements）	>1日7回	4
	1日4〜7回	2
	1日1〜3回	0
	<1日1回	5
短時間に何度も排便のためにトイレに通う （clustering of stools）	なし	0
	<週1回	9
	≧週1回	11
排便の我慢がきかずトイレに駆け込む （urgency）	なし	0
	<週1回	11
	≧週1回	16

LARSスコア：0〜40点

（文献2より作成）

● 文献

1) Jorge JM, et al：Etiology and management of fecal incontinence. Dis Colon Rectum. 1993；36(1)：77-97.

2) Emmertsen KJ, et al：Low anterior resection syndrome score： development and validation of a symptom-based scoring system for bowel dysfunction after low anterior resection for rectal cancer. Ann Surg. 2012；255(5)：922-928.

3) Juul T, et al：Normative Data for the Low Anterior Resection Syndrome Score (LARS Score). Ann Surg. 2018. doi： 10.1097/SLA.0000000000002750. [Epub ahead of print]

――― 幸田圭史

便失禁編

Q07 便失禁患者の診察・検査のポイントは何か？

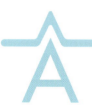

▶便失禁の診察で最も重要なのは丁寧で十分な問診です。羞恥心を十分理解した上で，便失禁であるのか否かを明確にし，もれの頻度や程度，どのような条件の時に発症するかを聴取します。次に，腹部聴診，触診，打診を行い，直腸肛門指診で肛門括約筋の機能を診察し，機能不全や直腸瘤，直腸重積を疑えば，直腸肛門内圧検査，肛門超音波検査や排便造影検査などの排便機能検査が有用です。

● 解説

便失禁患者の問診

　便失禁の患者を診察する上で医師として知っておくことは"患者の多くが自分の症状が便失禁とは思っていない"ことです。「肛門が湿った感じがする」，「下着が汚れる」，「排便した後にしばらくしてトイレへ行った時，紙で拭くと汚れる」などの症状から，「歩いた後や運動した後に下着が汚れていた」，「急に便がしたくなったらトイレまで間に合わなくて下着を汚した」，「お風呂に入った時，宿便がコロッと落ちた」，「下着に宿便がついていた」，「おならをした時，便汁がもれた」，「お尻が痛くて便が出ないのに便汁がもれる」など，症状は様々です。これらは，発生頻度，漏出量に関係なく便失禁と言えます。そこで，羞恥心のある患者が一大決心をして受診したのですから，診察の時は，言葉遣いや態度に十分注意する必要があります。

　診察で一番重要なのは問診です。いつから，どんな時に（気づかないうちに，歩いている間に，立ち仕事をしていて，など），どれくらいの頻度で，どれくらいの量がもれるのか，また，便失禁時の便の性状および排便回数，便意と排便回数に差があるかも重要です。なぜなら，便失禁は肛門のしまりが悪いからだけで起こるのではなく，便の性状や大腸の動き方が問題になるからです。便意があっても便が出

なかったり，少量ずつ頻回だったり，便性状が一定でなく，下痢から硬便までばらつきがある場合も問題です。腹痛，腹部膨満感，腹鳴などの有無も聴取しましょう。筆者の経験では，女性患者295人の約80％以上が内あるいは外肛門括約筋の一方かあるいは両方の機能が低下しており，内外肛門括約筋がともに正常であったのは17.6％にすぎませんでした。一方，男性患者172人では50％が内外肛門括約筋ともに正常で，21.5％で内肛門括約筋機能が低下しており，内外肛門括約筋機能が共に低下していたのは17.4％でした。すなわち，男性では肛門機能が正常でももれる割合が高く，その85％は過敏性腸症候群（IBS）を合併していました。

腹部聴診・触診・打診，直腸肛門指診

　問診の次は，腹部の聴診と触診です。腸の動きやガスの音を聴き，蠕動の亢進の有無やガスの動き方を，触診で便塊や便汁の貯留を調べ，打診でガスの貯留の程度を診ます。側臥位で膝を腹部に寄せる体位を取ってもらい直腸肛門指診をします。指を挿入する前に肛門を見て下さい。高齢者で肛門痛を訴える便失禁患者に多いのは"fecal impaction"の状態で，直腸に便塊が充満すると肛門痛が出現し，肛門が締まらない状態になります。その結果，肛門が一部開きかけており，便汁がもれます。これは一般の便失禁とは異なり，便秘が原因で発症します。

　肛門の診察は多くの内科医にとって不慣れでしょうが，直腸肛門指診は肛門括約筋の機能を知る上では簡単で有用な診察です[1]。患者の背後に立ち，やさしく示指を肛門管に挿入し，直腸肛門角を示指で触知します。肛門の緊張を取るように説明し，内肛門括約筋の緊張度を触知し，次いで肛門を締めるように指示し，その時の外肛門括約筋（恥骨直腸筋と外肛門括約筋）の収縮の程度を診察します。主な指診は簡単ですが，熟練すると括約筋の低下がわかるようになります。また，指が届く範囲内の腫瘍の有無も確認し，慣れてくると直腸瘤や奇異性収縮の診断もできます。肛門科以外を受診した時，肛門の診察を受けることに対して患者が抵抗感を持つのは当然です。直腸肛門指診がどのような検査で，意味のある検査であることを十分説明してから実施することが大切です。

検　査

　問診をはじめ，診察をすることで便失禁の原因はある程度推察できます。しかし，肛門括約筋に問題がなく，IBSの可能性が低い場合は肛門管静止圧が不安定な場合（突発的な直腸肛門反射の出現）があり，直腸肛門内圧検査が必要です。また，括約筋機能の低下がはっきりしなかったり，低下の程度を知る上で内圧検査が役立ちます。糖尿病患者では内肛門括約筋機能が低下していることがあります。女性では出産による外傷性変化，すなわち解剖学的損傷を検索する上で，肛門管超音波検査が

有用です。また，排便が不良で便失禁をきたす例として直腸重積[2]や直腸脱があります。これらの検索には排便造影が重要です。さらに，肛門の締め方が悪く我慢できない患者では，肛門の筋電図を測定し，外肛門括約筋の活動を調べます。

　これらの検査は，便失禁のみならず，様々な排便機能障害の検索に用いられますが，いずれも特殊な検査です。問診と診察で診断し，初期治療を行って効果が現れない時には，専門医療機関に依頼することをお勧めします。

● 文 献

1) 黒水丈次，他：特殊な便秘症　便排出障害〜直腸肛門異常の平易な診方と診断・治療法の進歩〜．Pharma Medica. 2017；35(9)：49-52.
2) 角田明良，他：直腸重積の診断と治療．日本大腸肛門病会誌．2018；71(3)：146-151.

――――――――――――――――――――――――――――――――――――――― 黒水丈次

便失禁編

Q08 便失禁の臨床的初期評価で気をつけなければいけないポイントは何か?

A

▶便失禁の臨床的初期評価には,詳細な病歴の聴取と直腸肛門部の診察が含まれ,いずれも患者の羞恥心に十分配慮する必要があります。病歴に関しては,日常の排便習慣や便性状,便失禁の程度や頻度,食事内容や服薬歴など多くの質問事項を効率よく聴取します。また,診察では安静時と肛門括約筋収縮時の視診,触診によって直腸肛門部を他覚的に評価します。

● 解説

病歴の聴取

まず,初診外来における病歴の聴取は質問事項が多いため,待合室などで事前にアンケート形式の質問事項に回答してもらうなどの工夫が必要です。日常での排便習慣に関しては,排便回数や便性状(ブリストル便性状スケール)のみならず,整腸薬や坐薬などの使用の有無,直腸脱や直腸瘤の患者では用手的還納や補助などの特徴的な排便方法なども行っていることがあります。

①便失禁の現病歴

便失禁に関する5W1Hに関して筆者が質問している一例を提示します(表)。

②便失禁に関連する既往歴

〈肛門手術〉

痔核,裂肛,痔瘻など肛門括約筋機能に直接的に影響を及ぼす手術のみでなく,直腸の手術(直腸癌に対する低位前方切除や括約筋間切除,潰瘍性大腸炎・家族性大腸腺腫症に対する回腸肛門吻合など)も直腸貯留能の減少,便性・肛門感覚の変化が便失禁の原因となります。

表1 ▶ 便失禁に関する5W1H

How（much／often）	程度（量）や頻度は？
When	いつ頃から？（年齢，出産後など） どのタイミングで？（食後，排便後など）
Where	学校や職場，自宅のみ？ 寝床で就寝中にもれるか？
Who（本人）	自覚はある（もれに気づく）？ 我慢できる？
What	ガス？　粘液？　水様便？　固形便？
Why	もれを起こすきっかけは？

〈分 娩〉

分娩は肛門括約筋機能と深く関わっており，経腟分娩の有無とその回数，鉗子または吸引分娩の有無，さらに会陰損傷の既往を確認します。経腟分娩の20〜30%において肛門括約筋損傷を認めますが，多くは無症状で加齢とともに便失禁を発症すると報告されています[1]。

〈糖尿病〉

糖尿病の末梢神経障害は糖尿病患者に最も多い合併症の1つで，血糖コントロール不良や罹病期間などはリスク因子となります[2]。肛門周囲の感覚神経や肛門括約筋の運動神経が障害されることにより，便失禁を発症すると考えられています。

〈脊髄・神経疾患〉

脊髄に関しては，脊髄損傷や脊柱管狭窄症，二分脊椎などの疾患，脊椎・脊髄の手術歴，骨盤骨折等の外傷歴の有無を確認します。神経疾患ではパーキンソン病や多発性硬化症などが挙げられます[3]。

直腸肛門部の診察

患者のプライバシーを守り，羞恥心や恐怖心に最大限の配慮をします。特に異性の患者を診察する際には1対1で診察を開始せず，看護師に介助をお願いします。まず，安静時における肛門の形状，便付着の有無，肛門周囲の皮膚の状態，会陰切開などの手術瘢痕の有無を注意深く観察します[4]。次に肛門周囲を触診して，皮下の筋肉組織の欠損の有無，肛門周囲の感覚が保たれているかを診察します。

直腸肛門指診では，肛門括約筋に関する安静時静止圧と随意収縮圧を評価します。これらを他覚的に評価し，データ記載の標準化をするためにDigital Rectal Examination Scoring System（DRESS）スコア[5]が用いられています（☞便秘編Q12参照）。また，直腸内の便の有無やその性状などを確認することも重要であり，直腸の感覚低下によって直腸内に便塊が貯留して糞便塞栓の状態で，患者が肛門痛

を訴えることがあります．さらに，女性においては直腸瘤の診断のため，直腸前壁を圧迫して腟内への膨隆の有無とその程度を評価します．

● 文 献

1） Ditah I, et al：Prevalence, trends, and risk factors for fecal incontinence in United States adults, 2005-2010. Clin Gastroenterol Hepatol. 2014；12(4)：636-43.e1-2.
2） Tesfaye S, et al：Vascular risk factors and diabetic neuropathy. N Engl J Med. 2005；352(4)：341-350.
3） Nelson RL：Epidemiology of fecal incontinence. Gastroenterology. 2004；126(1 Suppl 1)：S3-7.
4） Paquette IM, et al：The American Society of Colon and Rectal Surgeons' Clinical Practice Guideline for the Treatment of Fecal Incontinence. Dis Colon Rectum. 2015；58(7)：623-636.
5） Orkin BA, et al：The digital rectal examination scoring system (DRESS). Dis Colon Rectum. 2010；53(12)：1656-1660.

——————————————————————————————— 勝野秀稔

便失禁編

Q09 便失禁の初期保存的療法選択のコツは？

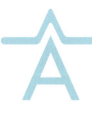

- ▶ 男性は肛門括約筋機能正常例が半数を占め，過敏性腸症候群（IBS）を念頭に置いて，排便回数および便性状，腹部症状が改善するような処方を行います。
- ▶ 女性は大部分が括約筋機能低下を認めます。肛門の収縮訓練を指導しながら排便習慣が改善するよう処方し，診察時に便失禁を排便状態とともに検討し，処方を調整することがコツです。

● 解説

便失禁の初期保存的療法を考慮するための必要事項

　便失禁患者の治療はQOLの改善に直結しており，中でも便失禁の頻度および発症時間の改善が最も重要です。問診で便失禁の状態を十分聴取すると，漏出性か切迫性か，あるいはその両方なのか，そして発症時間，頻度，どのくらいの失禁量かなどを詳細に把握できます。また，既往歴や日常の食生活，排便習慣なども重要な情報です。その結果，便失禁の大体の原因が推察できます[1]。

　便失禁を治療する上で注目すべき点は大きく5つあります。①食生活，②排便習慣，③肛門括約筋の機能低下，④便性状の不安定性，⑤腸管運動，特に大腸運動の不安定性です。これらを考慮し，便失禁の程度と発症時間帯を改善するには何を優先的に治療すればよいかを考えます。

①食生活
　偏食，食物繊維が少ない（便性状のばらつきに影響），水分や冷たいものの摂りすぎ（特に過度の飲酒），香辛料の過度の摂取は便失禁の引き金になります。

②排便習慣
　便秘やいきんで出す排便は，往々にして十分排出されずに便が残り，最悪の場合

は便排出障害をきたします。わが国では温水洗浄便座が広く普及しているため，その使用方法が問題となります。多い例は，排便不良の時，浣腸の代わりに水圧を強くして長めに使用する方法です。その結果，排便後1時間以内に便汁の漏出を認めることが頻発しています。「紙で拭くとつく」程度から，下着を汚す程度まで様々です。また，肛門括約筋が軽度低下しているだけで，歩行中や日常動作時に便失禁をきたします。その他，高齢者に多いのは，便塊が過剰に直腸に貯留し，肛門痛と肛門閉鎖不全をきたし，失禁する例です。

③肛門括約筋機能低下

内外肛門括約筋のどちらか一方の機能が低下している時と，両方が低下している場合があります。男性は糖尿病や脊髄疾患の患者あるいは肛門手術後に認められることが多く，女性では出産による影響が大半を占め，高齢化も関係します。簡単に診断するには，直腸肛門指診を行うことです（便失禁編Q07，24参照）。慣れると，内肛門括約筋の緊張度，外肛門括約筋の収縮力，肛門括約筋の断裂（欠損）部位まで診断することが可能です。断裂の有無が不明で括約筋機能不全が疑われる時は，専門医での肛門超音波検査をお勧めします（外科的治療の適応を検討する手段になります）。

④便性状の不安定性

排便回数に関係なく便性状が日によって変化したり，1日の排便回数が複数回の時に便性状がばらついたりする人がいます。極端な場合はブリストル便性状スケールのタイプ1から6，7までばらつきがある人がいます。便性状が軟化するほど便失禁の発症が多くなりますが，ばらつきがある時はタイプ1でももれることがあります。

⑤腸管運動（特に大腸運動）の不安定性

便意が1日に複数回あっても実際に便が出るのは少なく，便意と排便回数に差があったり，排便回数が日によって異なり，2～3日排便がなくても出始めると数日続き，しかも日に複数回あったりする例があります。また，腹痛や膨満感がしばしばあり，腹鳴を認め，便意があるのにトイレへ行っても出ない，ということがあります。このような例では，急に便意を感じるとトイレまで我慢できずに失禁する場合や，おならだと思ってすると便汁がもれることなどがみられます。このような場合は便性状のばらつきを伴うことも少なくなく，失禁の要因となります。

便失禁の初期保存的療法の種類と選択方法

①便失禁の初期保存的療法

便失禁の初期保存的療法の第一選択は，言うまでもなく，食生活と排便習慣の是正です。厳重にすると長続きしませんので，①しっかり食べること（特に食物繊維

を十分摂ること），②水分をこまめに1日1500mL飲むこと，③可能な限り歩くか適度な運動をすること，の3点を指導します。切れの良い有形便（ブリストル便性状スケール，タイプ3～5）が出るようにします。排便習慣としては，原則として便意を認めてからトイレへ行くこと，温水洗浄便座はできるだけ水圧を弱くし短時間の使用とすることを勧めます。また，トイレでいきんだり気張ったりしない排便習慣を指導します。もちろん，必要であれば緩下剤も使用することがあります。

②肛門括約筋機能低下例の治療

〈外肛門括約筋機能低下例〉

36歳女性，主訴は我慢不可。直腸肛門指診で外肛門括約筋の収縮力低下〔直腸肛門内圧検査で最大静止圧（maximum resting pressure：MRP）57.3mmHg，最大随意収縮圧（maximum squeeze pressure：MSP）112.4mmHgと診断。排便回数1回/2～3日，便性状タイプ2～3で腹鳴を5回/週ほど認めており，我慢不可で便失禁を1日に3～4回発症していた。

➡ バイオフィードバック訓練（以下，BF訓練）を当院のマニュアルに沿って行い，肛門を締める訓練を指導し，併せて大建中湯（だいけんちゅうとう）7.5g/日を投与しました。

BF訓練5回施行後（約10カ月後），MRP 69.8mmHg，MSP 187.3mmHgに改善し，排便回数1～2回/日，便性状タイプ3～5，腹部症状なく我慢可となり，失禁は消失しました。

〈内肛門括約筋機能低下例〉

85歳男性，主訴は漏出性便汁失禁。直腸肛門指診で肛門管の緊張が弱く，締める力は普通であった（MRP 23.2mmHg，MSP 168.9mmHg）。排便回数3回/日，便性状タイプ4で腹部症状なし。便汁のもれは1回/週，100円玉大であった。

➡ 1日トリメプチン600mg，ポリカルボフィルカルシウム1g，大建中湯7.5gを使用開始し，肛門を締める練習も指導しました。便失禁の改善を認めたため，内服はトリメプチン400mg，ポリカルボフィルカルシウム500mgに減量し，排便回数は1回/2日，便性状はタイプ4となり，便汁の失禁はなくなりました。

③便性状の不安定／腸管運動（特に大腸運動）不安定例の治療

〈便性状不安定例〉

68歳男性，主訴は便失禁。直腸肛門指診で肛門管の緊張も収縮力も軽度低下していると感じる程度と診断（MRP 48.9mmHg，MSP 191.2mmHgと正常）。排便回数は3～4回/日，便性状はタイプ6（泥状便）で，腹部症状なし。週に2～3回，「紙で拭くとつく」程度のもれのほか，放屁時にもれることもあった。

➡ 1日トリメプチン600mg，ポリカルボフィルカルシウム1.5g，メペンゾラート22.5mgを使用開始。便もれ頻度は減少し，ポリカルボフィルカルシウム

を3gに増量することで，排便回数は1～2回/日，便性状タイプ4～5となり，失禁は消失しました。

〈腸管運動（特に大腸運動）の不安定例〉

　42歳男性，主訴は便失禁。直腸肛門指診で内外肛門括約筋機能は正常と診断（MRP 56.9mmHg，MSP 360.2mmHg）。排便回数3～4回/日，便性状タイプ4～5で，soilingをほぼ毎日認めていた。問診より，便意が敏感で過敏性腸症候群（IBS）と診断されていた。

➡1日トリメプチン600mg，ポリカルボフィルカルシウム1gを使用開始しました。その結果，排便回数2～3回/日，便性状タイプ3～5で便失禁は消失しました。このような例は括約筋機能正常例の男性に多い傾向があり，直腸の過敏さが改善した結果と考えられます。

④ **括約筋機能低下および便性状および腸管運動不安定例の治療**

　55歳女性，主訴は「我慢できずにもれた」とのこと。直腸肛門指診で肛門管の緊張が低く，収縮力が低下していた（MRP 38.2mmHg，MSP 86.8mmHg）。排便回数は1回/2日～6回/日とばらつきがあり，便性状もタイプ2～6と不安定で，腹部症状は腹鳴が週に1～2回聴かれた。

➡肛門を締めるBF訓練を開始し，1日トリメプチン600mgとポリカルボフィルカルシウム1.5gを内服開始。経過途中にビオスリー®配合錠（ラクトミン，酪酸菌，糖化菌）3錠を追加し，BF訓練が6回終了した時点（10カ月後）で内圧を測定しました。MRPは71.3mmHg，MSPは103.2mmHgに上昇し，排便回数は1～3回/日，便性状タイプ2～3，腹部症状はなく，便失禁は消失しました。

便失禁の初期保存的療法選択のコツ

　便失禁を訴える男女で最も状態が異なるのは，当院のデータでは，女性の40%は内外肛門括約筋機能がともに低下しており，内/外肛門括約筋の一方の機能が低下している場合を合わせると80%以上になります。一方，男性では50%が内外肛門括約筋機能はともに正常で，その85%はIBSの患者でした。

① **女性**

　このことを考慮すると，食事療法，運動療法は男女間に特別な違いはありませんが，女性ではまず肛門を締める訓練を指導すべきです。次に，排便回数が1回/2日～2回/日位で，便性状がタイプ3～4になるような排便習慣になるよう薬を処方することが勧められます。女性でも排便回数や便性状のばらつきが多い例は珍しくありません。特に便秘傾向は女性に多く，刺激性下剤を使用していることがよくあり，下痢状のために失禁していることがあります。下剤はここ6年間に5種類の新

薬が発売され，排便調節も種々の方法が可能となりました．また，大建中湯，モサプリド，ポリカルボフィルカルシウム，トリメプチン，各種整腸剤などの組み合わせを，症状に応じて細かく処方することが治療のコツと言えるでしょう．

② **男性**

男性ではIBSを念頭に置いて対処すべきです．便意と排便回数に差があるほか，便性状にばらつきがあり，腹痛をはじめとする腹部症状がある時は，過敏性腸症候群あるいはそれに準じた状態と言えます．排便回数が1回/日未満でない限り，まずトリメプチンを600mg/日使用してみて下さい．便性状がタイプ5～6，7の時はポリカルボフィルカルシウムを1～1.5g/日を，併せて処方しましょう．便性状が普通便で，排便回数も普通なのに便汁がもれたり，放屁時に便汁がもれたりする時にはポリカルボフィルカルシウムのみ，あるいは整腸剤と一緒に使用して下さい．頻便やばらつきが多い時は，臭化メペンゾラート，臭化チキジウム，ラモセトロン，ロペラミドなども症状をみながら併用して下さい．

患者本人には排便日誌をつけてもらうように説明し，どのような性状の便が何時何回出たか，腹部症状や便失禁の発症時間，程度など記入してもらうようにします．診察時には必ず排便日誌を見ながら前回受診時からの経過を確認し，処方を再検討します．また，肛門の締め方を何度も繰り返し説明し，確実に訓練するよう指導します．このような方法で便失禁はかなり改善するはずです．

● **文 献**

1) 日本大腸肛門病学会，編：Ⅴ便失禁の臨床的初期評価法．便失禁診療ガイドライン2017年版．南江堂, 2017, p17-24.

――黒水丈次

便失禁編

Q10 便失禁の初期診療の目標は、どこに置くのか？

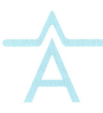

▶ 便失禁で一番悩ましいのは，外出中に失禁することです。そのような経験をすると，外出することを躊躇したり，約束や予約ができなくなるとの訴えが多く聞かれます。便失禁は程度と頻度が問題ですが，多くの便失禁では程度（漏出量）は我慢不可の時を除いて，さほど多くありません。便失禁の頻度を減らすことと，発症時期の改善が治療の中心になります。

● 解説

便失禁の問題点

2017年に，便失禁の診療ガイドラインがわが国で初めて刊行され，便失禁は「無意識または自分の意思に反して肛門から便がもれる症状」と定義されました。便失禁が日常生活において問題になるのは，衛生的な厄介さ，悪臭，気分不快，そして総合的なQOLの低下です。これらを，完全でなくても，QOLが良くなることを目標として診療しなければなりません。

便失禁の要因

便失禁を発症する主たる要因は，①肛門括約筋機能不全，②便性状の不安定，③大腸運動の不安定です。①は，括約筋損傷があり外科的治療の適応がある症例とそれ以外とを分別し，手術症例以外は外肛門括約筋収縮訓練を開始します。しかし，その効果が発現するまでには半年以上の期間を要します。手術症例でもすぐには改善しませんし，多くの症例は手術適応外です。よって，初期診療の目標は，②と③を改善することです。

便失禁が改善する程度は失禁の要因によって異なります。問診と診察から診断し，

便失禁発症の要因と，どのような治療を行い，どの程度改善するかをはじめに説明しておくことが重要です。器質的疾患の治療と異なり便失禁の保存的治療においては，患者を取り巻く様々な環境と，患者自身の心理的状況により改善の程度は左右されます。ただし，筆者のこれまでの経験では，便失禁の頻度と発症時期が改善してくると，患者の多くは医師が考える以上にQOLの改善を感じているようです。

便失禁の種類

便失禁には主に漏出性と切迫性があります。漏出性は気づかない間にもれている場合，切迫性は便意を催すと我慢できず，トイレまで間に合わずにもれる場合です。基本的に，漏出性は最大静止圧（主に内肛門括約筋機能）が低下している時に発症し，切迫性は最大随意収縮圧（外肛門括約筋機能）が低下している時に発症します。一般に女性の便失禁は肛門括約筋機能低下に起因していることが多く，それは出産と加齢による影響です。しかし，最大静止圧および最大随意収縮圧が正常でももれることがあります。直腸が不安定になっていて，直腸が何らかの刺激を受けると内肛門括約筋が反射的に弛緩する直腸肛門抑制反射が突発的に起こる時です。反射がいったん起こると，外肛門括約筋を収縮させようとしても，すなわち肛門を締めようとしても締まらないという現象が起きるからです。このような事例は過敏性腸症候群（IBS）の患者に多くみられます。また，低位前方切除術，特に超低位前方切除術を受けた後は直腸がないため，便貯留能が著明に低下し頻便傾向となります。そのため，最大静止圧が低下していなくても便失禁をきたすことがあります（low anterior resection syndrome：LARS）[1]。その他，便秘で便が硬くなり直腸に便塊が貯留する場合が特に高齢者でみられます。増悪すると肛門痛が出現し，肛門は締まらず半分開いた状態となります。その結果便汁が漏出し，便失禁となります。また，潰瘍性大腸炎のように直腸に炎症が起きると，便とガスの区別がつかなくなり放屁時に軟便や便汁がもれることがあります。

便失禁の治療目標

便失禁の治療でQOLの改善に最も貢献するのは，便失禁頻度の改善と発症する時間帯の改善です。しかも外出時の失禁頻度の改善は，気兼ねなく外出したり，あるいは予約や約束ができるようになり，精神的に余裕が出てきます。また，肛門括約筋機能，特に肛門の締まりが正常の場合，すなわち最大静止圧および最大随意収縮圧が正常の時は約90％改善します。

①便性状の調節

まず便性状のコントロールをします。便失禁は便性状が無形軟便や水様便（ブリストル便性状スケールのタイプ6および7）の時に発症する頻度が高率です。理想

的な性状はタイプ4ですが，タイプ3〜5を目標とします。便性状をコントロールするには，便性状が不安定になっている原因を知らなければなりません。ちょっとしたストレスで下痢になる人，日ごろから便秘や下痢を繰り返し安定しない人，食生活に問題がある人，アルコールを飲み過ぎる人，刺激性下剤を服用している人などです。便性状を安定させるには，しっかり食事を摂ることが重要です。内容は食物繊維を十分量（18〜20g／日）含んでいて，栄養バランスの良い食事です。また，水分摂取量も1日約1500mLをこまめに飲むことを勧めています。一方，身体的には，お腹を冷やさないよう日常的に注意すべきです。特に，夏はクーラーの冷え，冷たい飲み物や食べ物および刺激物の摂り過ぎに気をつける必要があります。さらに，散歩や適度な運動は骨格筋を丈夫にするだけでなく，腸管の動きを良くして安定化させ，排便のリズムを整えます。

　薬物としては，ポリカルボフィルカルシウム（コロネル®，ポリフル®），整腸剤（ビオスリー®，ビオフェルミン®など）のほか，タンニン酸アルブミン，次硝酸ビスマスなどを使用します。

　お腹が冷えやすく，膨満感のある人には大建中湯，下痢が継続して悪い時は，ブチルスコポラミン（ブスコパン®），ロペラミド（ロペミン®）を使用します。

　便性状が安定すると，歩行時や家事をしている時に多い便失禁が減少してきます。また，便失禁の程度も少量になりパッドの汚れが減少します。その結果，会陰部の瘙痒感や不快感が減少し，精神的に自信がついてきます。

　また，便性状は大腸の動きが強い時，動き方が不安定な時にも不安定になります。

②大腸運動の調節

　便秘と下痢が交代したり，急に便意をもよおしたり，頻便の人にはトリメプチン（セレキノン®），メペンゾラート（トランコロン®），チキジウム（チアトン®），ラモセトロン（イリボー®），桂枝加芍薬湯などを使用します。特に，排便回数が多く，水様便の時などはアヘン散，コデインリン酸も有効です。

　便意が頻回で，少し我慢すると失禁してしまうことがあると，外出時に対応できないのではないかと心配で外出を控えたり，予約や約束はできないと，うつ状態になることが多くみられます。大腸運動が安定化してくると便意をしっかり感じるようになり，便意を感じてもすぐにトイレへ行かなくても済む余裕が出てきます。

便失禁を悪化させないためには

　便失禁が増悪する最大の原因は，継続した治療をしないことです。薬を飲んだり飲まなかったり，自分で適当に変更する患者が時々います。規則正しく内服するように指導し，その結果を記録してもらい，次回の診察時に評価し，薬を調節することが症状の改善につながります。また，特に女性では，肛門を締める練習（筋肉のト

レーニング）をすることを勧めています。締め方のコツとしては，尿道を「ゆっくり締めては緩めて」を繰り返し行うことです。根気よく続けることが重要です。最後に，脳腸相関と言いますが，精神的な安定はいかなる薬よりも腸の安定に有効です。時々安定剤を使用することもありますが，最も大切なのは，患者が自信を持てるように，少しでも改善したら認め，治療を継続できるように応援し見守ることです。

● 文 献

1) Emmertsen KJ, et al：Low anterior resection syndrome score：development and validation of a symptom-based scoring system for bowel dysfunction after low anterior resection for rectal cancer. Ann Surg. 2012；255(5)：922-928.

—— 黒水丈次

便失禁編

Q11 便失禁の薬物療法では，何を使用し，何に気をつけるのか？

A

▶ 軟便や下痢による便失禁にはロペラミドやポリカルボフィルカルシウムが，下痢と便秘を繰り返す場合や少量の残便が漏出する場合にはポリカルボフィルカルシウムが有効です。便秘に関連した便失禁には，便排出力を高める大建中湯(だいけんちゅうとう)や直腸刺激坐剤，浣腸などを用いて直腸を空虚化します。糞便塞栓に伴う溢流性便失禁では液状便が頻回に出るので下痢と間違わないように注意します。

● 解説

便失禁に対する薬物療法の目的

薬物療法は便失禁治療において中心的な役割を担っています。肛門括約筋不全による便失禁であっても，排便を整えることで失禁症状はかなり軽減できます。便失禁に対する薬物療法の目的は「便秘を起こさない程度に大腸の蠕動運動を抑制し，排便回数を減少させ，便性を固形化すること」とされています[1]。そのほかにも，肛門括約筋の収縮力強化，直腸肛門感覚の改善，直腸内の残便解消などを目的として薬物が用いられます。

ガイドライン[1]で推奨されている薬剤（表1）

①ロペラミド（推奨度A）

止痢薬のロペラミドは，軟便や下痢便による便失禁や切迫感に対して有効な薬剤です。本剤は安全性が高く，肛門静止圧を上昇させるとの報告もあります[2,3]。用量依存性に効果があるため，海外のガイドラインでは16mg/日までの増量が推奨されています（わが国の保険適用上限は1日2mg）。しかし，日本人の場合は1～2mg/日でも十分効果があり，むしろ便秘の副作用に注意しながら用いたほうがよ

表1 ▶ ガイドライン[1]で推奨されている薬剤

薬　剤	主な効果	推奨度
ロペラミド	便の固形化，括約筋強化	A
ポリカルボフィルカルシウム	便性状の適正化	B
ラモセトロン	便の固形化，排便回数の減少	B
坐薬・浣腸	直腸の空虚化	B
抗うつ薬・抗不安薬	排便回数の減少，直腸過活動の抑制	C

いでしょう。用量はブリストル便性状スケールが3（やや硬い便）〜4（普通便）になるように調整します。カプセル製剤で調整が難しい場合は細粒製剤で微調整します。外出や旅行の際など，どうしてももらしたくない時の救済薬として用いることも可能です。

②ポリカルボフィルカルシウム（推奨度B）

わが国で過敏性腸症候群（IBS）の治療薬として用いられているポリカルボフィルカルシウムは，腸管内の水分を吸収して膨潤・ゲル化することで水溶性食物繊維と同様の効果を発揮します。硬い便は軟らかく，下痢の場合は固形化する作用があるので，下痢型IBSにも便秘型IBSにも用いることができます。海外では便秘や下痢など排便異常全般に広く用いられている薬剤です。

便失禁に対しても，軟便や下痢便を適度に固形化して失禁症状を軽減します。ロペラミドほどは便秘を心配しなくてよいので，第一選択として使用しやすい薬剤です。エビデンスが少ないため推奨度は高くありませんが，便失禁に対してわが国で最も多く使用されています。我々のデータでは，本剤を投与した72例のうち49例（68％）で失禁症状が軽減しました[4]。

便秘に関連した便失禁に対しても効果が期待できますが，排便困難型便秘の場合は便が硬くなって排便困難症状を悪化させる恐れがあります。むしろ，便秘患者が下剤を飲みすぎて便が緩くなっている場合や，便排出が不完全で直腸内に残存した軟便・液状便が漏出するようなケースで効果を発揮します。投与量はIBSに対するのと同じ用量範囲（1.5〜3.0g／日）で調整します。軟便・下痢便に対しては1.5g／日でも有効な場合が多く，3.0g／日で便が硬くなりすぎた場合は1.5g／日に減量するか他の治療に変更します。当院のデータでは，1.5g／日でも3.0g／日でも有効性に差はありませんでした[5]。

本剤による副作用として，便秘や硬便が4〜10％に認められています[4, 5]。ポリカルボフィルは腸管から吸収されずにほぼ100％が糞便中に排出されますが，カルシウムは吸収されるため（3g／日の服用でカルシウムとして600mg／日を摂取することとなる），他のカルシウム製剤との併用には注意を要します。腎結石や腎不全，

高カルシウム血症の患者などへの投与は禁忌となっています。

③ ラモセトロン（推奨度B）

セロトニン5-HT$_3$受容体拮抗薬のラモセトロンも，便性を固形化して排便回数を減少させる効果があります[6]。適応症は下痢型のIBSに限られていますが，軟便・下痢便による便失禁や切迫感には効果が期待できます。便を固形化する作用はロペラミドよりもマイルドな印象です。女性では男性に比べて便秘や硬便の発現率が高いため，用量が低く設定されています。

④ 坐剤・浣腸（推奨度B）

糞便塞栓症は，高齢者や施設入所者の便失禁の原因として重要です。脊椎疾患や糖尿病による神経障害を合併している患者はもちろん，健康であっても加齢とともに直腸肛門感覚が鈍化して便意を感じにくくなります。かすかな便意に気づかずに排便のタイミングを逃すと，直腸内に便が充満して糞便塞栓状態となります。患者は肛門部が重苦しいため何度もトイレに行きますが，口側の軟便や溶解した便汁が少量ずつ出るだけで，塊状の本体部分は排出できません。やがて便汁がダラダラともれる溢流性便失禁の状態となります。液状便が頻回に出るので，急性の下痢症と誤診されることもあります。自力排出は困難で浣腸液も注入できないので，摘便である程度のスペースを作ってから直腸刺激坐剤（炭酸水素ナトリウムやビサコジル）や浣腸で直腸を空虚化します。排便困難型便秘などで直腸に便が溜まりやすい場合は，坐剤や浣腸を用いて定期的に（週に数回程度）排便をサポートします。

⑤ 抗うつ薬・抗不安薬（推奨度C）

抗うつ薬のアミトリプチリンには，抗コリン作用，抗ムスカリン作用，セロトニン作用があり，排便回数の減少や直腸の過活動性の抑制などの効果が期待できます[7]。

抗不安薬のジアゼパムが直腸切除後の便失禁に有用であったとの報告もあります[8]。

薬剤の選び方（ガイドライン未掲載のものを含む）

便失禁は排便障害の中の1つの症状名なので，検査をして診断するというものではなく，症状や程度を詳しく把握することがそのまま診断となり，原因となっている障害部位や病態もおおよその見当がつきます。以下のように便失禁の原因や病態に合わせて薬剤を選択すれば，より効果が期待できます（表2）。

① 軟便・下痢による便失禁

慢性下痢症による切迫性便失禁や，便秘の恐れがない方の漏出性便失禁にはロペラミドが安全で使いやすいです。便秘と下痢を繰り返す患者や，下剤で下痢を起こしがちな方には，下痢にも便秘にも有効なポリカルボフィルカルシウムが適しています。下痢型のIBSが疑われればラモセトロンを使用できます。決められた用法や

表2 ▶ 原因・病態に合わせて選ぶ薬剤

原因・病態	効果が期待できる薬剤 （ガイドライン未掲載のものを含む）
軟便・下痢による便失禁	ロペラミド，ラモセトロン，ポリカルボフィルカルシウム
便秘に関連した便失禁	大建中湯，直腸刺激坐剤，グリセリン浣腸
内肛門括約筋の機能低下	ロペラミド，大建中湯，バルプロ酸ナトリウム
直腸肛門部の器質性疾患	補中益気湯，痔疾用坐剤・注入軟膏

用量の範囲内であれば，これらの薬剤を併用することも可能です。

② 便秘に関連した便失禁

便失禁は軟便や下痢便で起こりやすい症状ですが，日常診療では便秘に関連した便失禁にもしばしば遭遇します。排便困難型便秘では便がスッキリと出ないため，何度もトイレに通い，そのたびに下着の汚れに気づくことがあります。ポリカルボフィルカルシウムは少量の残便や粘液が漏出するようなケースには有効ですが，排便困難型の便秘では便が固まりすぎて症状を悪化させる恐れがあります。

大建中湯は，人参，乾姜，山椒，膠飴の4つの生薬で構成される漢方薬で，腸管血流を増加させてお腹を温めながら腸管運動を改善・正常化させる方剤です。腸管輸送能が低下している時には腸管運動を亢進させ，蠕動が亢進している場合はこれを抑制する方向に作用するため，便秘や腹部膨満感，IBS，術後イレウスなど幅広い症状に用いられています。

慢性便秘症患者に大建中湯を投与したところ，直腸最大耐容量が低下して便排出能が改善したとの報告[9]や，直腸感覚閾値の低下と肛門静止圧の上昇を認めたとの報告があります[10]。直腸最大耐容量や直腸感覚閾値が低下すると，便意が改善してスムーズに排便できるようになります。そこで我々は，排便困難や残便感を伴う漏出性便失禁に対して大建中湯を積極的に用いており，直腸感覚閾値の低下や肛門内圧の上昇に加え，便失禁スコアの改善も認めています[11]。大建中湯は食材だけで構成された安全性の高い漢方薬なので，便秘症状を伴う漏出性便失禁には是非試みていただきたい薬剤です。ただし，内服当初に排便量が増えて一時的に便失禁が悪化することがあるので，あらかじめ説明しておくとよいでしょう。

麻子仁丸は甘草や黄芩を含んでおらず，大黄の含有量も控えめなので，慢性便秘症のガイドラインや高齢者の安全な薬物療法ガイドラインでも推奨されている漢方下剤です。麻子仁と杏仁に含まれる油脂成分（オレイン酸など）が乾いた腸に潤いを与え，便の滑りを良くしてスムーズな排便を促すので，高齢者の排便困難型便秘に伴う便失禁に効果が期待できます。

排便困難型便秘に対して下剤を増量しても効果がなく，むしろ便が緩くなって便

失禁が悪化するケースでは，直腸刺激坐剤やグリセリン浣腸を用いて定期的（週に数回程度）に直腸を空虚化する方法が効果的です。

③ 内肛門括約筋の機能低下

　内肛門括約筋の機能低下は便失禁の主な原因の1つです。患者の訴えとして多いのは「排便後しばらくして尿意や便意を感じてトイレに行くと，下着が便で汚れている。排便のない日は汚れない。」というパターンです。

　内肛門括約筋は自律神経支配の平滑筋なので，随意神経支配の外肛門括約筋とは異なり，バイオフィードバック療法や骨盤底筋体操といった随意的な訓練療法による強化は困難です。海外ではアドレナリン作動薬のフェニレフリンを含有した軟膏薬を肛門縁に塗布して，内肛門括約筋を強化する治療法が試みられています[12]。濃度依存性に肛門静止圧が上昇することが報告されていますが，局所の皮膚炎や灼熱感などの副作用があり，あまり普及していないようです。このように内肛門括約筋の機能低下に対する治療法は不足しているのが現状です。

　わが国で使用できる薬剤で内肛門括約筋の強化が期待できる薬剤としては，上述のロペラミドや大建中湯のほか，バルプロ酸ナトリウムが回腸肛門吻合術後の患者の肛門静止圧を上昇させて，便失禁症状が消失したとの報告があります[13]。ただし，肛門静止圧が上昇するだけでは便失禁の制御は恐らく困難であり，これらの薬剤がもつ便性状の適正化や直腸感覚の改善効果などが，総合的に作用して失禁症状を軽減しているのだと考えられます。

④ 直腸肛門部の器質性疾患

　便失禁は高齢の女性に多い症状なので，筋力が低下して骨盤臓器脱や会陰下垂を合併していることが少なくありません。直腸瘤や直腸重積の患者では，残便感や分割排便などの排便困難症状に加えて，便失禁症状を呈する場合があります。すなわち，直腸瘤では排便後しばらくしてから瘤に残っていた便が漏出したり，直腸重積では下垂した重積の先端によって排便反射が誘発されて切迫感や便失禁が起きたりします。内痔核や直腸粘膜脱に伴う脱肛も下着の汚れの原因となります。これらの器質性疾患は外科的治療の対象となる場合がありますが，いずれも良性疾患なので，まずは排便指導や薬物療法などの保存的治療を行います。

　補中益気湯は代表的な補気剤（気力や体力の不足を補う漢方処方）で，エネルギーを補う人参や黄耆，落ちてしまった気を上へ持ち上げる作用（昇提作用）をもつ柴胡や升麻が含まれています。慢性的な疲労や倦怠感のほか，胃下垂，脱肛，痔疾，骨盤臓器脱（子宮脱）などにも効果が期待できます。骨盤臓器脱や直腸重積を合併した便失禁患者に補中益気湯を投与すると，補気作用によって体力や筋力が回復し，昇提作用によって解剖学的異常が少なからず是正されるので，便失禁症状が改善する場合があります。ただし，本剤は甘草を含んでいるので，長期に使用する

場合は低カリウム血症に注意する必要があります。

　痔疾用の坐剤や注入軟膏は，脱肛の改善効果に加えて，便意を誘発したり便の滑りを良くしたりするので，完全排便の助けにもなります。

薬物療法の注意点

　わが国において，便失禁に対して保険適用を有する薬剤はありません。しかし，便失禁の多くは軟便や下痢のほか，便秘に伴う不完全な排便といった排便異常が関連しているので，これらに適応のある薬剤は便失禁に対しても使用可能です。薬物療法の目標は，便通を整えて完全排便に導くことによって直腸を空虚化し，便失禁のリスクを減らすことです。便秘と下痢を繰り返すケースでは対応が若干難しいですが，問診を丁寧に行って腹部X線やCT検査を参考にすれば，適切な薬剤が見えてくるでしょう。

● 文 献

1) 日本大腸肛門病学会，編：便失禁診療ガイドライン2017年版. 南江堂, 2017.

2) Hallgren T, et al: Loperamide improves anal sphincter function and continence after restorative proctocolectomy. Dig Dis Sci. 1994;39(12):2612-2618.

3) Sun WM, et al: Effects of loperamide oxide on gastrointestinal transit time and anorectal function in patients with chronic diarrhoea and faecal incontinence. Scand J Gastroenterol. 1997;32(1):34-38.

4) 安部達也, 他：便失禁に対するポリカルボフィルカルシウムの効果. 日本大腸肛門病会誌. 2010; 63(8):483-487.

5) Abe T, et al: Calcium Polycarbophil in the Management of Fecal Incontinence. Br J Med Med Res. 2016;12(9):1-7.

6) 松枝　啓, 他：YM060(ラモセトロン塩酸塩)の下痢優位型過敏性腸症候群患者(男性)を対象とした第Ⅲ相多施設共同二重盲検プラセボ対照群間比較試験. 臨医薬. 2008;24(7):633-654.

7) Santoro GA, et al: Open study of low-dose amitriptyline in the treatment of patients with idiopathic fecal incontinence. Dis Colon Rectum. 2000;43(12):1676-1681.

8) Maeda K, et al: Effect of oral diazepam on anal continence after low anterior resection: a preliminary study. Tech Coloproctol. 2002;6(1):15-18.

9) Iwai N, et al: Effects of herbal medicine Dai-Kenchu-to on anorectal function in children with severe constipation. Eur J Pediatr Surg. 2007;17(2):115-118.

10) Iturrino J, et al: Randomised clinical trial: the effects of daikenchuto, TU-100, on gastrointestinal and colonic transit, anorectal and bowel function in female patients with functional constipation. Aliment Pharmacol Ther. 2013;37(8):776-785.

11) 安部達也：内肛門括約筋機能低下による便失禁に対する漢方治療. 漢方医学. 2017;41(2):104-107.

12) Cheetham MJ, et al: Topical phenylephrine increases anal canal resting pressure in patients with faecal incontinence. Gut. 2001;48(3):356-359.

13) Kusunoki M, et al: Usefulness of valproate sodium for treatment of incontinence after ileoanal anastomosis. Surgery. 1990;107(3):311-315.

――――― 安部達也

便失禁編

Q12 便失禁の生活・排便習慣指導では，どのようなことを指導するのか?

▶ 便失禁症状を改善させるには，腸の蠕動運動を活発化させ，排便時に直腸内に残便が残らないようにし，かつ排泄しやすい適度な有形便にするために便性状のコントロールを行う必要があります。排便習慣指導では，個人の腸蠕動に合わせた，自分に合った排便周期を構築すること，便意を催してから前屈位を取りスムーズに排便するように指導します。

● 解説

規則正しい生活習慣の整え

　自然な排便では，起床時に唾液や胃液の分泌により胃や腸の蠕動運動が始まり，起き上がることで，起立性大腸反射が起こります。この反射を利用して排便を試み，朝食を摂取することで胃結腸反射を起こし，さらに腸蠕動が強まるので，朝食後に便意を感じたら速やかにトイレに行き，排便を試みることがよいとされます。しかし，加齢による腸内細菌叢の変化や，不規則な生活習慣，食生活の変化から排便習慣も変化し，その結果，排便障害である便秘や便失禁が生じてしまいます。便意は自然に起こる排便反射であり，この排便反射を無視することなく排便を試みることや排便反射を誘発するような規則正しい生活習慣，ストレスをためこまない生活環境や十分な怒責が行える腹筋力を身につけることは，快適な排便を行うことに必要です。

　NICEガイドラインでも，便失禁に対する初期管理介入には，排便習慣と食事水分摂取介入があり，理想的な便の一貫性と予測可能な時間で直腸を空虚にするために，患者個々の排便習慣を整えることを推奨しています[1]。便失禁症状を改善させるには，腸の蠕動運動を活発化させ，排便時に直腸内に残便が残らないようにし，か

つ排泄しやすい便の硬さにするために便性状のコントロールを行う必要があります。液状の便では便がもれやすく，残便の量も多くなりすっきり排泄しにくくなり，固すぎると肛門痛の原因ともなり排泄しにくくなるので，適度な有形便にすることが重要です。軟便で便失禁症状がある場合には，まず排便習慣を見直し，理想的な便性状と自然な便意を誘発しやすくするために患者個々の排便習慣を整えます。安心，リラックスして排便できるように，プライバシーと快適なトイレを確保し，便意を催してから排便するための時間に余裕を持つようにすることをアドバイスします。

排便のタイミングと姿勢

　通常，排便は自律神経によって調整されており，交感神経優位の状態では消化管運動は抑制されており，副交感神経優位の状態では消化管運動は促進されます。規則正しい日常生活を送り，十分な睡眠をとれていれば，副交感神経優位の状態となります。ストレスのある状態では交感神経優位な状態です。排便周期は個人差があり，必ず排便が毎日なければならないというわけではありません。毎日排便がなくても，3日に1回程度はスムーズにすっきりした快適な排便が行えればよいと考え，毎日の排便にこだわらないようにアドバイスします。便意が起こって排便できるのか，便意が起こらないのか，便意があっても排便困難なのかによって対処方法も変わります。便意がある場合は，我慢せずにスムーズに排便を行うようにし，便意がないのに，無理にいきんで排便を試みることは，骨盤底や肛門部に過剰な負荷をかけるだけで，誤った行為です。

　自然な排便習慣では，胃結腸反応を利用し，食事後の便意が起こってからの排便を奨励します。自然な排便習慣とは，便意を感じたら我慢しないで速やかにトイレに行き排便動作を試みることです。便意がないにもかかわらず，外出前などに事前に排便を済ませておきたいからといってトイレに行って無理に怒責することは自然な排便動作ではありません。しかし，高齢となり直腸感覚が低下し，便意の感覚が乏しくなっている場合には，便が直腸に貯留し続けて，硬い便塊となり容易に排便できなくなるため，朝食後などに定期的な排便を試みること，坐薬で排便を試みることなどが有効な場合があります。

　排便時の効果的な姿勢は，直腸肛門角を鈍角にし，直腸腹圧をかけやすい姿勢です。この姿勢での排便は便がスムーズに排泄されるので，直腸内を空虚にしやすいため前屈位を奨励します。排便習慣指導の際には，その場で普段の排便姿勢を見せてもらい，前屈位になるように姿勢を修正し，腹圧で便を押し出すように怒責方法を伝えます。

　排便の際は，多少の残便感があったとしても，その場で無理に出し切ろうとせず，長時間トイレで怒責し続けないことが重要です。便意がないにもかかわらず，長時

間トイレに滞在して怒責し続けないように，便意がない時にはトイレを出ることを促します。そして次の便意が起こった時に，再度排便を試みるように促します。

排便習慣指導の際には，あらかじめ患者自身に1～2週間程度の排便記録を記録してもらいます。排便記録より，排便の回数や便失禁の回数を観察するだけでなく，便意がないにもかかわらずトイレで怒責している等の排便状況の把握が行えることと，誤った排便習慣の修正するための指導ツールとして活用できます。

また，排便するために使用している下剤等があれば，安易に下剤等の薬剤に頼るのではなく，規則正しい生活習慣や排便しやすい食事を摂取することができているか見直すことを患者に伝えます。

排便後のスキンケア

排便後に温水便座洗浄機を使用して洗浄している場合には，水圧が強すぎると洗浄時に肛門に当たる刺激の反射で肛門内に洗浄水が入り，それが排便後の水分の漏出の要因となり，下着にしみ状の汚染が生じてしまうことがあります。温水便座洗浄機の使用の際は，水圧を弱にすることと，トイレットペーパーで拭ききれない時のみ温水便座洗浄機を使用するようにします。また，代替案として，サニーナ®などの市販で購入可能な肛門清拭剤を使用して，肛門周囲皮膚を押し拭きすることを提案します。

また，便失禁による下着の汚染を防ぐために，失禁ケア用品を紹介します。男性ではトイレでパット類を処分する汚物入れがないために，常時トイレットペーパーを肛門に当てて対処している場合があります。その場合には，トイレに流せる失禁ケア用品を紹介します。便失禁がなくても，下着が汚れることを恐れて便失禁の有無に関係なく常時失禁ケア用品を使用していることもあります。失禁ケア用品による皮膚炎を予防するためにも，不要なパット類は外すように指導します。

● 文 献 ●

1) National Collaborating Centre for Acute Care：Faecal incontinence：The management of faecal incontinence in adults, 2007, p29-79.
2) Bliss DZ, et al：Conservative management of fecal incontinence. Am J Nurs. 2010；110(9)：30-38.
3) 日本大腸肛門病学会，編：便失禁診療ガイドライン2017年版. 南江堂, 2017, p2-57.
4) 神山剛一，他：特集　主題Ⅱ：消化管ストーマ造設と便失禁診療の標準化をめざして. Ⅴ. 便失禁の保存的療法. 日本大腸肛門病会誌. 2011；64(10)：867-872.
5) Bliss DZ, et al：Assessment and Conservative Management of Fecal Incontinence and Quality of Life in Adults. Incontinence. 5th ed. Abrams P, et al, eds. ICUD-EAU, 2013, p1443-1485.
[http://www.icud.info/PDFs/INCONTINENCE%202013.pdf]

— 積 美保子

便失禁編

Q13 便失禁の食事指導では，どのような指導を行うか？

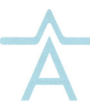

▶ 快適な排便をするためには，十分量の食事量，食物繊維の摂取を行うことが必要で，偏りがある場合には食生活の改善が必要です。食物繊維は便量を増やして軟らかくし，腸の蠕動運動を高めることが期待できます。軟便を伴う便失禁には，十分に食物繊維を摂取することと，便性状を軟化させる食事やアルコール等を控えることが有用です。

● 解説

規則正しい栄養バランスの良い食事

　食事指導の際は，まず初めに，普段の食事内容について，1日3食でバランスの良い食事かを確認します。不明な場合は，1週間程度の食事記録を患者に記録してもらい，摂取状況や食事回数と食事摂取内容食品の種類や傾向，食事摂取量等の状況について確認します。栄養バランスの良い食事とは，主食，主菜，副菜の3つを組み合わせた食事[1]のことです。麺類のみ，丼等の主食のみ，主食なしの主菜や副菜のみ，またはどちらか一方のみなどの単品食では，バランスが崩れています。主食には穀類が主に含まれていますが，他の栄養素が不足してしまいます。また，穀類だけで目標とする食物繊維摂取量にするのは困難となるので，やはり主菜に含まれる蛋白質，副菜に含まれる食物繊維，ビタミン，ミネラルを摂取できるよう，バランスの良い食事を摂ることが大切です。

　すっきりと心地よい快便をするためには，排便しやすい便性状に整えることが重要で，そのためにはバランスの良い食事が必要となります。胃結腸反射による腸の大蠕動が起こるように，特に朝食が重要であり，栄養バランスの良い朝食を摂ることが望ましいこと，食欲がなくても，起床時に冷たい牛乳，ジュース，水などを

コップ1杯飲み，胃結腸反射を促します。

　食事をする上で，食物を咀嚼して嚥下する機能の評価も必要です。義歯や嚥下障害，咀嚼力の低下，上部消化管の不具合などによる食欲不振で食事摂取量が少ない場合も便秘になりやすいので，問題がないか確認します。

　咀嚼に問題がある高齢者の食事では，食物繊維の多い食品を調理する際には繊維に逆らって切る，細かく刻む，煮る，ミキサーにかける等の調理方法を工夫するようにします。そして，1回の摂取量が少量であっても，食事を抜かずに規則正しく食事を摂ることを勧めます。1日に4〜5食に分ける，間食に食物繊維のクッキーやシリアル，果物，豆類，和菓子などで補う等の工夫で摂取量を維持します。

　嚥下に問題がある場合には，嚥下評価を行う事や，嚥下しやすいように，とろみをつけるなど誤嚥しないような形態に整え安全に摂取できるように整えます。

　『便失禁診療ガイドライン2017』では，軟便を伴う便失禁には，食物繊維を摂取することと，便性状を軟化させる食事とアルコールを控えることが有用であるとされ推奨されています[2]。便性状が軟便で軟らかすぎてまとまらず，排便回数が多い場合は，すっきり排便できずに残便が残りやすくなり，漏出性便失禁を起こしやすくなります。便性状を軟化させる食品であるカフェインや柑橘系の果物，脂肪分が多い食品，油脂類，揚げ物などの調理を控えること，香辛料の多い食事やアルコール，冷たい食品の摂取を控えるようにします。腸蠕動を刺激する食品を控えることにより，急な蠕動運動を抑制し，便意切迫感を予防します。

便失禁に対する効果的な食物繊維摂取とは？

　排泄しやすい良い便にするために必要な材料は，食物繊維と水分などです。食物繊維とは，「人の消化酵素で消化されない食物中の難消化性成分の総体」と定義されます[3]。消化吸収されることなく腸内細菌叢のバランスを整える作用があります。プレバイオティクスとは，「結腸内の有用菌の増殖を促進したり，有害な菌の増殖を抑制し，その結果，腸内浄化作用によって宿主の健康に有利に作用する難消化性食品成分」で食物繊維やオリゴ糖が該当します[3, 4]。

　食物繊維の中には，水に溶けにくい不溶性の食物繊維と水に溶ける水溶性食物繊維があります。それぞれの食物繊維の主な働きは，不溶性食物繊維の働きは，胃や腸で水分を吸収して膨張し，便通を整える働きがあります。水溶性食物繊維は生活習慣病の原因となる有害物質を吸着して体外に排泄する働きがあります。また，腸内細菌叢のバランスを整え，保水性が高いので便の形成や便量の増大にも役立ち，どちらもバランスよく摂取します。

　便性状を軟化させる食品摂取を控えるなどの食事内容の変更とともに，食物繊維補助摂取は便失禁に対する初期の保存療法の選択の1つに推奨されています[5〜7]。

特に，軟便性状の少量の便失禁症状に有効とされています。

また，オオバコなどの食物繊維補助食品は，便性状を改善することで便失禁を減少させたというRCT（randomized controlled trial；ランダム化比較試験）もあります[7, 8]。止痢薬であるロペラミドとの比較研究でも，オオバコはロペラミドと同等の効果が得られています[9, 10]。

食物繊維のメカニズムは，摂取される繊維の種類によって異なり，便の組成と濃度に影響すること，オオバコが最も高い総繊維含有量を有し，発酵オオバコ製品が完全には分解されていないこと，ゲルの形成はオオバコ群の糞便中にのみ認められ，便の粘稠度を維持すると報告されており[8]，オオバコの摂取によって便性状の改善が期待できます。

2015年版厚生労働省策定日本人の食事摂取基準によると，食物繊維の1日の摂取目標量は，摂取エネルギー1000kcalあたり10gが目安とされています[11]。成人の場合は20〜25g相当になります。実際の日本人の1日あたりの平均食物繊維摂取量は，1950年代は20gを超えていましたが，1990年以降の平均摂取量は15〜16g程度と減少傾向にあり，平成28年の国民栄養調査による日本人の実際の平均摂取量は14.2gまで減少しています[12]。食物繊維の目標摂取量を摂取するために，1つひとつの食品に含有する食物繊維量を想定して食事することは日常生活では困難なため，1日の食事全体量を考えて，極力意識して食物繊維を摂取できるようにします。

食物繊維の摂取量は，食事のバランスが崩れるとすぐに不足してしまいます。手軽だからといって，食事をせずにサプリメント類に頼るのではなく，規則正しい生活習慣や食生活を行った上で補助的に足りない分を補うことが重要です。

● 文 献

1) 厚生労働省：平成27年国民健康・栄養調査報告.
[https://www.mhlw.go.jp/bunya/kenkou/eiyou/dl/h27-houkoku.pdf]

2) 日本大腸肛門病学会，編：便失禁診療ガイドライン2017年版. 南江堂, 2017, p2-57.

3) 牧野直子：コレステロール・食物繊維早わかり：Food & cooking data：「5訂日本食品標準成分表」対応. 女子栄養大学出版部, 2005, p72-151.

4) 森下芳行：消化管におけるプロバイオティクス・プレバイオティクスの機能 注目点と問題点. 腸内細菌誌. 2000；13(2)：53-66.

5) 味村俊樹, 他：本邦における便失禁診療の実態調査報告―診断と治療の現状―. 日本大腸肛門病会誌. 2012；65(3)：101-108.

6) Bliss DZ, et al：Conservative management of fecal incontinence. Am J Nurs. 2010；110(9)：30-38.

7) Bliss DZ, et al：Supplementation with dietary fiber improves fecal incontinence. Nurs Res. 2001；50(4)：203-213.

8) Bliss DZ, et al：Dietary fiber supplementation for fecal incontinence：a randomized clinical trial. Res Nurs Health. 2014；37(5)：367-378.

9) Markland AD, et al：Loperamide Versus Psyllium Fiber for Treatment of Fecal Incontinence：The Fecal Incontinence Prescription (Rx) Management (FIRM) Randomized Clinical Trial. Dis Colon Rectum. 2015；58(10)：983-993.

10) Lauti M, et al：Fibre supplementation in addition to loperamide for faecal incontinence in adults：a randomized trial. Colorectal Dis. 2008；10(6)：553-562.

11) 厚生労働省：日本人の食事摂取基準(2015年版)の概要.
[https://www.mhlw.go.jp/file/04-Houdouhappyou-10904750-Kenkoukyoku-Gantai-sakukenkouzoushinka/0000041955.pdf#search='日本人の食事摂取基準＋食物繊維]

12) 厚生労働省：平成28年国民健康・栄養調査結果.
[https://www.mhlw.go.jp/bunya/kenkou/eiyou/dl/h28-houkoku.pdf]

——— 積 美保子

便失禁編

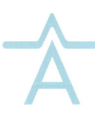

失禁によいとされる骨盤底筋訓練とはどのようなものか？

▶ 骨盤底筋訓練とは，「骨盤底筋の収縮と弛緩を繰り返す」ことで脆弱化した骨盤底の筋力を回復すること，そして意図的な随意収縮を効果的に行うことで失禁を防ぐことができる骨盤底のリハビリテーションです。安全で簡便な治療ですが，体表からは見えない場所にある筋肉群のため，ターゲットとなる骨盤底筋群の解剖生理が理解できて，日々実施することの説明を行うことで，遂行可能な患者に行います。筋力を回復するためには，日々の筋肉の訓練実施量が求められますが，高齢者や分娩後などで失禁のある患者は，随意収縮力が極端に低下していることがあるため，骨盤底筋訓練を口頭で説明しただけでは体の感覚をつかめず実施できないことがあります。動きがわからない場合には，骨盤底筋群の動きを確認しながら実施するバイオフィードバック療法を行います。

● 解説

骨盤底筋訓練の概要

骨盤底筋訓練の海外での表記は"Pelvic Floor Muscle Training"です。国際禁制学会（International Continence Society：ICS）の用語の定義（2002年）を受け，日本排尿機能学会が日本語表記を示しています。骨盤底筋群のリハビリテーションの中の項目にある"Pelvic Floor Muscle Training"は骨盤底筋訓練と訳されています。骨盤底筋訓練の説明は，「骨盤底筋の収縮と弛緩を繰り返す」訓練と定義されています[1]。この骨盤底筋訓練を習得後，日々の実施を患者が継続して行うことにより，症状に対する効果が示されます。

178

骨盤底筋訓練は腹圧性尿失禁の治療として高いエビデンスが示されており[2]，その後，骨盤底筋の脆弱化に伴う蓄尿症状や排便障害の治療としても検討されてきました。そのため，各症状に対するエビデンスレベルは異なっています。

骨盤底筋訓練は，腹圧性尿失禁・過活動膀胱の行動療法として最初に取り組むべき治療法となっており[3, 4]，『女性下部尿路症状診療ガイドライン』[3]，『過活動膀胱診療ガイドライン』[4]，『便失禁診療ガイドライン2017』[5]でも推奨されています。

骨盤底筋訓練は，骨盤底筋群の収縮と弛緩を行うことで脆弱化した骨盤底筋群の筋力を増強し，骨盤底を安定させることで骨盤底のバランスを維持することと，意図的な随意収縮を行うことで，とっさのもれを防ぐこと，尿意切迫感を軽減させることなどのエビデンスが多数示されています。骨盤底筋訓練の介入のエビデンスが示されているプログラムは複数あります。1日の回数や実施時間では，1日30回以上（分割して各10回×3セット），または5分以上の実施位から効果が報告されています。効果の発現は，年齢や症状で異なり，若い年代で症状が軽度であれば2週間程度から改善し，多くは12週間（3カ月）程度での症状改善の報告があります。

指導の実際

実際の指導にあたっては，最初に失禁の病態と骨盤底筋群の役割と，模型や模式図を用いて解剖学的な骨盤底筋群の部位を説明します（図1, 2）。泌尿器科や肛門科で外陰部の診察を行う予定があれば，診察時に肛門と尿道（女性であれば腟口）を締めるよう指示します。視診でも収縮することが目視できますし，腟または直腸の指診と併用すると，収縮力と収縮時の方向性が把握できます。経腹エコーを用いると，蓄尿時に膀胱底部の動きから，収縮や弛緩を評価することも可能です。

診察時に実施するだけでなく，患者が毎日実施することで，骨盤底筋の収縮と弛緩が随意的に行えるようになり，かつ骨盤底筋群の筋力が強化します。随意収縮が可能になると，強い便意や尿意時に随意収縮を行うことや，腹圧がかかる動作時に随意収縮を行うことで，失禁を防ぐよう再学習します。筋肉には遅筋と速筋があり，双方を鍛えることで，瞬時の収縮力と，骨盤底を支持する筋力維持が図れます。遅筋を鍛える運動は，収縮して締め続けて緩めることを繰り返します。また，速筋を鍛えるためには，1～2秒の短い収縮と弛緩を繰り返します。

毎日の実施回数は，患者の最初の筋力や疲れ具合により，実行可能な回数から開始してもらいます。失禁がある患者では筋力が脆弱化しているため，実施開始時には「うまくできない」「できているかわからない」という訴えも多く聞かれます。締めた感じがつかめないと，力強く締める感覚を求めて，怒責をかける動作や腹筋や大殿筋，大腿四頭筋を動かすことに運動が代わっていることがあります。始めた当初は，回数や強度よりも，正しい収縮が必要であり，怒責や他の筋肉の代償運動に

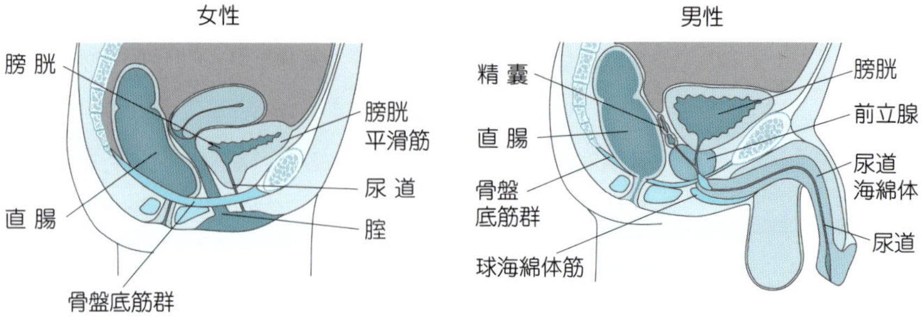

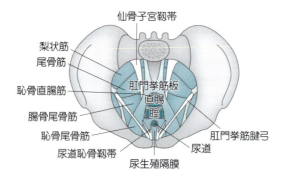

図1 ▶ 骨盤底筋群の解剖図①
臓器・結合組織を伴う骨盤，靱帯，膜様構造，腟，恥骨頸部筋膜，直腸腟筋膜。

図2 ▶ 骨盤底筋群の解剖図②
恥骨直腸筋は肛門直腸閉鎖の要の役割，恥骨尾骨筋は尿道の閉鎖と開放の役割を担う。

ならないよう注意を払うよう指導します。正しい収縮と弛緩が行えるようになったら，次は一定の回数以上を毎日実施し，筋力の増強を図ります。

患者の継続を促すことが大切

　筋肉は加齢とともに脆弱化していきます。症状が改善しても，長期的に骨盤底筋訓練を継続するよう促します。このためには，日々の生活の中に骨盤底筋の収縮と弛緩を繰り返す動作を取り込み，習慣化するまで繰り返し指導します。日々の生活においては，排尿の後，食後，待ち時間，入浴時や寝る前などタイミングをみて，骨盤底筋体操（Pelvic Floor Muscle Exercise）として色々な姿勢で行うことを伝えます（図3）。

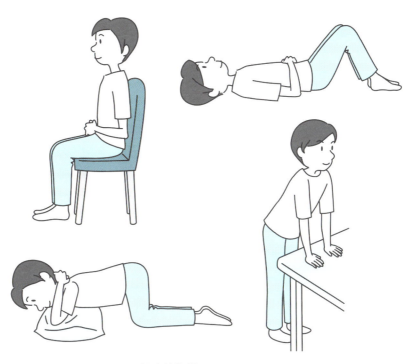

図3 ▶ 日常生活でできる骨盤底筋体操
まずは,リラックスし,深呼吸して行う.締める/緩める,早く/ゆっくりを繰り返す.便失禁の予防効果は30回以上,症状がある場合には100回以上を目安に行うとよい.

●文 献

1) 本間之夫:下部尿路機能に関する用語基準:国際禁制学会標準化部会報告.日本排尿機能学会誌.2003;14(2):278-289.
2) Dumoulin C, et al:Pelvic floor muscle training versus no treatment, or inactive control treatments, for urinary incontinence in women. Cochrane Database Syst Rev. 2018;10:CD005654.
3) 日本排尿機能学会 女性下部尿路症状診療ガイドライン作成委員会:女性下部尿路症状診療ガイドライン, 2013.
[https://minds.jcqhc.or.jp/n/med/4/med0179/G0000653]
4) 日本排尿機能学会過活動膀胱診療ガイドライン作成委員会:過活動膀胱診療ガイドライン.第2版, 2015.
5) 日本大腸肛門病学会,編:便失禁診療ガイドライン2017年版.南江堂, 2017.

〔谷口珠実〕

便失禁編

Q15 便失禁に対するバイオフィードバックとはどのようなものか？またその効果は？

A

▶バイオフィードバック療法とは，身体の動きに対して電子機器を介して視覚や聴覚または触覚などを使って認識し，運動機能の回復をめざす治療手段であり，多岐にわたる疾患の治療として用いられています。便失禁に対するバイオフィードバックは効果があるという報告は多くみられますが，その適応などは議論が分かれており，『便失禁診療ガイドライン2017』では，食事指導や薬物療法など，便性状管理に効果のない便失禁に対して行うように記載されています。

● 解説

便失禁に対するバイオフィードバック療法とは？

便失禁患者へのバイオフィードバック療法の導入は，1974年にEngelらによって最初に報告され[1]，1990年頃からその有用性についての報告が出ています[2]。国際失禁学会が作成した便失禁の診療ガイドライン，日本で初めて発行された便失禁診療ガイドラインにも便失禁治療の保存的治療の1つとして記載されています[3,4]。その有効性は約70％と報告されていますが，骨盤底筋訓練などとの比較検討においてバイオフィードバックの効果が確定的とは言えず，現在のところ日本のガイドラインでは食事療法や薬物療法など便性状管理に効果がなく，指導内容が理解でき，自宅での骨盤底筋訓練を継続する十分な意欲を持った便失禁患者に対して行うよう記載されています（便秘に対するバイオフィードバック☞便秘編Q20参照）。

肛門の収縮強化

便失禁に対するバイオフィードバックには，2つの方法があります。1つ目は肛門の収縮強化を目的とした方法です。肛門管内に挿入した機器（体表筋電図計また

は肛門内圧力計，図1）を介して，肛門括約筋または恥骨直腸筋の収縮をモニターに波形で表示し，その波形を視覚で捉えて肛門収縮訓練を行っていく方法です。当院では，具体的に表のメニューで行っています。肛門括約筋または恥骨直腸筋の収縮を表すモニター上の波形（図2）を見ながら目標ラインを設定し，目標に近づけるように収縮させることで収縮訓練を行っていきます。

便意への知覚強化・協調運動強化

2つ目の方法は，便意への知覚強化そして協調運動強化を目的とした方法です。直腸内へラテックスバルーンを挿入し，様々な量の空気を入れてバルーンを膨らませて，便意を感じたところでバルーンが排出されないように我慢を行っていきます。直腸が過敏な患者では少量から徐々に増やし，直腸感覚の低下を認める場合には便意を感じる大容量から開始し徐々に減少させていきます。

◎

ただし，排便機能障害に対するバイオフィードバック療法は，現場では必要な治療と認識がされているにもかかわらず，日本においてはいまだ保険収載されていないのが現状です。

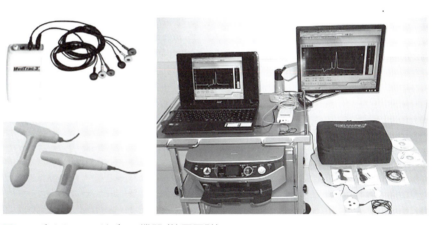

図1 ▶ バイオフィードバック機器（筋電図計）

表 ▶ バイオフィードバック収縮訓練内容

	1セット
①クイック収縮	収縮1秒→弛緩1秒×5回→10秒休む
②強収縮	最大随意収縮5秒→弛緩10秒
③持続収縮	50％随意収縮10〜30秒→弛緩10〜30秒

これらを組み合わせて1セッション5分程度とする。病院では，各方法の指導や確認を含め，1回30分程度を要する。

①クイック収縮

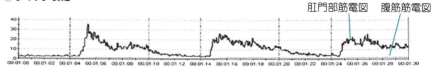

②強収縮

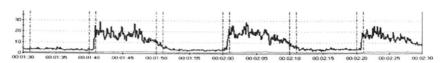

③持続収縮

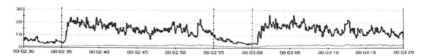

図2 ▶ バイオフィードバック収縮訓練波形

● 文 献

1) Engel BT, et al：Operant conditioning of rectosphincteric responses in the treatment of fecal incontinence. N Engl J Med. 1974；290(12)：646-649.
2) Norton C, et al：Methodology of biofeedback for adults with fecal incontinence: a program of care. J Wound Ostomy Continence Nurs. 2001；28(3)：156-168.
3) Bliss DZ, et al：Assessment and Conservative Management of Fecal Incontinence and Quality of Life in Adults. Incontinence. 5th ed. Abrams P, et al. eds. ICUD-EAU, 2013, p1443-1485.
[http://www.icud.info/PDFs/INCONTINENCE%202013.pdf]
4) 日本大腸肛門病学会，編：D．バイオフィードバック療法．便失禁診療ガイドライン2017年版．南江堂，2017, p60-61.

高橋知子

便失禁編

Q16 便失禁に関連して起こるスキントラブルとその対処法は？

A

▶便失禁に関連して起こるスキントラブルには，肛門周囲皮膚のびらん，潰瘍，皮膚の浸軟（ふやけ）などがあります。このスキントラブルの発生要因には，排泄物の長時間の接触やおむつ内の高温多湿による皮膚の浸軟，便の接触による化学的（アルカリ）刺激，肛門周囲皮膚の拭き取りによる物理的（摩擦）刺激などがあり，これらが関連し合って起こります（図1）。スキントラブル発生後の対処法は，スキントラブルの程度によって異なりますが，皮膚の浸軟や化学的刺激，物理的刺激を回避することが基本です。

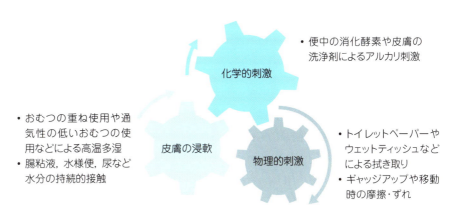

図1 ▶ 便失禁が関連して起こるスキントラブルの発生要因

● 解説

　失禁が関連して起こるスキントラブル（失禁関連皮膚炎；incontinence associated dermatitis：IAD）は，単なる接触皮膚炎ではなく，皮膚内部から起こっている組織傷害であることが明らかになっています[1]。皮膚が便や尿の水分に長時間さらされることで浸軟が起こり，皮膚のバリア機能が破綻し，正常な皮膚では透過しえないタンパク質などの大きな分子が真皮深層まで侵入すると言われています[1]。そこに便中の消化酵素が侵入し，組織内の出血をまねき，細菌が侵入して増殖し，真皮の組織傷害を引き起こします。

便失禁が関連して起こるスキントラブルの発生要因

①排泄物の長時間の接触やおむつ内の高温多湿による皮膚の浸軟

　皮膚が便や尿の水分に長時間さらされることによって皮膚が浸軟します。また，おむつ内の湿度は60％以上に上昇すると言われています[2]。便のもれを防ぐために，おむつを何枚も重ねて使用している場合には，湿度はさらに上昇し多湿になり，さらに皮膚の浸軟が起こります。

②便の接触や洗浄剤の使用などによる化学的刺激

　一般に，便のpHは7.0前後ですが，水様便の場合は活性度の高い消化酵素を含んでいるため，pH8.0程度であると言われています。そのため，便がpH4～6の皮膚に接触すると，アルカリ刺激を受けることになります。また，排便時のケアで使用する洗浄剤によってもアルカリ刺激を受けることがあります。薬用石鹸や固形石鹸の中でもpHが高く脱脂力が強い洗浄剤は，皮膚の水分や皮脂を過剰に喪失してしまい，皮膚のバリア機能が低下します。

③肛門周囲を拭き取る際の摩擦や移動時の皮膚のずれなどによる物理的刺激

　肛門周囲皮膚を頻回に清拭すると，その摩擦刺激によって，肉眼では確認できない細かい皮膚の損傷をきたします。皮膚が浸軟している場合には，皮膚のバリア機能が低下し，わずかな物理的刺激（ギャッジアップや体位変換，おむつ交換時などのずれ，肛門周囲の清拭時の摩擦など）でもスキントラブルが容易に起こります。

スキントラブル発生時の対処法

　2018年に，便失禁だけでなく尿失禁も含む失禁関連皮膚炎のアセスメントツールIAD-set（重症度判定スケール）とそれに対するケアアルゴリズムが開発されました[3]。ケアアルゴリズムを参考にしたスキントラブル発生時の対処法を以下に紹介します。

① **スキントラブル発生時の標準的スキンケア**

〈スキントラブルの発生要因となる刺激の除去〉

スキントラブルの程度によって対処法は異なりますが、スキントラブルの要因を除去するために、おむつ内の高温多湿の改善、便の接触の回避、皮膚の清潔保持、物理的刺激の緩和などを行うことが大切です。

〈パッドの選択とおむつの正しい使用〉

尿失禁用パッドは、きめが細かく、腸粘液の吸収が困難です。水様～泥状便がいつまでもパッド内にとどまったり、横もれしたりして、スキントラブルのもととなることもあります。軟便用のきめの粗いパッドを使用することで、速やかに便の粘液を吸収し、表面をドライに維持してくれます（図2）。もれ（おむつからの）を防ぐためにおむつを何枚も重ねたりせず、おむつを正しく装着できるよう介護者への指導も必要です。

〈介護力の評価と介護環境の改善〉

皮膚が便や尿に長時間さらされると、スキントラブルはより一層悪化します。介護状況を確認し、必要に応じて、ケアマネジャーや訪問看護師と協働し、介護環境の改善を図ります。介護力はあっても、患者の痛みや倦怠感等によっておむつ交換ができない状況になっていることもあるため、排泄ケアが困難となっている背景の問題にも目を向けることが大切です。

〈便失禁に対する治療・ケア〉

スキントラブルへの対処だけでなく、便失禁や便性変化（水様便や泥状便）の原因をアセスメントし、排便コントロールを行うことが大切です。

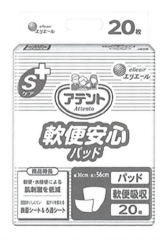
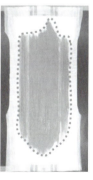
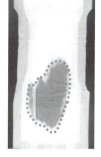

図2 ▶ アテントSケア軟便安心パッド
※擬似便200mg注入し、10分後。大王製紙（株）測定法による。

（大王製紙株式会社ウェブサイトより転載）

②**スキントラブルの程度別の対処法**

〈紅斑時の対処法：IAD-set皮膚障害の程度1点〉

　肛門周囲皮膚の紅斑を認め，瘙痒感や疼痛を伴う場合は（図3），スキントラブルの予防ケア同様に，便の接触を防ぐ目的で，ウェットワイプや油性清浄剤，皮膚被膜剤，撥水性クリームを使用し，皮膚を保護します。

　泥状便～水様便の場合は，活性度の高い消化酵素を便中に含んでいることや，水分を多く含んでいることから，撥水効果の高いものを使用します（便失禁編Q17参照）。

〈びらん発生時の対処法：IAD-set皮膚障害の程度2点〉

　びらんの場合は，ストーマケア用品である粉状皮膚保護剤（以下，パウダー）をびらん部に散布したり，パウダーと亜鉛華軟膏を混ぜたものを塗布したりして，便の接触を防ぎます（図4A・B）。

　滲出液が多量の場合や泥状～水様便によるスキントラブルの場合は，必要に応じてストーマ装具などによるパウチングや板状皮膚保護剤の貼付などを行います。その場合には，皮膚と皮膚保護剤の密着を可能にするために，パウダー（図5）をびらん・潰瘍部に散布し，滲出液を吸水させてから皮膚保護剤を貼付します（図4C）。

　また，多量に水様便の失禁を認めたり，重度のスキントラブルが発生していたりする場合には，肛門留置カテーテルを使用することもあります（図6）。

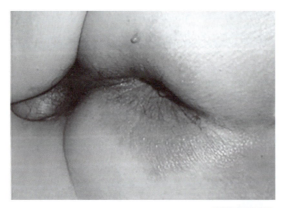

図3 ▶ 肛門周囲の発赤（紅斑）　　➡カラー口絵

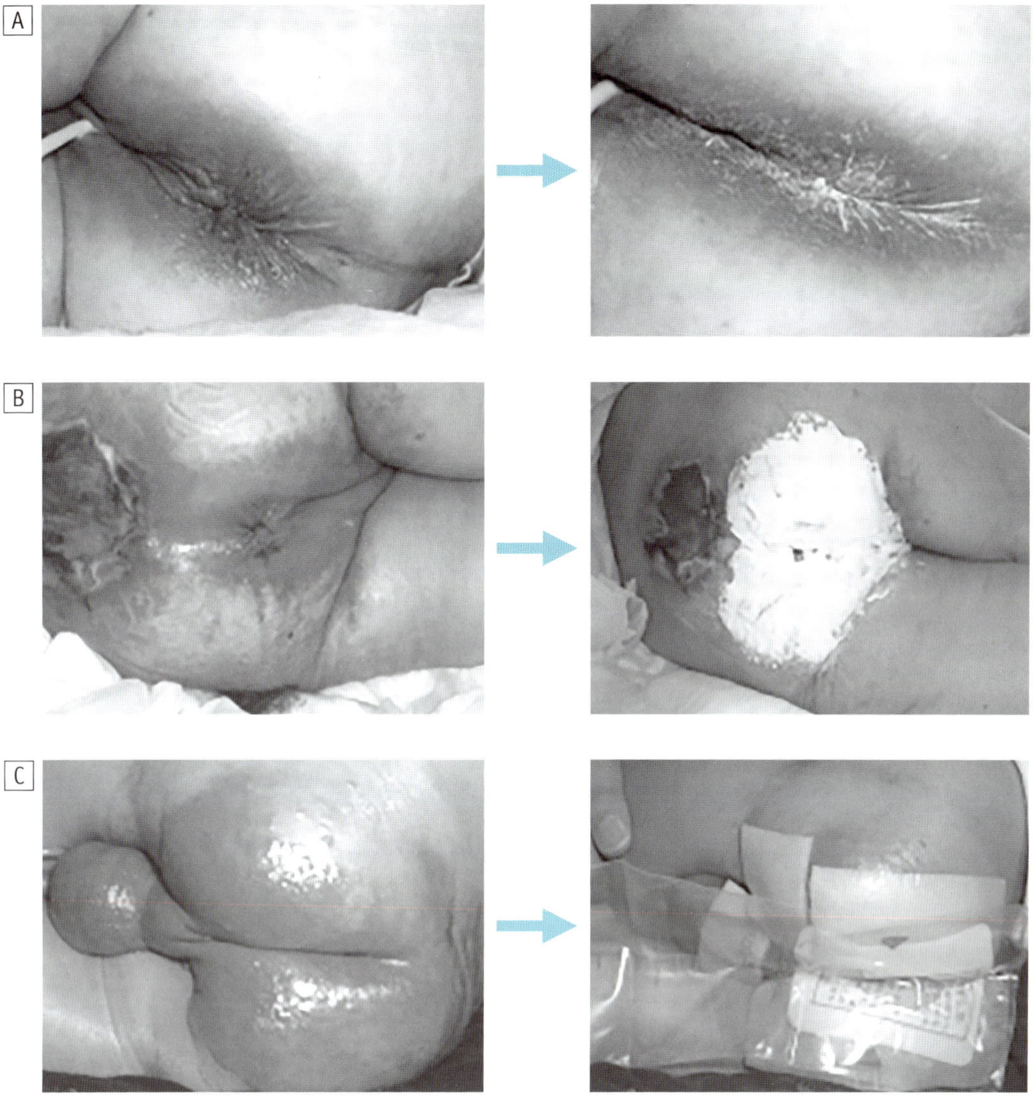

図4 ▶ びらんの程度とその対応　　　　　　　　　　　　　　　　　　　　**➡カラー口絵**

A：びらん；びらん部にパウダーを直接散布する。パウダー散布後に排便した場合，パウダーを除去する必要はなく，便をつまみ取り，そのままパウダーを追加散布する。

B：滲出液の多いびらん・潰瘍①：滲出液の多いびらんの場合には，亜鉛華軟膏とパウダーを1：1の割合で混ぜ，びらん部位から健全な皮膚にかけて塗布する。亜鉛華軟膏塗布後に排便した場合，軟膏を除去する必要はなく，便をつまみ取り，そのまま亜鉛華軟膏を追加塗布する。

C：滲出液が多いびらん・潰瘍②：板状皮膚保護剤やハイドロコロイドドレッシング剤をスキントラブルの形状や範囲に合わせて分割して貼付し，剥がれたら交換する。無理に剥がさない。板状皮膚保護剤を細かく分割してカットすることで，剥がれた部分のみを交換することができる。パウチングする場合，ストーマ用装具や肛門失禁用装具等を肛門から会陰までのサイズに開口し，用手形成皮膚保護剤や練状皮膚保護剤で隙間を埋め，密着させる。

Q16 便失禁に関連して起こるスキントラブルとその対処法は？　**189**

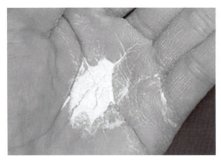
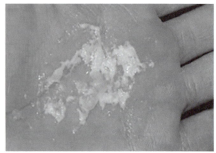

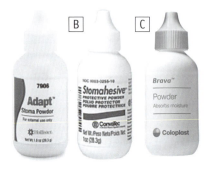

図5 ▶ 粉状皮膚保護剤　➡カラー口絵

滲出液などの水分を吸収するとゲル状になり，皮膚表面に固着して刺激から保護する。

A：アダプト®ストーマパウダー（ホリスター社）
B：バリケア®パウダー（コンバテック社）
C：ブラバ®パウダー（コロプラスト社）

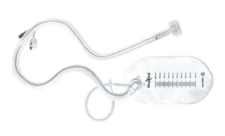

肛門用カテーテル

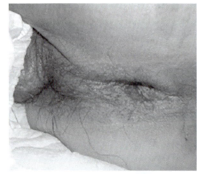

図6 ▶ 水様便を認める場合（重度のスキントラブル）　➡カラー口絵

● 文 献

1) 峰松健夫, 他：IADで知っておきたい新しい「発生メカニズム」. Expert Nurs. 2017；33(15)：65-73.
2) 村山志津子, 他：交換1時間後のおむつ内温度・湿度調査 〜褥瘡予防のためのおむつ内環境を考える〜. 褥瘡会誌. 2000；2(2)：190.
3) 日本創傷・オストミー・失禁管理学会：第4章IADの予防と管理：IAD-setケアアルゴリズム. IADベストプラクティス. 照林社, 2018, p18-36.

祖父江正代

便失禁編

Q17 便失禁関連のスキントラブルに予防法はあるのか?

A

▶便失禁によるスキントラブルを予防するためには，①皮膚の乾燥や浸軟を防ぐこと，②おむつ内の高温多湿を防ぐこと，③便や洗浄剤などの化学的刺激から皮膚を保護すること，④肛門周囲皮膚の摩擦刺激を緩和することなどをスキントラブルが発生する前から予防的に行うことが大切です。

● 解説

皮膚の防御機能

皮膚は，角質と水分，皮脂によって酸外套(acid mantle)と呼ばれる皮脂膜を形成し，皮膚のバリア機能を有しています。このバリア機能によって皮膚はpH4〜6の弱酸性に維持され，常在細菌以外の細菌や微生物の繁殖防止，排泄物や洗浄剤などの化学的刺激からの防御，過剰な水分の吸収や喪失の防止などの役割を果たしています。皮膚の防御機能を正常に保つには，角質と水分，皮脂のバランスが重要です。

予防的スキンケアのポイント

便失禁によるスキントラブルを予防するためには，①皮膚の乾燥や浸軟を防ぐこと，②おむつ内の高温多湿を防ぐこと，③便や洗浄剤などの化学的刺激から皮膚を保護すること，④肛門周囲皮膚の摩擦刺激を緩和することなどを，スキントラブルが発生する前から行うことが大切です。

予防的スキンケアの実際[1]

先に述べた予防的スキンケアのポイントを念頭に置いて，以下のような方法でケアします。スキンケアに使用する用品をまとめました(表)。

表 ▶ 予防的スキンケアに用いるスキンケア用品

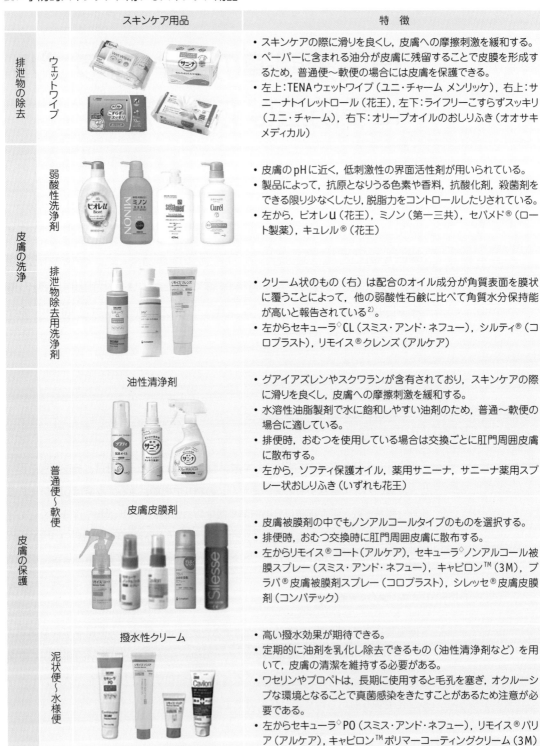

	スキンケア用品	特徴
排泄物の除去	ウェットワイプ	・スキンケアの際に滑りを良くし，皮膚への摩擦刺激を緩和する。 ・ペーパーに含まれる油分が皮膚に残留することで皮膜を形成するため，普通便〜軟便の場合には皮膚を保護できる。 ・左上：TENAウェットワイプ（ユニ・チャーム メンリッケ），右上：サニーナトイレットロール（花王），左下：ライフリーこすらずスッキリ（ユニ・チャーム），右下：オリーブオイルのおしりふき（オオサキメディカル）
皮膚の洗浄	弱酸性洗浄剤	・皮膚のpHに近く，低刺激性の界面活性剤が用いられている。 ・製品によって，抗原となりうる色素や香料，抗酸化剤，殺菌剤をできる限り少なくしたり，脱脂力をコントロールしたりされている。 ・左から，ビオレu（花王），ミノン（第一三共），セバメド®（ロート製薬），キュレル®（花王）
	排泄物除去用洗浄剤	・クリーム状のもの（右）は配合のオイル成分が角質表面を膜状に覆うことによって，他の弱酸性石鹸に比べて角質水分保持能が高いと報告されている[2]。 ・左からセキューラ◇CL（スミス・アンド・ネフュー），シルティ®（コロプラスト），リモイス®クレンズ（アルケア）
皮膚の保護 普通便〜軟便	油性清浄剤	・グアイアズレンやスクワランが含有されており，スキンケアの際に滑りを良くし，皮膚への摩擦刺激を緩和する。 ・水溶性油脂製剤で水に飽和しやすい油剤のため，普通〜軟便の場合に適している。 ・排便時，おむつを使用している場合は交換ごとに肛門周囲皮膚に散布する。 ・左から，ソフティ保護オイル，薬用サニーナ，サニーナ薬用スプレー状おしりふき（いずれも花王）
	皮膚皮膜剤	・皮膚被膜剤の中でもノンアルコールタイプのものを選択する。 ・排便時，おむつ交換時に肛門周囲皮膚に散布する。 ・左からリモイス®コート（アルケア），セキューラ◇ノンアルコール被膜スプレー（スミス・アンド・ネフュー），キャビロン™（3M），ブラバ®皮膚被膜剤スプレー（コロプラスト），シレッセ®皮膚皮膜剤（コンバテック）
泥状便〜水様便	撥水性クリーム	・高い撥水効果が期待できる。 ・定期的に油剤を乳化し除去できるもの（油性清浄剤など）を用いて，皮膚の清潔を維持する必要がある。 ・ワセリンやプロペトは，長期に使用すると毛孔を塞ぎ，オクルーシブな環境となることで真菌感染をきたすことがあるため注意が必要である。 ・左からセキューラ◇PO（スミス・アンド・ネフュー），リモイス®バリア（アルケア），キャビロン™ポリマーコーティングクリーム（3M）

① 排泄物の除去

便失禁を認めたら，まずはウェットワイプを使用して便をつまむようにして取り除きます。硬いトイレットペーパーやティッシュペーパーで拭き取ると，摩擦刺激によって皮膚の損傷をきたすため，擦らないことが大切です。ウェットワイプで便の除去が困難な場合は，油性清浄剤の使用や微温湯による洗浄を行います。

② 皮膚の洗浄

便をある程度取り除いたら，微温湯をかけ，皮膚残留した汚れを洗い流します。洗浄剤をよく泡立てて皮膚に泡を塗るようにして汚れを除去します。洗浄剤成分が垢や排泄物などの汚れを包みこんで除去していくので，擦る必要はありません。また，洗浄の際には少しでも皮脂や水分が喪失しないよう，弱酸性洗浄剤を使用します。

頻回に排便がみられる場合には，弱酸性排泄物除去用洗浄剤の使用も考慮します。この洗浄剤は低刺激性の界面活性剤を含み，泡立てたり，洗い流したりしなくてもよいとされており，クリーム状，液状，泡状のものがあります。また，皮脂や水分の過剰な喪失を防ぐために，温湯での洗浄は1日1回程度にします。

③ 水分の拭き取り

皮膚に残留した水分を，皮膚を押さえながら取り除きます。使用する衛生材料はコットンや不織布ガーゼを使用します。タオルやガーゼはきめが粗く，角質の損傷をきたす恐れがあるため，好ましくありません（図1）。

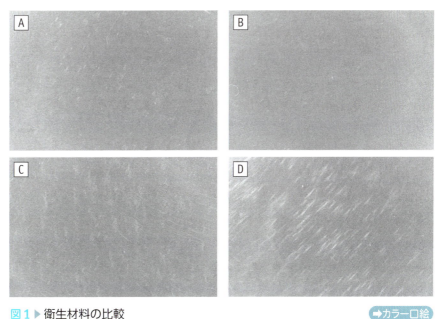

図1 ▶ 衛生材料の比較　　➡カラー口絵
A:コットン，B:不織布ガーゼ，C:タオル，D:ガーゼ
各衛生材料を用いて，プラスチック板に100回摩擦刺激を加えた後の状態。コットンや不織布ガーゼよりタオルやガーゼのほうが白く傷ついている。

④ **皮膚の保湿**

皮膚の乾燥を防ぐために，保湿剤を殿部〜陰部にかけて塗布します。入浴や皮膚の洗浄後は多くの水分を吸水しているため，その水分の蒸散を緩やかにするために，スクワランやホホバオイルなどを含むエモリエント効果がある保湿剤を塗布します。

⑤ **皮膚の保護**

皮膚には，皮溝と皮丘があり，格子状のようにきめが整っており，便が皮膚に付着すると皮溝に入り込み，汚れが落ちにくくなります。

皮膚に摩擦刺激や化学的刺激を与えず，便や皮膚の汚れを効果的に落とすためには，事前に皮膚に皮膜を形成させ，汚れが皮膚のきめに入りにくい環境を作ることが重要です。また，汚れを落とす前に，クレンジング効果として，油性清浄剤で汚れを浮かせてから洗浄剤を使用すると，弱酸性洗浄剤でも容易に落とすことができます（図2）。

皮膚を保護するスキンケア用品の撥水作用の程度がそれぞれ異なるため，便の性状に合わせて選択します。普通便や軟便の場合は油性清浄剤や皮膚被膜剤を，泥状便や水様便，頻回に便失禁を認める場合は撥水性クリームの使用が望ましいです（図3）。

⑥ **おむつの選択**

パッドやおむつの種類やサイズ，装着方法を確認し，必要に応じて介護者やケアマネジャー，訪問看護師とともに再検討します。水様〜泥状便の場合は，便失禁用のパッドを選択することも検討します。

おむつは製品によって通気性や吸水量が異なりますので，患者（利用者）に適しているか評価します。

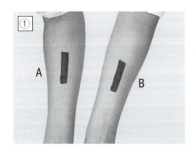
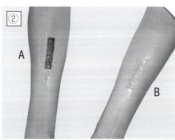
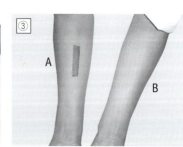

図2 ▶ 事前に皮膜を作ることによる効果　　　　　　　　　　　　　　　　➡カラー口絵

洗浄剤の化学的刺激，摩擦刺激を緩和し，汚れを効果的に落とすためには，事前に油性清浄剤や撥水性クリームなどを使用して，汚れが皮膚のきめに入りにくい環境を作ること，加えて便を除去した後にクレンジング効果として，ウェットワイプや油性清浄剤で汚れを浮かせてから洗浄剤で汚れを落とす。

① Bに油性清浄剤（サニーナ®）を塗布して30分経過した時点で，A，Bそれぞれに油性ペンで汚れを作った。
② Bは汚れを浮き立たせる目的で油性清浄剤をスプレーして軽く拭き取り，Aはそのままの状態で，それぞれに弱酸性洗浄剤（セキューラ◇CL）をスプレーした。
③ Bは汚れを除去できたが，Aは除去できなかった。再度，Aの汚れを取る目的でAに油性清浄剤をスプレーして拭き取り，洗浄剤を使用したが，Aの汚れは完全には落ちなかった。

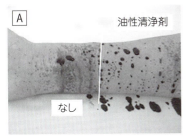 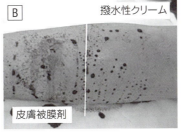 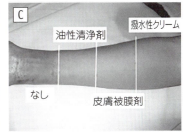

図3 ▶ 撥水効果の比較

スキンケア用品の撥水効果はそれぞれ異なるため、便の性状に合わせて使い分ける。
A・B：腕に皮膜を形成するスキンケア用品を使用した後に墨汁を散布した。「なし」「皮膚被膜剤」は皮膚に墨汁がしみ込んでいるが、「油性清浄剤」「撥水性クリーム」は墨汁が弾いて皮膚に残留しなかった。
C：油性清浄剤を湿らせたコットンで墨汁をふき取った。「なし」は皮膚のきめに墨汁が入り込んでいたが、それ以外は墨汁の残留はなかった。「皮膚被膜剤」は、一見するときめに入り込んだように見えたが、皮膜を形成し皮膚を保護していることがわかる。

排便パターンの把握や介護環境の整備

排便パターンをアセスメントし、排便の有無を確認する目安を立てたり、おむつ交換による介護負担が少しでも軽減できるよう、介護環境を整備したりすることもスキントラブルの予防につながります。

文献

1) 日本創傷・オストミー・失禁管理学会：第4章IADの予防と管理：IAD-setケアアルゴリズム．IADベストプラクティス．照林社，2018，p18-38．
2) 鏑木史子，他：拭取り型清拭剤リモイスクレンズの性能評価—第2報—．日ストーマリハ会誌．2004；20(3)：78．

―― 祖父江正代

便失禁編

Q18 便失禁ケア用品には，どのようなものがあるか？

▶便失禁のケア用品としては，便失禁専用のパッドと，直腸に挿入して便失禁を抑える挿入型肛門用失禁装具（アナルプラグ）などがあります。どの製品を使用するかは失禁の量と便の性状，便失禁のタイプによって選びます。男女差はありません。

▶便失禁専用のパッドは肛門周辺で吸収しやすい形状で，消化液の混ざった水分を速やかに肌から離す構造になっています。アナルプラグは軽度の漏出性便失禁が適応します。

● 解説

便失禁用のケア用品の種類の特徴

便失禁ケア用品には，専用パッド，挿入型肛門用失禁装具（アナルプラグ），直腸留置カテーテルといった種類があります。これらの製品に加えて，スキンケア用品，消臭剤などを併せて使用することもあります。ここでは，専用パッドとアナルプラグ，その他知っておくと便利な用品について説明します。

①便失禁専用のパッド

軟便を伴う便失禁患者で，ティッシュペーパーなどを肛門周囲に当てている方がいます。最も手近で低コストであり，処理がしやすいことは確かですが，紙が便の水分を吸収して肌に密着しやすく，スキントラブルの一因となるため，やめるように説明しています。

生理用のナプキンや尿失禁用のパッドを使っている場合，便失禁量が少量で製品が水分を吸収対応でき，肌に付着せず，また消臭効果が期待できるのであれば，そのまま使用してもよいでしょう。しかし，吸収しきれなかったり，肌から便を速やかに離すことができない場合は，便失禁専用のパッドが必要です。

便失禁専用パッドは，軽度用と重度用があります。軽度用のパッドは，より肛門に密着するように立体形状となったパッド（図1）と，下着の後ろ部分を広範囲にカバーする製品があります（図2）。ごく少量の便が付着する程度であれば密着型が勧められますが，便失禁量が付着より多い，あるいは便性状が緩い場合は，下着の後ろ部分をカバーするパッドが勧められます。

多量の下痢便の場合，紙おむつの中に，インナーとして殿部全体をカバーする便失禁用のパッド（図3）が必要です。

便失禁専用のパッドが尿失禁用パッドと異なる点は，吸収体の中心を後方にもってきていることと，スキントラブルの原因となる消化液の混じった水分を速やかに

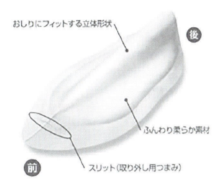

図1 ▶ 肛門に密着する便失禁パッド
ユニ・チャーム社のGoodガード（現在は販売中止）。お尻の形にフィットし，汚れる部分だけをカバーできる。使用後はトイレに流すことができる。

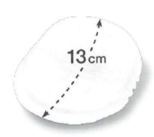

図2 ▶ 下着の後ろ部分に貼りつけるタイプのパッド
ユニ・チャーム社のライフリーさわやか軽い便モレパッド。下着に少量つく程度の便もれに使用するとよい。

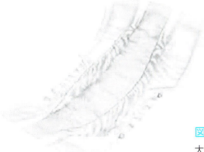

図3 ▶ 便失禁多量用軟便パッド
大王製紙社のアテントSケア軟便安心パッド。110mm×260mmで，尿や軟便〜水様便の吸収が良い。

Q18 便失禁ケア用品には，どのようなものがあるか？　**197**

肌から吸収し，肌から離す構造になっていること，また消臭効果も強化していることです。便失禁量と性状で選択します。

②アナルプラグ（☞便失禁編Q25参照）

便意を感じることなくもれる漏出性便失禁があり，肛門外に便を出したくない時は，直腸内に挿入するアナルプラグを使用します（図4）。連続使用時間は8時間以内です。スポンジでできたタンポン状のプラグにゼリーをつけて肛門に挿入すると，直腸内でプラグ部分がマッシュルーム状に開き，軽度の便失禁を抑えることができます。ただし，便意がある場合は違和感を感じ，適応にならないことがあります。また，下痢便量が多い場合は抑えきることができないため，適応にはなりません。

③その他知っておくと便利な用品

便失禁の大きな問題の1つとして，臭気があります。臭気を改善するには，においをもらさないようにする方法，もともと臭わないようにする方法があります。

汚染したパッドを，手袋を使用せず汚すことなく密封できる袋に収納することで，臭気および汚染の問題を改善することができるものがあります。

また，便の臭気そのものをとる方法として食品があります。その1つとしてマッシュルームの成分が臭気を分解し，便そのものが臭わなくなるものがあります。だいたい10日ほどの継続摂取でにおいは軽減します。

便失禁の製品はなかなか紹介されず，どう入手すればよいかわからないのが現状ですが医療職が積極的に伝えることで，生活の不安が軽減できる患者は大勢いると思います。

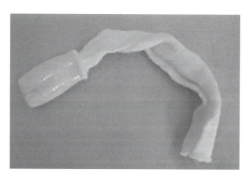

図4 ▶ アナルプラグ
肛門外に便を出したくない時に使用する。

――― 西村かおる

便失禁編

Q19 出産後の便失禁に対して，どのように対応すればよいか?

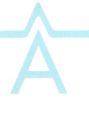

▶ 出産で胎児が会陰を通過する際に肛門括約筋や肛門挙筋が傷つくと，便がもれやすくなります。産褥早期には，直腸の知覚の鈍麻や痔疾などの要因もあり，排便関連のトラブルが増加します。昨今は40歳代で出産する女性が増え，糖尿病関連の便失禁が出産後に明らかになることもあります。また，直腸腟瘻があって便が腟内に入り込むのを本人が便失禁と思っていた実例もあります。

● 解説

出産と便失禁の関係

2005年に坂口らは，一般人口を対象とする調査により，日本の成人女性の便失禁保有率は2.9％，ガスもれ保有率は22.3％で，加齢と出産により便失禁・ガスもれが増えることを報告しました。著者らは，BMI超過，器械分娩（鉗子分娩，吸引分娩），圧出分娩（子宮底を強く圧迫して胎児を娩出する手技）などが肛門失禁の発症に関連することを報告しています[1]。

古くから，出産時の会陰・肛門括約筋の裂傷や不全修復が出産後の便失禁・ガスもれの原因になると，漠然と信じられていました。消化器外科医のSnooksらは，1984年に産褥期の女性で外肛門括約筋を支配する陰部神経の機能が低下していることを初めて示し[2]，その後も分娩による肛門機能の低下が神経機能の低下を伴うものであることを報告しました。分娩時の会陰の伸展と陰部神経機能低下や肛門の弛緩の関係については，現在まで研究が続けられています[3]。

1990年代になると肛門管超音波画像検査の技術が開発され，産婦人科医のSultanらがこの手法によって肛門の形態学的な研究を行います[4]。その後は複数の著者により，分娩後の肛門括約筋は体表からは無傷に見えても20～30％に内部の

損傷が見出されることが報告されています[5]。また，最近では，肛門や肛門挙筋の観察に経会陰超音波画像が使われ，肛門括約筋だけでなく恥骨肛門筋など肛門を所定の位置に懸垂する肛門挙筋の損傷の有無や収縮能を手軽に観察できるようになりました[6]。

出産後の便失禁，ガス失禁の診かた

　出産後の便失禁も他の便失禁と同様に，まずは原因の診断や評価が重要です。一般に，分娩では物理的に直腸内容を保持する仕組みとそれらを統括する神経の働きの両者に並行してダメージが加わっています（図）。これは，児頭が娩出される直前に，括約筋・肛門挙筋複合体と陰部神経が高度に伸展されるためです。筋組織の断裂や内部損傷など外科的な問題については，周産期管理の中で一定の修復処置が行われます。

　問題点のそれぞれを個別に評価するための検査法には，肛門直腸生理学的検査のほかに，陰部神経の終末潜時測定，肛門括約筋の観察などがあります。これらはいずれも有用な検査手段ですが，複合的な障害の中の特定の機能低下を取りだして見ているにすぎません。形態学的な所見と生理学的なデータの，どちらが肛門機能や骨盤底機能の全体像を把握するためのサロゲート指標となるとまでは言えないのが実情です。

　出産による便失禁は，大腸肛門外科では通常，外傷性便失禁に分類されますが，実際には，外傷性便失禁に属する症例は，正中会陰切開の延長による肛門括約筋の断裂など一部の症例に限られます。鉗子分娩など外力による娩出によって括約筋や肛門挙筋が傷ついている場合，問題は筋組織の損傷だけではなくほとんどの場合に陰部神経が強い力で伸展されて機能低下を起こしています。また，筋組織の損傷に関しても骨組織との間で剝離損傷を起こしたものは縫合修復によって治療できません。

　分娩によって起こった便失禁にも，授乳期をすぎていれば，まずは便を固形化す

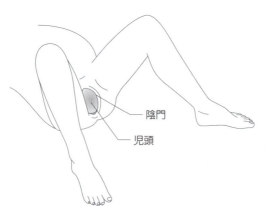

図▶児頭の排臨
括約筋・肛門挙筋複合体と陰部神経が高度に伸展され，しばしば筋組織の断裂や内部損傷，神経の不可逆的機能低下を伴う。

るポリカルボフィルカルシウムや止痢薬のロペラミドなど保存的管理が第一選択となります。衰えた陰部神経の働きをてこ入れするための治療として，大掛かりなものになってしまいますが，数年前から仙骨神経刺激治療（sacral neuromodulation：SNM）も試されています。

◎

最後に，長い目でみると，出産後には便をスムーズに出せなくなったために排便時に腹圧をしきりに用い，これがもとでさらに肛門が下ったり（会陰下降），陰部神経機能が低下したりするということが起こります。便失禁の悪化を長期的に防止するためにはまず便の排出を良くするべきである，ということを頭の片隅に置いておく必要があります。

● 文 献

1) 坂口けさみ，他：分娩後の便およびガス失禁発症の実態と関連要因について．母性衛生．2005；46(1)：185-192.

2) Snooks SJ, et al：Injury to innervation of pelvic floor sphincter musculature in childbirth. Lancet. 1984；2(8402)：546-550.

3) Lien KC, et al：Pudendal nerve stretch during vaginal birth：A 3D computer simulation. Am J Obstet Gynecol. 2005；192(5)：1669-1676.

4) Sultan AH, et al：Anal endosonography for identifying external sphincter defects confirmed histologically. Br J Surg. 1994；81(3)：463-465.

5) Johnson JK, et al：The prevalence of occult obstetric anal sphincter injury following childbirth--literature review. J Matern Fetal Neonatal Med. 2007；20(7)：547-554.

6) 中田真木：女性骨盤底・下部尿路機能障害の実用的な評価法としての経会陰超音波検査．超音波医．2015；42(5)：617-629.

——— 中田真木

便失禁編

Q20 便失禁の初期保存的治療法は，どの程度継続し，効果を判定するのか?

A

▶ 初期保存的治療には，食事・生活・排便習慣指導と薬物療法があります。患者の訴えの強さにもよりますが，少なくとも3〜6カ月の治療期間が必要です。薬物療法では患者にその作用機序を説明します。効果判定は客観的指標も使用しますが，最終的には患者本人の自己評価が重要となります。

● 解説

保存的療法の種類

『便失禁診療ガイドライン2017年版』[1]には「便失禁に対する保存的治療法は，食事・生活・排便習慣指導，薬物療法，骨盤底筋訓練，バイオフィードバック療法，アナルプラグ，逆行性洗腸法（灌注排便法）などがある」と記載されています。このうち一般医療機関でも初期から行える治療としては，食事・生活・排便習慣指導と薬物療法があり，専門的治療としては骨盤底筋訓練，バイオフィードバック療法，アナルプラグ，逆行性洗腸法などがあります（表）。

表 ▶ 便失禁に対する保存的療法

〈初期診療に含まれるもの〉
- 食事・生活・排便習慣指導
- 薬物療法

〈専門的診療に含まれるもの〉
- 骨盤底筋訓練
- バイオフィードバック療法
- アナルプラグ
- 逆行性洗腸法

初期診療に含まれるものと専門治療に含まれるものがある。

初期保存的治療に何をどの程度継続するのか

一般の医療機関ではまず，食事・生活・排便習慣指導など，患者に大きな負担をかけない治療法から開始します。たとえば，便の性状を軟らかくするカフェインや

柑橘類の果物，香辛料やアルコールの摂取を控えるように指導します[2]。治療の選択には患者の年齢や職業も考慮する必要があります。社会的にほとんどの時間を家で生活しているのか，職業を持ち活動的な生活をしているのかを把握します。また，排便習慣の指導は直腸感覚が低下している場合は便秘の有無にかかわらず，決まった時間に排便を試みることで症状が改善することがあります[3]。「これらの指導をどれくらいの期間続けるか」の判断には患者と医療者とのコミュニケーションが重要となります。患者の指導に対する理解と心理面での受け入れによって継続の期間は変わります。指導を始める前に仮に3カ月という期間を設定して始めることで"共同作業"という考えを共有することも可能です。また，看護師が主体となって患者に接する場合でも教育指導とアドバイスが便失禁を減少させ，介護者にとっても有益であることが知られています[4]。

薬物療法としては，患者が通常軟便である場合はまずポリカルボフィルカルシウムから開始します。薬の効果がある場合は1～2カ月で症状の改善がみられます。もし効果がない場合は，薬剤を増量するかロペラミドなどの他の薬剤を併用することを患者と相談します。新たな薬剤を追加した場合には，そのたびに効果判定の期間を患者と相談しながら設定します。

治療の継続期間の判断と効果判定の方法

初期診療を行う医療施設での治療継続期間は，3つの要素を考慮する必要があります。それは，①患者本人の訴え，②紹介すべき専門施設との関係，③医療者の便失禁治療の経験や興味の有無です。

患者本人の訴えは最も重要で，「治療効果をどの程度望んでいるか」を把握する必要があります。通常，便失禁の程度の評価にはWexnerスコア[5]やFISI[6]などの指標があります。一般診療の施設では患者の初診時に患者の訴えを聴きながらスコアをつけることができるWexnerスコアが簡便であり，専門施設への紹介状にも容易に記載することができます。

専門施設との連携があり，どの程度の状態の患者を紹介すべきかを施設間で情報共有できている場合は，治療の早期から紹介することも可能です。また，ある程度の初期治療を続けた後に専門施設へ経過を含めて紹介状を書くこともできます。

一般医療施設の医療者が便失禁治療の経験や興味があれば，数カ月から6カ月程度の保存的治療を行った後に専門施設へ紹介してもよいと思います。

● 文 献

1) 日本大腸肛門病学会，編：Ⅷ便失禁の保存的治療法．便失禁診療ガイドライン2017年版．南江堂，2017, p49-69.

2) Rao SS：Current and emerging treatment options for fecal incontinence. J Clin Gastroenterol. 2014；48(9)：752-764.

3) Norton C, et al：Management of fecal incontinence in adults. Neurourol Urodyn. 2010；29(1)：199-206.

4) Bliss DZ, et al：Conservative management of fecal incontinence. Am J Nurs. 2010；110(9)：30-38.

5) Jorge JM, et al：Etiology and management of fecal incontinence. Dis Colon Rectum. 1993；36(1)：77-97.

6) Rockwood TH, et al：Patient and surgeon ranking of the severity of symptoms associated with fecal incontinence：the fecal incontinence severity index. Dis Colon Rectum. 1999；42(12)：1525-1532.

―― 吉岡和彦

便失禁編

Q21 便失禁患者を専門施設に紹介するタイミングや時期はどう判断するのか？

▶ 便失禁を訴える患者に対して，直腸肛門診や大腸内視鏡検査で大腸癌や炎症性腸疾患などの器質的疾患を自施設で除外できた場合，食事・生活・排便習慣指導や薬物療法などの初期保存的治療を3カ月間程度行って改善のない時に専門施設への紹介を検討します。これらの検査を自施設で施行できない場合には，施行できる施設への紹介が必須で，紹介先が専門施設となる場合もあります。

● 解説

専門医への紹介の前に器質的疾患の除外を

わが国の『便失禁診療ガイドライン2017年版』の巻頭に，便失禁診療のアルゴリズムがまとめられています[1]。かかりつけ医が対応できる範囲は原則として「初期診療」までですが，かかりつけ医が大腸内視鏡検査まで実施できるか否かによって事情は大きく変わってきます。

これまで便失禁の症状の訴えがなかった患者が便失禁の症状を訴える場合，血便や便通異常，貧血などの症状の有無が非常に重要です。これらの症状はガイドラインのアルゴリズムで「警告症状・徴候」と記載されており[1]，大腸癌や炎症性腸疾患などの器質的疾患の除外が必須となります。原則として，「便失禁」を訴える患者に対しては「便失禁」の治療を開始する前に，直腸肛門診や大腸内視鏡検査を実施する必要があり，自施設でこれらの検査を実施できない場合には，実施できる施設に患者を紹介することになります。すなわち，大腸内視鏡検査を施行できない施設であれば，患者が便失禁の症状を訴えた時点が，（専門施設とは限りませんが）大腸内視鏡検査を施行できる施設に紹介すべきタイミングとなります。

自施設もしくは紹介先で大腸内視鏡検査などにより器質的疾患を除外できた場

合，ガイドラインに記載されている保存的治療（食事・生活・排便習慣指導とスキンケア，および薬物療法など）は専門施設でなくても実施可能です。保存的治療の実施に際しては，便失禁の病態に関するある程度の知識と理解があることが望ましいのですが，病態と治療とは1対1対応ではなく，初期の保存的治療が致命的な結果をもたらす可能性は非常に低いので，初期治療の段階ではある程度の試行錯誤は容認されると考えます。保存的治療の効果の評価にはある程度の時間が必要で，たとえば3種類の薬物療法を4週間ずつ試みるとすると，12週（約3カ月）程度は保存的治療を行ってから，専門施設に紹介することになります。ただし，便失禁の病態に関する知識や経験があり，病態をかなり明確に判断できる場合，特に分娩時外傷や肛門手術後など手術療法の適応がありそうだと判断される時には，保存的治療を行わず専門施設に紹介するのが望ましい場合があります。

即時の治療効果は専門施設でも困難

専門施設では，ガイドラインに記載されているような骨盤底筋訓練，バイオフィードバック療法，挿入型肛門用失禁装具（アナルプラグ），逆行性洗腸療法など効果が証明された保存的治療や，種々の外科的治療の適応が検討されることになりますが，その前段階で直腸肛門内圧検査，感覚検査，超音波検査，骨盤部MRI検査，排便造影検査などの専門的検査が施行されます[1]。したがって，専門施設であっても治療方針決定までに時間を要し，かつ病態の把握が困難な場合もあり，紹介元医が期待するような即時の効果が得られないこともありますので，専門施設紹介の時点で患者にこの点も伝えておいたほうがよいでしょう。

◎

便失禁の症状を有する患者は，精神的に追いつめられている場合など，早期の改善を求める場合もあり，専門施設での診療を早々に希望することもありえます。この場合，便失禁の専門的診療が可能な施設では大腸内視鏡検査を原則として施行できることをふまえ，症状出現の初期段階で専門施設へ紹介したほうが好ましい結果となる場合があることも追記しておきます。

● 文 献 ●

1) 日本大腸肛門病学会，編：便失禁診療のアルゴリズム．便失禁診療ガイドライン2017年版．南江堂，2017, p*xii–xiii*.

―――大矢雅敏

便失禁編

Q22 専門施設はどうやって探したらよいのか？

A

▶便失禁診療ガイドラインでは，初期診療で改善がみられない場合には，専門施設での専門的診療に移行するようにアルゴリズムを作成しています。現在専門施設の明らかな定義や認証はありませんが，大腸肛門機能障害研究会に所属している施設や仙骨神経刺激療法を行っている施設がこれに該当すると考えられます。日本大腸肛門病学会の認定施設では，専門的診療が可能もしくは専門施設の紹介が可能です。これらの施設のうち，公表可能な施設はインターネットで検索できます。

● 解説

わが国の便失禁診療ガイドライン[1]では，初期診療で改善がみられない場合には，専門施設での専門的診療に移行するようにアルゴリズムを作成しています。現在，専門施設の明らかな定義や認証はありません。日本大腸肛門病学会（http://www.coloproctology.gr.jp/）の認定施設（www.coloproctology.gr.jp/citizen/facilities/11/）では，専門的診療が可能もしくは専門施設の紹介が可能であると考えられます。現在，わが国における大腸肛門機能に関する専門学会（研究会）としては，日本大腸肛門病学会，大腸肛門機能障害研究会（https://kinoushougai.wixsite.com/mysite），日本ストーマ・排泄リハビリテーション学会（http://www.jsscr.jp/）があります。

便失禁診療ガイドライン[1]に示してある，専門的検査や治療を行いうる施設は限定されており，これらの施設は主に大腸肛門機能障害研究会に属していると考えられます。また専門的外科治療である仙骨神経刺激療法を行っている施設は，『おしりの健康.jp』ウェブサイト（oshiri-kenko.jp/search/list.php）で検索可能です。2018年より神経因性の排便障害に適応になった経肛門的洗腸療法の施行施設

もコロプラスト株式会社のウェブサイト（https://www.coloplast.co.jp/new-bladder--bowel/tips-and-tools/facilities/）で検索できます。

　仙骨神経刺激療法の施行実績があり，公表可能な施設を便失禁の専門施設として地域別に一覧としました（表，詳細は『おしりの健康.jp』ウェブサイトを参照）。

表▶便失禁の専門施設

北海道	JR札幌病院（札幌市中央区），くにもと病院（旭川市）
東北	弘前大学医学部付属病院（弘前市），仙台赤十字病院（仙台市太白区）
甲信越・北陸	新潟臨港病院外科（新潟市東区），吉田病院（長岡市），市立砺波総合病院（砺波市），佐久市立国保浅間総合病院（佐久市）
関東	川崎胃腸科肛門科病院（日立市），角田病院（群馬県玉村町），獨協医科大学病院（栃木県壬生町），自治医科大学附属病院（下野市），亀田総合病院（鴨川市），辻仲病院柏の葉（柏市），国立がん研究センター東病院（柏市），亀田総合病院附属幕張クリニック（千葉市），帝京大学ちば総合医療センター（市原市），東葛辻仲病院（我孫子市），東京山手メディカルセンター（新宿区），山王病院（港区），国際医療福祉大学三田病院（港区），聖路加国際病院（中央区），東邦大学医療センター大森病院（大田区），亀田京橋クリニック（中央区），杏林大学医学部付属病院（三鷹市），松島病院（横浜市西区），横浜新緑総合病院（横浜市緑区），しらはた胃腸肛門クリニック横浜（横浜市緑区），横浜旭中央総合病院（横浜市旭区），藤沢湘南台病院（藤沢市）
東海	松田病院（浜松市西区），中京病院（名古屋市南区），藤田医科大学（豊明市），三重大学医学部付属病院（津市），四日市羽津医療センター（四日市市）
近畿	大阪医療センター（大阪市中央区），福島病院（大阪市旭区），関西医科大学総合医療センター（守口市），道仁病院（寝屋川市），大阪大学医学部付属病院（吹田市），府中病院（和泉市），岸和田徳洲会病院（岸和田市），神鋼記念病院（神戸市中央区），川崎病院（神戸市兵庫区），明和病院（西宮市），京都民連中央病院（京都市中京区），京都逓信病院（京都市中京区），武田総合病院（京都市伏見区），京都桂病院（京都市西京区），宇治徳洲会病院（宇治市），土庫病院（大和高田市），和歌山県立医科大学附属病院（和歌山市）
中国	広島大学病院（広島市南区），呉市医師会病院（呉市），岡山ろうさい病院（岡山市南区），川崎医科大学付属病院（倉敷市），松江生協病院（松江市）
四国	香川県白鳥病院（東かがわ市），渡辺病院（松山市），済生会松山病院（松山市）
九州・沖縄	ももち浜福岡山王病院（福岡市早良区），福西会病院（福岡市早良区），貝塚病院（福岡市東区），那珂川病院（福岡市南区），福岡大学病院（福岡市城南区），福岡大学筑紫病院（筑紫野市），くるめ病院（久留米市），久留米大学病院（久留米市），高野病院（熊本市中央区），宮崎善仁会病院（宮崎市），そらの内科肛門外科クリニック（宮崎市），潤和会記念病院（宮崎市），鮫島病院（鹿児島市），大浜第一病院（那覇市）

仙骨神経刺激療法施行実績施設，公表可のみ。

（［oshiri-kenko.jp/search/list.php］より抜粋）

● **文 献**

1）日本大腸肛門病学会，編：Ⅷ便失禁の保存的治療法．便失禁診療ガイドライン2017年版．南江堂，2017，p1-3.

――――――――――――――――――――――――――――――――― 前田耕太郎

便失禁編

Q23 便失禁の専門的診療は，どのような手順で行われるのか？

A

▶ 食事・生活・排便習慣指導と薬物療法などの初期保存的療法で便失禁症状が十分改善しない場合は，排便障害専門施設に紹介することが勧められます。排便障害専門施設では専門的検査を施行した上で，専門的保存的療法または外科治療を施行します。

● 解説

専門的検査

専門的検査では便失禁の原因を生理機能検査や画像で評価します。主な検査として，直腸肛門内圧・感覚検査，肛門管超音波検査，骨盤部MRI検査，排便造影検査があります。検査の手順は，低侵襲・低コストの直腸肛門内圧・感覚検査と肛門管超音波検査が優先されます。これで便失禁の原因が肛門の括約能低下や感覚異常でないと思われる場合，または別の原因も疑われる場合に，骨盤部MRI検査，排便造影検査を行います。外来の肛門診で肛門の括約能が十分と思われる場合は，排便造影検査を優先してもよいと思います。

専門的保存的療法

専門的保存的療法には，骨盤底筋訓練，バイオフィードバック療法，挿入型肛門用失禁装具（アナルプラグ），逆行性洗腸法があります。専門的保存的治療を開始する前に，初期保存的療法がきちんと行われていることを確認する必要があります。特に，排便習慣に関する指導で見落としてはならないことは，温水洗浄便座の適正使用です。温水洗浄便座でダイヤルを強にして長時間洗浄すると，洗浄水が直腸に入ってしまい，その後に糞便とともにもれてくることがあるので指導上確認が必要です[1]。

無侵襲で施行できる骨盤底筋訓練は，患者が文書による説明でその訓練法を理解することができれば，場所・時間の制限がなく施行が可能なので，専門的療法とは言えないかもしれません。しかし，骨盤底筋収縮の際に腹筋に力を入れないこと，実際に骨盤底筋が収縮しているかの確認，訓練の持続性などの確認が必要であり，このため専門的な治療者による指導が勧められます。専門的保存的療法の手順としては，骨盤底筋の随意収縮が可能であれば，骨盤底筋訓練またはバイオフィードバック療法が優先されます。挿入型肛門用失禁装具は，その留置に不快感がない方に有効です。逆行性洗腸法は重症の便失禁患者が対象ですが，現時点でわが国では脊髄障害患者の便失禁や便秘に適応となっています。

外科治療

　外科治療には，肛門括約筋形成術，仙骨神経刺激療法，直腸腹側固定術，順行性洗腸法，ストーマ造設術などがあります。便失禁の原因が肛門括約筋の断裂と考えられる場合には，肛門括約筋形成術または仙骨神経刺激療法を施行します。その選択基準は現時点でエビデンスが不十分なので，患者ごとに治療の特性をインフォームドコンセントして選択することが勧められます[2]。便失禁の原因が肛門括約筋断裂でない場合でも仙骨神経刺激療法は適応になります。排便造影検査で直腸重積[3]が認められ，これが便失禁の原因と考えられる場合には，近年，腹腔鏡下直腸腹側固定術[4,5]が行われるようになってきました。筆者らの施設では，便失禁の原因が括約筋断裂による頻度が少なく，むしろ直腸重積による頻度が多いので，実際の外科治療では腹腔鏡下直腸腹側固定術が最も高頻度でした。括約筋断裂がない場合の外科治療のアルゴリズムを図に示します。

　患者の希望や状態によって，順行性洗腸法，ストーマ造設術も適応になりますが，長期にわたる経過で起こりうる合併症を説明する必要があります。高度脊髄障害の患者には，順行性洗腸法ならびにストーマ造設術が施行されます。

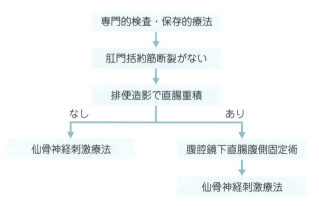

図▶外科治療選択の流れ

●文献

1) Tsunoda A, et al：Survey of electric bidet toilet use among community dwelling Japanese people and correlates for an itch on the anus. Environ Health Prev Med. 2016；21(6)：547-553.

2) 日本大腸肛門病学会，編：Ⅸ便失禁の外科治療．便失禁診療ガイドライン2017年版．南江堂，2017, p89-90.

3) Collinson R, et al：Rectal intussusception and unexplained faecal incontinence：findings of a proctographic study. Colorectal Dis. 2009；11(1)：77-83.

4) Tsunoda A, et al：Laparoscopic ventral rectopexy for rectoanal intussusception：post-operative evaluation with proctography. Dis Colon Rectum. 2015；58(4)：449-456.

5) Emile SH, et al：Abdominal rectopexy for the treatment of internal rectal prolapse：a systematic review and meta-analysis. Colorectal Dis. 2017；19(1)：O13-O24.

―――― 角田明良

便失禁編

Q24 専門的検査にはどのようなものがあり，何を評価するのか？

A

▶ 便失禁検査の基本は直腸肛門指診であり，特殊な機器を用いなくてもかかりつけ医で行うことができます。括約筋力や筋肉の菲薄などの状態が評価できます。

▶ 専門医では，直腸肛門内圧検査，直腸肛門感覚検査，陰部神経伝導時間検査，肛門筋電図検査，肛門管超音波検査，骨盤MRI検査を行い，括約筋の筋力や断裂の有無，肛門に関連する神経の状態を評価します。

● 解説

かかりつけ医でも行える検査

①視診

膣入口部と肛門の間の距離を確認します（正常では3cm以上）[1]。短くなっている場合では，括約筋損傷を考えます。特に，完全に会陰の皮膚が欠損し，膣と肛門がつながっている場合は，強い括約不全症状を呈している可能性が高いです（図1）。

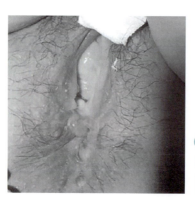

➡カラー口絵

図1 ▶ 会陰部の視診
会陰裂傷にて皮膚が欠損し膣口と直腸が連続している状態。

また，肛門疾患に対する手術瘢痕の有無を確認します。

❷肛門周囲触診

肛門の両側皮膚表面を指で刺激することで肛門括約筋が収縮する反射を，肛門まばたき反応（anal wink）と呼びます。S2～4の仙骨神経障害ではこの反応が認められません[2]。

❸直腸肛門指診

通常，示指を肛門管内から直腸に挿入します（図2，3）。安静時と収縮時の肛門圧を示指で感じます[3]。これは，Digital Rectal Examination Scoring System（DRESS）にて評価することによって，標準化が図られています[2, 4]。また，直腸内に便が貯留していないかどうか，ある場合はその量，性状を確認します。前方を押すことによって，直腸瘤（直腸腟壁弛緩）の有無を確認します。さらに示指を入れたまま患者に怒責を促し，肛門の収縮の有無（奇異性収縮）を確認します。

❹怒責写真

便器にしゃがんだ状態で怒責を促し，直腸脱や直腸粘膜脱，骨盤臓器脱の有無を確認します。側臥位など，診察ベッドに横になっている状態では認めない疾患を確認できることがあります。

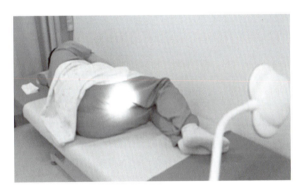

図2 ▶ シムス体位での診察

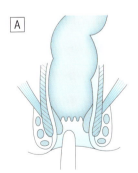 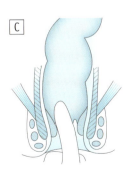 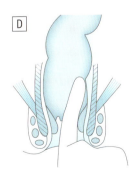

図3 ▶ 直腸肛門の指診
A：肛門浅部，B：肛門中部，C：肛門深部，D：直腸とその周囲

（文献3をもとに作成）

専門施設で行う検査

①直腸肛門内圧検査

　圧測定用のプローブを肛門管および直腸に挿入して圧を測定します。肛門内圧を測定する方法としては，水灌流カテーテル法，圧力トランスデューサー法，マイクロバルーン法があり，それぞれに長所/短所があります[5]。High-resolution anorectal manometry（HRAM）は，近年多くの報告が認められています（図4，5）。また，3Dで立体画像として圧分布を見られる機種も出ています。

　検査では，肛門静止圧，随意収縮圧を測定します。また，測定によって機能的肛門管長を測ることができます。怒責時の肛門圧および直腸圧を測定することによって，奇異性収縮など便排出障害の有無を予測することができます。

②直腸肛門感覚検査

　直腸内でバルーンを膨らませて行う直腸バルーン感覚検査では，最初に直腸内に圧を感じた時点の容量を感覚発現容量，便意を感じた時点を便意発現容量，さらに便意が切迫した，あるいは痛みを我慢ができなくなる時点を直腸最大耐容量としてバルーンの容量を記録します[6]。

　肛門粘膜電気刺激感覚検査では，肛門管内を電気で刺激し，刺激を感じた電気の強さを記録し，肛門管の感覚障害の有無を確認します。

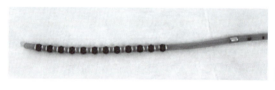

図4 ▶ HRAM内圧カテーテル

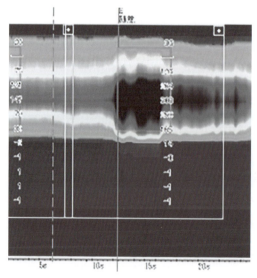

➡カラー口絵

図5 ▶ HRAMでの静止圧と随意圧の変化

③ **陰部神経伝導時間検査**

手袋に装着した特製の電極を直腸に挿入し，左右の陰部神経に刺激を与えて，その刺激から外肛門括約筋が反応するまでの時間を筋電図上で測定する検査ですが，臨床的な意義は低いとされています[6,7]。

④ **肛門筋電図検査**

表面電極や針電極を用いて外肛門括約筋などの電気的活動を測定します。1秒間における安静時と随意時の仕事量の比を「肛門収縮力」として表現します。

⑤ **肛門管超音波検査**

肛門管内に検査用のプローブを挿入し，内肛門括約筋と外肛門括約筋の形態を描出する検査です。括約筋の厚さや損傷を描出することができます（図6）。

近年は3Dの機器が普及しており，より立体的に括約筋の状態を描出することができます。

⑥ **骨盤部MRI検査**

核磁気共鳴を利用した骨盤部の画像診断法で，内肛門括約筋と外肛門括約筋の形態を描出する検査です。Endoanal MRI検査では，コイルを肛門に挿入して360°の画像を得ることができます[5]。

⑦ **排便造影検査（デフェコグラフィー）**

直腸内に造影剤（主にバリウム）と小麦粉などを混ぜた疑似便を注入します。安静時，括約筋収縮時，怒責（排出時）のX線撮像（または動画撮影）を側面（場合によっては正面）から行います[8]。主に，便排出障害の有無や状態を確認するために行われますが，近年，直腸重積（intussusception）が便失禁に関与するとの報告があり，排便造影は描出に有用です[9]（図7）。

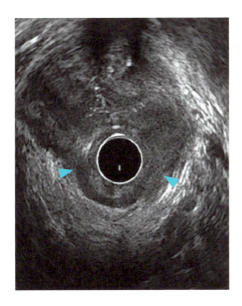

図6 ▶ 経肛門超音波検査で確認できる括約筋の欠損
図上方が前方。矢頭と矢頭の前方の間が欠損部。

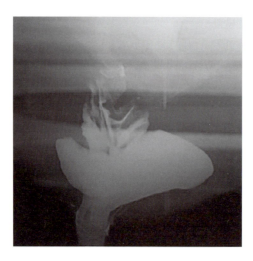

図7 ▶ 排便造影検査にて確認できる直腸重積

● 文 献

1) Fantl JA, et al：Estrogen therapy in the management of urinary incontinence in post-menopausal women：a meta-analysis. First report of the Hormones and Urogenital Therapy Committee. Obstet Gynecol. 1994；83(1)：12-18.
2) 日本大腸肛門病学会, 編：V便失禁の臨床的初期評価法. 便失禁診療ガイドライン2017年版. 南江堂, 2017, p18-30.
3) 髙野正博, 他：肛門疾患の診察法. 臨外. 2015；70(2)：135-140.
4) Orkin BA, et al：The digital rectal examination scoring system (DRESS). Dis Colon Rectum. 2010；53(12)：1656-1660.
5) 味村俊樹, 他：Ⅳ. 便失禁の評価と治療総論―診療ガイドライン作成に向けて―. 日本大腸肛門病会誌. 2011；64(10)：860-866.
6) 日本大腸肛門病学会, 編：Ⅶ便失禁の検査法. 便失禁診療ガイドライン2017年版. 南江堂, 2017, p37-48.
7) Ricciardi R, et al：The utility of pudendal nerve terminal motor latencies in idiopathic incontinence. Dis Colon Rectum. 2006；49(6)：852-857.
8) 髙野正太：便排出障害(閉塞性排便障害). リハスタッフのための排泄リハビリテーション実践アプローチ. メジカルビュー社, 2018, p145-151.
9) Tsunoda A, et al：Anterior intussusception descent during defecation is correlated with the severity of fecal incontinence in patients with rectoanal intussusception. Tech Coloproctol. 2016；20(3)：171-176.

髙野正太

便失禁編

Q25 挿入型肛門失禁装具とは，どのようなものか？ どのような時に使用するのか？

▶ コロプラスト株式会社のペリスティーン®アナルプラグは，便失禁に対する専用のディスポーザブル装具で，肛門から直腸内へ留置し，肛門に栓をすることによって便のもれを防ぎます。継続的に使用できれば有効な治療法の1つですが，安価ではないため，外出時や仕事中など限定的に使用されることが多い製品です。

● 解説

製品の概要

現在，使用可能な挿入型肛門便失禁装具はペリスティーン®アナルプラグ（以下，アナルプラグ）のみですが，本製品は保険適用ではないため，インターネットなどの通信販売で自費購入する必要があります。単価は350円程度で，20個単位での購入となります。ポリウレタン製の製品で，2サイズ（S：直径12mm，L：13mm）あり，図のような形態をしています。右側が使用前の状態で挿入部が水溶性フィルムでカバーされています。これを直腸内へ留置すると，フィルムが溶けて左側のよ

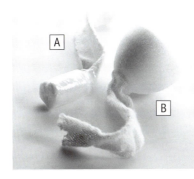

図 ▶ ペリスティーン®アナルプラグ
A：使用前，B：使用中の状態
（コロプラスト株式会社より画像提供）

うに先端が膨張します。プラグが肛門管上縁に密着して肛門に栓をする状態となり、便のもれを防ぎます。最大12時間の使用が可能であり、使用後はトイレで肛門外に出ている紐の部分を牽引することにより、プラグを抜去して廃棄します。

挿入型肛門失禁装具の有効性

中高年の便失禁患者30例における3週間のアナルプラグ使用での検討では[1]、7例（23%）が肛門部の不快感で使用を中止しています。3週間使用が可能であった23例のうち21例は引き続き使用を希望しており、便失禁の症状改善に関しても良好な結果でした。使用時間は8時間、使用個数は2個がそれぞれの中央値であり、1日約700円のコストをかけて、日中の便失禁を改善する目的で使用されており、不快感が許容できれば有効な治療法となります。

ランダム化比較試験[2]では、前述した2つのサイズのアナルプラグを比較検討しています。対象は便失禁患者34例で、6例は試験前に脱落しており、8例は2回までの使用で不快感から脱落しました。3回以上使用可能で効果判定できたのは20例でした。そのうち9例は1種類の使用で不快感のために脱落しており、2種類のアナルプラグを2週間使用できたのは11例のみであり、サンプルサイズが足りなく比較試験が成り立ちませんでした。臨床試験後に継続使用を希望したのは4例で、2例は時に使用を希望するという結果でしたが、使用可能であれば便失禁の症状は改善がみられています。

以上のような結果から、直腸内への留置による不快感が許容できれば、アナルプラグは便失禁に対する有効な治療法の1つであると言えます。

● 文 献

1）Chew MH, et al：A prospective study assessing anal plug for containment of faecal soilage and incontinence. Colorectal Dis. 2008；10(7)：677-680.
2）Norton C, et al：Anal plug for faecal incontinence. Colorectal Dis. 2001；3(5)：323-327.

―――勝野秀稔

便失禁編

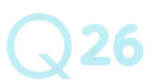

Q26 経肛門的洗腸療法とは，どのようなものか？ どのような患者に使用するか？

A

▶ 経肛門的洗腸療法は逆行性洗腸法とも呼ばれ，1～2日に1回，経肛門的に300～1000mLの微温湯で定期的に洗腸し，直腸と左側結腸を空虚化することによって便失禁や便秘症の症状を軽減する治療法です。洗腸には手間と時間がかかるため，難治性の便失禁や便秘症が適応で，その両症状を有することが多い脊髄障害患者や二分脊椎症などの小児に多く用いられます。

● 解説

経肛門的洗腸療法とは

　経肛門的洗腸療法（transanal irrigation：TAI）は，逆行性洗腸法（retrograde colonic irrigation）とも呼ばれ，1～2日に1回，300～1000mLの微温湯を経肛門的に直腸に注入し，直腸と左側結腸を可及的に空虚化することによって，便失禁や便秘症の症状を軽減する治療法です。洗腸には手間と時間がかかるため，難治性の便失禁や便秘症が適応で，その両症状を有することが多い脊髄障害患者や二分脊椎症などの小児に多く用いられますが，高度な排便障害を呈する直腸癌術後の排便障害（低位前方切除後症候群）にも有用とされます。わが国の便失禁診療ガイドラインでは，「逆行性洗腸法は，洗腸にかかる手間と時間に見合うだけの高度な便失禁に対しては，有用な治療法である。」と記載され，推奨度Bの治療法として推奨されています[1]。また，慢性便秘症診療ガイドラインでも，「慢性便秘症の治療法として浣腸，坐剤，摘便，逆行性洗腸法は有効であり，使用することを提案する」と記載され，エビデンスレベルC，推奨度2として推奨されています[2]。

　TAIでは300～1000mLの微温湯注入に5～10分程度，その排泄に50分程度と合計約1時間を要するため，その時間と手間に見合うだけの高度かつ難治性の排

便障害患者だけが適応となります。実際，高度な排便障害のために排便のことが四六時中頭から離れず，便失禁への不安から常にトイレのそばにいたり，排便困難や残便感のためにトイレに3～4時間こもったりするような患者にとっては，24～48時間のうち1時間だけTAIのために時間を費やせば，残りの23～47時間は便失禁の心配や排便の悩みから解放されるので，生活の質（QOL）が著明に改善します。また，自分のライフスタイルに合わせて，好きな時間にTAIによって排便を完了することができる点も，TAIの長所の1つです。したがって，初期療法のみならず，他の専門的保存的療法でも便失禁や便秘症の症状が十分に改善しない難治性の排便障害患者では，仙骨神経刺激療法や人工肛門造設術などの外科治療を検討する前の，保存的療法としての最後の手段として試みる価値は十分にあります。

ペリスティーン®アナルイリゲーションシステム

2018年4月に，ペリスティーン®アナルイリゲーションシステム（コロプラスト株式会社）を使用したTAIが（図），脊髄障害を原因とする難治性排便障害に対して保険適用となりました。その保険収載の契機となった臨床研究では，10週間の治療期間で32例中23例（72％）が治療に満足してTAIの継続を希望し，排便状態・治療に関する満足度（0点：全く不満～10点：完全に満足）も，治療前後で2.2点から7.5点と有意に改善しました[3]。しかし，大腸穿孔の有害事象が32例中3例（9.3％）に発生し，1例は保存的に治癒したものの2例は人工肛門造設術を要しました。人工肛門造設術を要した2例は直腸癌術後であり，保存的に治癒した1例は直腸脱に対する直腸固定術後であることから，直腸手術の既往があると直腸壁が脆弱なために穿孔する危険が高いと考えられます。このことから，たとえ脊髄障害による排便障害でも，直腸手術の既往がある患者は保険適用外となりました。さらに2019年5月の時点では，低位前方切除後症候群を含めて脊髄障害以外の原因による便失禁や便秘症が保険適用外であることに留意する必要がありますが，今後，脊髄障害以外の原因による難治性の便失禁や便秘症にも保険適用が拡大される可能性もあります。

TAIは，便失禁診療ガイドラインにおいて専門的保存的療法の1つとされており[1, 4, 5]，ペリスティーン®アナルイリゲーションシステムを用いたTAIを患者に指導する医療従事者は講習会を受講する必要があるため，かかりつけ医が自分でTAIを指導することはきわめて稀であると思われます。便失禁や便秘症の症状が高度かつ難治性で，初期診療でも十分に改善しない場合には，排便障害診療の専門施設に紹介することになりますが，その際に，TAIの具体的な内容やTAIを施行している施設に関して尋ねられる場合もあると思います。その際は，コロプラスト株式会社ウェブサイトの「洗腸療法」のページが有用で[6]，TAIの実施方法を動画で観ることができ，TAIを施行している医療機関の情報も掲載されています。

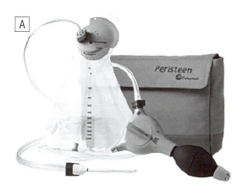
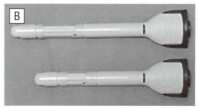
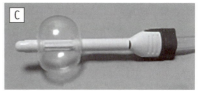
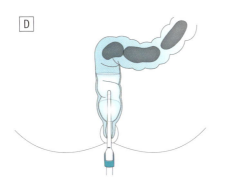
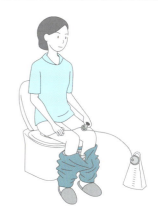

図 ▶ 経肛門的洗腸療法

A：ペリスティーン®アナルイリゲーションシステム（コロプラスト株式会社より画像提供）
直腸カテーテルには成人用（B上）と小児用（B下）があり，バルーンが装備されているため（C），洗腸中のカテーテルの逸脱や洗腸液の漏出を防ぐことができる（D）。また，従来は重力による水圧で洗腸液を注入する機器が主流であったため，水道水の入ったバッグを高い所に吊るす必要があったが，本機器ではポンプで洗腸液を注入するため，バッグを床に置いたまま洗腸が可能である（E）。

文献

1) 日本大腸肛門病学会，編：逆行性洗腸法（灌注排便法，経肛門的洗腸法）．便失禁診療ガイドライン 2017年版．南江堂，2017，p64-65．
2) 日本消化器病学会関連研究会 慢性便秘の診断・治療研究会，編：CQ5-09 慢性便秘症に浣腸，坐剤，摘便，逆行性洗腸法は有効か？．慢性便秘症診療ガイドライン 2017．南江堂，2017，p80-81．
3) 味村俊樹，他：難治性排便障害に対する経肛門的洗腸療法 前向き多施設共同研究．日本大腸肛門病会誌．2018；71(2)：70-85．
4) 味村俊樹：便失禁．小池和彦，他，編．消化器疾患最新の治療 2019-2020．南江堂，2019，p92-97．
5) 味村俊樹：便失禁の治療手順．Mod Physician．2017；37(1)：68-73．
6) コロプラスト株式会社ウェブサイト：洗腸療法．
[https://www.coloplast.co.jp/new-bladder--bowel/professional/bowel-management/]（2019年5月30日閲覧）．

——— 味村俊樹，本間祐子

便失禁編

Q27 専門的外科治療には，どのような治療法があるのか？

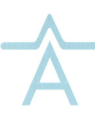

▶便失禁に対する専門的外科治療は，原則として保存的治療が無効な症例が対象となり，低侵襲な術式から順に選択する必要があります。外科治療が適切に選択・施行されるためには，各治療法の特徴を理解することが重要です。

● 解説

ここでは，便失禁診療ガイドライン[1]に記載されているわが国未承認の術式および他項で詳述される仙骨神経刺激療法を除いた，肛門括約筋修復/形成術，順行性洗腸法，有茎薄筋移植術，ストーマ造設についてその概要を述べます（図）。

専門的外科治療

①肛門括約筋修復／形成術

便失禁を伴う外傷性肛門括約筋不全に対する術式で，肛門括約筋修復術は，分娩直後に断裂した括約筋断端を一期的に縫合する手技です。一方，肛門括約筋形成術は，修復術後の陳旧性断裂や自然治癒後の瘢痕化した括約筋断端を縫合する手技です。

手術は出産時外傷による前方の肛門括約筋断裂に対して行われることが多く，断裂した括約筋に瘢痕組織を一部温存した状態で，重ね合わせて縫合する手技（overlapping sphincteroplasty）が一般的です。

本術式は，術後3年未満の短期成績は比較的良好ですが，長期的には成績が悪化する傾向があり[2]，その原因としては，加齢による括約筋変性や萎縮，陰部神経の機能低下などが考えられます。術後合併症としては，創感染に注意が必要で創の離開から直腸腟瘻，性機能障害や尿路感染症を引き起こすこともあります。

外科治療のアルゴリズムとして，仙骨神経刺激療法と括約筋形成術のいずれを先

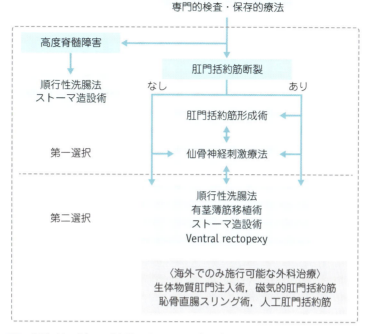

図 ▶ 便失禁に対する外科治療のアルゴリズム
(「日本大腸肛門病学会, 編:便失禁診療ガイドライン2017年版, p.xiii, 2017, 南江堂」より許諾を得て転載)

表 ▶ 仙骨神経刺激療法と括約筋形成術の特徴

	仙骨神経刺激療法	括約筋形成術
長所	・試験刺激で有効性の評価 ・可逆的な治療法 ・長期成績が良好 ・患者による調整可能	・括約筋の形態学的な修復 ・短期成績は良好 ・医療器具の植込みや操作が不要
短所	・頭部以外のMRI禁忌 ・2回の入院が必要 ・体内への異物留置 ・刺激装置の交換が必要 ・医療費が高額	・長期的に成績が悪化

行うべきかというクリニカルクエスチョンに対して，両術式のランダム化比較試験が行われていない現時点で，明確な答えはありません。そのため，両術式の特徴（表）を理解して，患者それぞれの背景などを鑑みて，十分なインフォームドコンセントによって術式を決定します。

　肛門括約筋形成術の長所は，括約筋自体を縫合することにより異物を体内に留置することなく形態学的に修復する点です。さらに，1回の入院で治療可能であり，MRI検査を必要とする患者にも勧めることができ，医療機器の操作などの管理能力も問いません。一方で，長期的に手術成績が悪くなるという短所もあります。

②順行性洗腸法

盲腸から直腸肛門に向かって順行性に洗腸を行うことにより，大腸を空虚な状態に保って便失禁を改善する治療です。外科手術，または大腸内視鏡下に虫垂瘻もしくは盲腸瘻を造設する必要があり，頻便や重症な便失禁症例が適応となります。

逆行性洗腸法と比較して，洗腸液の量が少なくてすむ点や洗腸時間が短いことが長所ですが，手術が必要であり，ボディーイメージの変化などの問題点が短所として挙げられます。洗腸は毎日もしくは隔日で施行されることが多く，使用しない時は絆創膏や胃瘻用器具などで外瘻孔を閉じておきます。

排便機能やQOL評価に関する長期成績では，便失禁のみならず，慢性便秘や神経原性排便障害も有意に改善しており，便失禁治療の一選択肢として有用な外科治療です。約4年間の経過観察で80%程度の症例が洗腸を継続しています[3]。中止した理由としては，便失禁の遷延や洗腸時の腹痛などが挙げられています。

術後早期には創感染などの合併症が多く，腸管穿孔の危険性もあります。晩期的には，瘻孔部の狭窄の頻度が高く[4]，拡張術や再造設術が必要となることもあります。

③有茎薄筋移植術

本術式は，大腿内側に皮膚切開を加え，薄筋を剥離し膝内側で遠位側の腱を切離後，肛門管に薄筋を巻きつけ，反対側の坐骨に腱を縫着します[5]。これにより，肛門管を適度な圧で閉鎖し，便禁制を保つ外科治療ですが，手技の難易度が高く，習熟に症例数を要すため，限られた専門施設において実施されています。

問題点としては，他の術式と比べて術後合併症の頻度が高く[6]，その合併症に対する手術が約40%の症例に行われており，手術関連死の報告もあります[7]。

④ストーマ造設術

一般的に，ストーマは便失禁に対する外科治療の最終手段と考えられていますが，最もシンプルで根本的な解決法です。ボディーイメージという心理的課題を克服できれば，便失禁を良好に制御することが可能となります。ストーマ装具も改良され，皮膚・排泄ケア認定看護師による適切な指導など環境整備が進んでおり，オストメイトのQOLも向上しています。適切な部位にストーマを造設するための術前サイトマーキングは特に重要であり，手術では高さのある管理しやすいストーマ造設に心がけています。

治療の性質上，エビデンスレベルの高い報告は認めませんが，治療の有用性を費用対効果の観点から他の外科療法と比較し，良好な結果が報告されています[8]。合併症としては，皮膚トラブルが最も頻度が高く，傍ストーマヘルニアやストーマ脱出も治療経過とともに問題となってくることがあります。これらに対しては，メッシュを用いた腹腔鏡下ヘルニア根治術やLinear Staplerによる脱出腸管切除も施行されています[9]。

● 文 献

1) 日本大腸肛門病学会, 編：仙骨神経刺激療法（sacral neuromodulation：SNM）. 便失禁診療ガイドライン2017年版. 南江堂, 2017, p74-75.

2) Paquette IM, et al：The American Society of Colon and Rectal Surgeons' Clinical Practice Guideline for the Treatment of Fecal Incontinence. Dis Colon Rectum. 2015；58（7）：623-636.

3) Chéreau N, et al：Antegrade colonic enema for faecal incontinence in adults：long-term results of 75 patients. Colorectal Dis. 2011；13（8）：e238-242.

4) Worsøe J, et al：Long-term results of antegrade colonic enema in adult patients：assessment of functional results. Dis Colon Rectum. 2008；51（10）：1523-1538.

5) 吉岡和彦, 他：直腸肛門の機能性疾患. Ⅳ. 直腸肛門機能性疾患に対する治療―有茎薄筋移植を中心に―. 日本大腸肛門病会誌, 2007；60（10）：906-910.

6) Baeten CG, et al：Safety and efficacy of dynamic graciloplasty for fecal incontinence：report of a prospective, multicenter trial. Dynamic Graciloplasty Therapy Study Group. Dis Colon Rectum, 2000；43（6）：743-751.

7) Chapman AE, et al：Systematic review of dynamic graciloplasty in the treatment of faecal incontinence. Br J Surg. 2002；89（2）：138-153.

8) Tan EK, et al：Surgical strategies for faecal incontinence――a decision analysis between dynamic graciloplasty, artificial bowel sphincter and end stoma. Colorectal Dis. 2008；10（6）：577-586.

9) Masumori K, et al：Short-term outcomes of local correction of stoma prolapse with a stapler device. Tech Coloproctol. 2013；17（4）：437-440.

―――― 勝野秀稔

便失禁編

Q28 専門的外科治療は，どのように選択するのか？

▶便失禁に対する専門的外科治療は，日本国内で行う場合には限られた方法から選ばれます。ガイドラインではまず，「仙骨神経刺激療法あるいは肛門括約筋形成術が行われるべきである」と記載されています[1]。肛門括約筋が断裂している場合，まず肛門括約筋形成術を行うか仙骨神経刺激療法を先に行うかどうかは議論があります。

● 解説

第一選択の外科治療

『便失禁診療ガイドライン2017年版』[1]では，第一選択と第二選択の外科治療に分けられています（表）。第一選択には肛門括約筋形成術や仙骨神経刺激療法などの低侵襲手術が挙げられています。また，特殊な例として高度の脊髄障害による便失禁に対しては順行性洗腸法やストーマ造設術が第一選択となります。したがって，一般的に紹介を受ける患者に対してまず選択される外科治療は，肛門括約筋形成術か仙骨神経刺激療法となります。

表 ▶ 外科的治療法の種類

第一選択の低侵襲手術	肛門括約筋形成術，仙骨神経刺激療法
第二選択の治療法	順行性洗腸法，有茎薄筋移植術
わが国では施行不可能なもの	生体物質肛門注入術，人工肛門括約筋，磁気的肛門括約筋，恥骨直腸スリング術

選択するポイントは何か？

　肛門括約筋形成術は，出産時の会陰切開や痔核など，肛門に対する手術後に括約筋損傷が生じた場合に行われます。実際の手技としては，損傷を受け瘢痕化した部位を露出し，離断された括約筋の両側をオーバーラップさせるように縫合します。手術成績は術後短期の成績は比較的良好であるものの，長期の手術成績に対する評価は低くなっています[2~4]。

　仙骨神経刺激療法は，理論的には肛門括約筋の損傷がない場合に行われますが，損傷があってもまず仙骨神経刺激療法が行われることもあります。どちらの治療を先行しても結果に大きな違いはないという報告もあります[5]。

　したがって，どのような治療法を選ぶかは，まず患者の意向を十分に把握する必要があります。仙骨神経刺激療法は試験刺激でその効果の有無を評価できることや，可逆的な治療法であるという利点がある一方で，刺激装置を植え込んだ後は，頭部以外のMRI検査ができなくなることや，体内に異物が入るという短所もあります。特に，MRIの件は治療法の決定の際に患者にとって大きな精神的なストレスとなる場合もあります。また，仙骨神経刺激療法を行う医療施設はそれほど多くはなく，専門施設の中でもさらに症例数の偏りがあるため，患者を紹介する前にある程度の情報の確認をしておくことが必要です（便失禁編Q22参照）。

第二選択の外科治療

　第二選択の外科治療には，順行性洗腸法，有茎薄筋移植術，ストーマ造設術などわが国で施行可能な術式があります。これらの術式はいずれも第一選択の外科治療よりもさらに患者の負担になる可能性があり，実際にはごく限られた施設でのみ行われている手術です。

　順行性洗腸法は腹壁に腸管の一部を露出させ，その部位からカテーテルを挿入し，一定量の液体を用いて順行性に流し込む方法です[6]。

　有茎薄筋移植は，左右どちらかの大腿部から薄筋を遊離して肛門管の周りに巻きつける手術です。したがって，大腿部と肛門周囲に傷が残ることになります[7]。また，術後感染などの合併症にも注意が必要となります。

　ストーマ造設術は患者の腹部に永久に人工肛門を造設することになるため，ボディーイメージが大きく崩れることになります。しかし，一方で患者のQOLは便失禁の患者と比較して有意に高かったという報告もあります[8]。

Q28 専門的外科治療は，どのように選択するのか？　**227**

わが国では施行できない外科治療

現時点では，わが国で施行できないものの，海外では行われている生体物質肛門注入術，人工肛門括約筋，磁気的肛門括約筋，恥骨直腸スリング術などがあります。今後，各施設での症例が増えれば，新たに試みられる可能性はあるかもしれません。

● 文 献

1) 日本大腸肛門病学会，編：IX便失禁の外科治療．便失禁診療ガイドライン2017年版．南江堂，2017, p71-90.

2) Zutshi M, et al：Ten-year outcome after anal sphincter repair for fecal incontinence. Dis Colon Rectum. 2009；52(6)：1089-1094.

3) Paquette IM, et al：The American Society of Colon and Rectal Surgeons' Clinical Practice Guideline for the Treatment of Fecal Incontinence. Dis Colon Rectum. 2015；58(7)：623-636.

4) Altomare DF, et al：Sphincteroplasty for fecal incontinence in the era of sacral nerve modulation. World J Gastroenterol. 2010；16(42)：5267-5271.

5) Johnson E, et al：Short- and long-term results of secondary anterior sphincteroplasty in 33 patients with obstetric injury. Acta Obstet Gynecol Scand. 2010；89(11)：1466-1472.

6) Uno T：Introducer method of percutaneous endoscopic cecostomy and antegrade continence enema by use of the Chait Trapdoor cecostomy catheter in patients with adult neurogenic bowel. Gastrointest Endosc. 2006；63(4)：666-673.

7) 吉岡和彦，他：直腸肛門の機能性疾患．IV. 直腸肛門機能性疾患に対する治療─有茎薄筋移植を中心に─．日本大腸肛門病会誌．2007；60(10)：906-910.

8) Colquhoun P, et al：Is the quality of life better in patients with colostomy than patients with fecal incontience?. World J Surg. 2006；30(10)：1925-1928.

──── 吉岡和彦

便失禁編

Q29 新しい仙骨神経刺激療法とは，どのような治療法か？

A

▶ 仙骨神経刺激療法（sacral neuromodulation：SNM）とは，仙骨神経近傍に電極リードを留置し，殿部に植え込んだ心臓ペースメーカーのような刺激装置と接続（図）し，仙骨神経を電気的に刺激することによって便失禁の改善を目的とする外科的治療法です。

● 解説

外科治療で唯一の"推奨度A"

SNMは1999年に慢性便失禁の治療用としてアメリカFDA承認を得ました。わが国では，2014年4月から便失禁治療として保険収載され，2019年3月までの5年間で350例にSNM刺激装置が植え込まれています。『便失禁診療ガイドライン2017年版』[1]において，外科治療で唯一"推奨度A"とされており，今後，SNM症例は増加すると思われます。

作用機序

正確な作用機序はいまだ解明されていませんが，仙骨神経叢を電気刺激することによって，陰部神経を介した肛門括約筋・肛門挙筋の収縮や，骨盤神経叢を介した

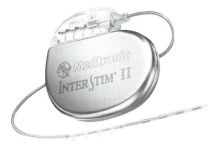

図 ▶ 仙骨神経刺激療法の刺激装置とリード
（メドトロニック株式会社より画像提供）

大腸肛門の感覚および自律神経への関与のみならず，脊髄を介した中枢神経への作用など複合的な結果として便失禁が減少していると推察されています[2]。

手術手順

SNMの手術は2段階に分かれています。1段階目の手術は，原則，全身麻酔によって腹臥位にて行われます。術中X線透視下に殿部からイントロデューサーキットを用いた経皮的手技により仙骨裂孔を通して仙骨神経近傍に電極リードを留置します。リードと経皮エクステンションを介して体外式刺激装置を接続し，1回目の手術は終了です。

2週間程度，体外式の刺激装置を用いて試験刺激を実施します。その間に，便失禁改善効果を認めたと判断された場合には，2回目手術として体内に留置したリードと刺激装置を接続し，その装置を殿部に植え込みます。その後は，刺激装置から持続的に微弱電流が流れ続け治療が継続されます。一方，試験刺激にて無効と判断された場合には，2回目手術にて体内に留置したリードを抜去し，手術前の状態に戻します。つまり，SNMは外科治療でありながら，低侵襲かつ可逆的な治療法です。

適応

食事・生活・排便習慣指導，薬物療法などの初期保存的療法で便失禁症状が十分改善しない場合には，専門施設にてSNM治療を考慮します[1]。手術治療といっても，経皮的穿刺手技および刺激装置植え込みに際する5cm程度の切開操作が加わる程度なので，刺激効果認識が可能であれば，特別な年齢制限はありません。

SNMにおいては，刺激装置およびリードはMRI対応になっていませんので，定期的にMRI検査を受ける必要のある患者には禁忌ですので注意が必要です。

施行施設

SNMは認定施設のみで施行可能です。SNM施行施設はインターネットでの検索が可能ですので（『おしりの健康.jp』[oshiri-kenko.jp/search/]），SNMに対するお問い合わせはSNM認定施設の担当医師にご相談下さい。

● 文 献

1) 日本大腸肛門病学会，編：IX便失禁の外科治療．便失禁診療ガイドライン2017年版．南江堂，2017, p74-75.
2) Gourcerol G, et al：How sacral nerve stimulation works in patients with faecal incontinence. Colorectal Dis. 2011；13(8)：e203-211.

——— 鶴間哲弘

便失禁編

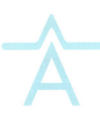

直腸癌術後の便失禁には，どのように対応すればよいのか？

▶ 直腸癌術後に典型的にみられる排便障害としては，排便回数の増加あるいは極端な減少，排便の我慢がきかない症状，短時間に何度もトイレに通わないと排便が完結しない症状，そして便失禁が挙げられます。これらは総括して low anterior resection syndrome（LARS）と呼ばれており，直腸癌に対する肛門温存手術においては大きな問題です。患者の生活の質は LARS によって低下しており，特に失禁という大きな障害に対しては下記に記載する様々なアプローチをいくつか同時に施行することが求められます。食事療法，薬物療法など専門施設でなくても施行できる方法もあるため，これらのアプローチを知ることは重要であると思われます。

● 解説

直腸癌術後に便失禁を訴える患者に何を聞けばよいか？

　直腸癌術後の便失禁の程度を評価するには，便失禁編 Q6 でも示したように LARS スコア[1]と Cleveland Clinic Fecal Incontinence Score[2] の両方のスコアが出せるような問診が必要です。すなわち，ガス（おなら），下痢便，普通便それぞれの失禁の頻度，urgency の有無と頻度，短時間に排便のためにトイレに行くこと（clustering）の頻度，生活習慣（life style）を変える必要があるかどうか，などの項目を評価します。これは，失禁や排便障害の程度を判断する目的とともに，「治療によってどのように改善したか」の指標となるため大事なことです。それとともに重要な問診としては，個人の生活習慣と，失禁が多い時間を詳しく聞くことです。たとえば，その人の1日の生活のうち，昼間に家で過ごせる人は，トイレに駆け込

むurgencyの症状があっても日中はなんとかやり過ごせるかもしれません。しかし、仕事で外出する人では、日中にそのような症状を極力抑える必要があるでしょう。また、トイレのために夜間に何度も起きてしまい、「眠りがとれなくてつらい」と訴える方もいます。夜間のトイレ通いを減少するには、夕食の時間や食べる内容を工夫したり、薬剤の服用時間を考えたりするなど、様々な対応が考えられます。このように、患者各人の生活習慣のなかで失禁をはじめとする排便障害がどのように障害を与えているかを問診することが大切です。

直腸癌術後の便失禁への治療アプローチ

様々な問診、および可能であれば排便造影や肛門内圧測定（マノメトリー）などの検査を経た上で、以下の治療アプローチを順次、あるいはいくつかを平行して行っていくことが推奨されています。

①食事の工夫

失禁は、便性状が軟らかいとより高度になるため、下痢に傾かない食事指導が必要です。できれば過度の脂肪分や乳製品を避け、節酒、禁煙とともに、消化の良い食事を指導するとよいと思います。また、午前中の失禁を避けたい人には、朝食を抜くか、ごく軽く済ませる、夜間や早朝の失禁を減少するには夕食を早めに済ませるなど、食事に関する指導が功を奏することもよく経験します。

②薬物療法

失禁に対する特効薬はありませんが、中でもよく使用されるのがロペラミド（ロペミン®）、およびポリカルボフィルカルシウム（コロネル®）です。ロペラミドには、下痢を抑えるとともに、肛門内圧を高める作用も報告されており、海外では16mgまで投与することが推奨されていますが[3]、日本では2カプセル（2mg）までが保険適用です。鼓腸を伴うガスの過剰などで腸炎を伴う場合には、フラジオマイシンを用いることもありますが、特殊な例です。特に胃結腸反射が強く、食後すぐに排便があるような場合には、5-HT$_3$受容体拮抗薬であるラモセトロン（イリボー®）も有用性が報告されています[4]。

③骨盤底筋訓練

海外では広く行われており、日本でも先進的な一部の施設で積極的に行われています。直腸癌術後にみられる肛門機能障害に対しても、骨盤底筋体操やバイオフィードバック治療など、その有用性が報告されています[5, 6]。日本では認められていませんが、肛門部分へのヒアルロン酸などのbulking agents注入による物理的な肛門閉鎖治療も海外では施行されます。

④経肛門的腸管洗浄

術後の失禁に対して以前から試みられていましたが、この方法を行う専用の器具

がなく，人工肛門の洗腸療法に用いる器具を流用したりして施行されてきました。人工肛門の洗腸療法と同じように肛門から温水をゆっくりと腸内に注入し，一定時間後に排泄するという方法です。その治療効果，有用性に関しては認識されており，論文もいくつかみられます[7]。専用の器具の開発が待たれるところです。

⑤仙骨神経刺激療法 (sacral neuromodulation：SNM)

　一般の便失禁と同様，直腸癌術後の失禁に対しても保存的治療が奏効しない場合にはSNMを考慮することが推奨されます（便失禁編Q29参照）。時期的には約1年の保存的治療の後に施行することが推奨されています。日本では講習を受けた医師により施行されます。いまだ大規模な試験が行われていませんが，術後失禁にも有用であるという報告が多くみられます[8]。

⑥人工肛門造設

　上記の方法を施行しても術後失禁がひどく，生活の質が低下する場合には，再手術の上，人工肛門を造設することも考慮されます。

● 文 献

1) Jorge JM, et al：Etiology and management of fecal incontinence. Dis Colon Rectum. 1993；36(1)：77-97.

2) Emmertsen KJ, et al：Low anterior resection syndrome score: development and validation of a symptom-based scoring system for bowel dysfunction after low anterior resection for rectal cancer. Ann Surg. 2012；255(5)：922-928.

3) Drossman DA, et al：Rome IV-Functional GI Disorders：Disorders of Gut-Brain Interaction. Gastroenterology. 2016；150(6)：1198.

4) Martellucci J：Low Anterior Resection Syndrome：A Treatment Algorithm. Dis Colon Rectum. 2016；59(1)：79-82.

5) Lin KY, et al：Pelvic floor muscle training for bowel dysfunction following colorectal cancer surgery：A systematic review. Neurourol Urodyn. 2015；34(8)：703-712.

6) Visser WS, et al：Pelvic floor rehabilitation to improve functional outcome after a low anterior resection：a systematic review. Ann Coloproctol. 2014；30(3)：109-114.

7) Koch SM, et al：Retrograde colonic irrigation for faecal incontinence after low anterior resection. Int J Colorectal Dis. 2009；24(9)：1019-1022.

8) Eftaiha SM, et al：Sacral nerve stimulation can be an effective treatment for low anterior resection syndrome. Colorectal Dis. 2017；19(10)：927-933.

――――――― 幸田圭史

便失禁編

Q31 脊損患者の便失禁の実態は？対応はどのようにすればよいか？

A

▶ 脊損患者の81%において正常な便意が消失し，75%で便失禁，39〜58%で便秘が認められ，QOLを大きく低下させることが知られています[1,2]。脊損患者にとって便秘と便失禁は同時に解決しなければならない問題であり，日常の食生活や排便方法は個々に異なるため，症例に応じたオーダーメイド的な排便管理が必要となります。

● 解説

脊損患者の排便習慣・便秘・便失禁

脊髄障害に起因する神経因性大腸機能障害，特に脊髄円錐より上位の損傷では大腸通過時間延長のため食物中の水分が過度に吸収されることと，肛門機能障害のため直腸に達した便の排出が困難なことから高度な便秘となり，糞便塞栓の脇から軟便がもれる溢流性の漏出性失禁がみられます[3]。一方，二分脊椎症など脊髄円錐および馬尾など下位の障害では，肛門が弛緩するため漏出性便失禁をきたします[3]。また，便出し終了後の水様便や便汁の失禁に困窮する，便秘と下痢を繰り返し便性状が安定しない，日常便失禁はないが外出時に失敗した経験があり恐怖心を感じる等の訴えも聞かれます[4,5]。

排便管理法

排便管理は症状の重篤度と必要性に応じて，保存的治療から開始し外科的治療まで段階的に選択します[3,6]（図）。

① **保存的治療**

〈生活指導・食事療法・内服〉

初期治療では，定時的に完全排便をめざすことが便失禁と便秘の予防に重要です[3]。

治療の位置づけ

図▶ 脊損患者における排便管理法の段階的選択　　　　　　　　（文献6より作成）

　排便頻度について，海外のガイドライン[6]では隔日か毎日以上を推奨していますが，排便周期は受傷前の排便習慣を参考としつつ，便出しの手間と社会生活の両立を考慮し，週2〜3回でコントロールされることが多い[4, 5]と思われます。

　排便に支障となる硬便の場合は，適度の水分，食物繊維の摂取を促し，必要に応じて内服薬（膨張性下剤，浸透圧性下剤，刺激性下剤，上皮機能変容薬，消化管運動賦活薬等）を用い[3]，ブリストル便性状スケールでタイプ3程度（バナナ便）を目標にします。特に，ポリカルボフィルカルシウム（コロネル®，ポリフル®）は過敏性腸症候群（IBS）に保険適用があり，硬便に対しては水分を保持する作用のために軟化させ，水様便に対しては過剰な水分を吸収しゲル化するため，便の硬さが安定せず便秘と便失禁に同時に悩まされやすい脊損患者の排便管理に有用です。刺激性下剤（センノシド，ピコスルファート等）は効果が高いため多用されがちですが，過剰投与による下痢や長期連用による耐性に注意を要します[7]。下剤の使用例としては，ポリカルボフィルカルシウム500mg・4〜6錠/日を基本とし，センノシド12mg・2錠程度/回を便出しの前日に使用し，それでも硬便であれば酸化マグネシウムを少量から適宜増量，あるいは海外で第一選択とされるポリエチレングリコール製剤（モビコール®）も2018年11月に薬価収載され，今後普及すると思われます。

〈摘便・坐薬・浣腸〉

　直腸に便塊がある場合は，摘便，坐薬およびグリセリン浣腸を用います。また，腹部マッサージや洗浄便座による肛門刺激等が有用な場合もあります。便失禁を防ぐため肛門に挿入して便失禁を防ぐ装具が市販されており，ペリスティーン®アナルプラグは表面を水溶性フィルムで覆った多孔質で作られており，肛門に挿入するとフィルムが溶けてプラグが膨らみ，12時間まで使用可能とされています。

◎

　これらの保存的治療を組み合わせることで排便管理の時間短縮と下剤使用頻度の減少が期待されます[3]。

②経肛門的洗腸

経肛門的洗腸は，3カ月以上の保存的治療によっても十分な改善を得られない脊髄障害を起因とする排便障害を有する患者に保険適用されています（☞**便失禁編Q26参照**）。洗腸を2〜3日ごとに施行することで，便秘/便失禁の改善と排便に要する時間が短縮し[8]，わが国の報告でも神経因性大腸機能障害患者の86%が継続を希望し満足度も有意に改善しています[9, 10]。頸髄損傷かつ完全麻痺の症例では一定の介助を要するものの，それ以外の脊損患者では排便の自立が期待できます[9, 10]。

③順行性洗腸

虫垂瘻または盲腸ポートから浣腸液・微温湯を注入する順行性洗腸であり，虫垂瘻狭窄，瘻孔からの便もれ，洗腸時の腹痛など問題もありますが，重度の排便障害治療に有効とされます[3]。

④仙骨神経刺激療法（sacral neuromodulation：SNM）

殿部皮下の刺激装置から仙骨神経への電気刺激で失禁を改善しますが（☞**便失禁編Q29参照**）[3]，上行性感覚神経を介して作用するため，脊損患者に対する効果は限定的との意見もあります。

⑤人工肛門

主に結腸を用いて，単孔式あるいは双孔式のストーマを造設する方法であり，におい，皮膚トラブル，便もれなどの問題点もありますが，近年は皮膚保護材やパウチの材質・構造も改善しており，肛門からの排便に伴う障害が強い場合に選択されます[3]。

脊髄損傷に起因する便失禁・排便障害は強い困窮度を呈するものの，一律に改善される方法は確立されていません。個々の患者の状態に応じて様々な治療法を組み合わせ，良好な排便管理を模索し継続することが望まれます。

● 文 献

1) Krogh K, et al：Colorectal function in patients with spinal cord lesions. Dis Colon Rectum. 1997；40(10)：1233-1239.
2) De Looze D, et al：Constipation and other chronic gastrointestinal problems in spinal cord injury patients. Spinal Cord. 1998；36(1)：63-66.
3) 日本大腸肛門病学会，編：神経・脊髄疾患（損傷）．便失禁診療ガイドライン2017年版．南江堂，2017，p92-93.
4) 乃美昌司，他：脊髄損傷者における排便機能障害についての聞き取り調査．日脊障医誌．2011；24(1)：170-171.
5) 乃美昌司，他：国際脊損者排便機能調査票による聞き取り調査．日脊障医誌．2014；27(1)：52-53.
6) the Multidisciplinary Association of Spinal Cord Injured Professionals：Guidelines for Management of Neurogenic Bowel Dysfunction in Individuals with Central Neurological Conditions, 2012.
[https://www.rnoh.nhs.uk/sites/default/files/sia-mascip-bowelguidenew2012.pdf]

7) 日本消化器病学会関連研究会 慢性便秘の診断・治療研究会，編：慢性便秘症診療ガイドライン 2017. 南江堂, 2017.

8) Christensen P, et al：A randomized, controlled trial of transanal irrigation versus conservative bowel management in spinal cord-injured patients. Gastroenterology. 2006；131(3)：738-747.

9) 味村俊樹, 他：難治性排便障害に対する経肛門的洗腸療法 前向き多施設共同研究. 日本大腸肛門病会誌. 2018；71(2)：70-85.

10) 乃美昌司, 他：神経因性大腸機能障害に起因する難治性排便障害に対する経肛門的洗腸療法 前向き多施設共同研究のサブ解析. 日脊髄障害医会誌. 2019；32(1)：32-36.

―― 乃美昌司

便失禁編

Q32 認知症・フレイル・寝たきり高齢者にどう対応すればよいのか？

A

認知症

▶ 個々の患者の行動・心理症状に応じた適切な治療を行う必要があります。トイレまでの案内表示，時宜を得たトイレへの誘導，照明の調節などの環境整備が基本です。糞便塞栓による不快感のために，自ら摘便することを予防するために便秘を治療することも重要です。弄便(ろうべん)行為には，平静を保持し便の速やかな処置が必要です。

● 解説

認知症の場合の評価

初期治療は，基本的にガイドラインに準じて行います[1]。基本的な評価と初期治療で効果がない場合には，本人，家族および介護者から情報を得た上で，認知症患者の行動分析を行います。行動分析には排便日誌などの記録が有用です。排便日誌には「トイレに行った時刻」「誘導の有無」「便意の有無」「排便の有無」「量・性状」「もれの有無」「もれた便の性状」「排便前・中・後の行動」「水分摂取量」「使用薬剤」を観察・記録します。排便のパターンを把握するのには3〜5日間の観察が必要です。

まず，患者の身の回りの環境と便失禁の関係をみます。トイレの場所がわかりやすいか，部屋からトイレまでの道のりが複雑ではないか，夜間の照明は適当かなどを評価します。また，便失禁をきたした場所や具体的な状況，便失禁の頻度，便失禁時の患者の反応をみます。認知症の便失禁には様々なケースがあります。加齢に伴う運動機能の低下でトイレに到達できない場合，肛門機能低下で軟便・下痢便を我慢ができない場合，衣服の着脱に手間取ってしまう場合，トイレに入っても空間の認知が低下しているため便座に対して適切な位置に座ることができない場合，排

便の途中で下着・ズボンを上げる場合，おむつに排便した後に生じる不快感のため便を取り出そうとして手が汚れ，衣服・カーテン・壁などに擦りつける場合，便で汚れた下着・衣服を衣装ケースの中などにしまってしまう場合，慢性便秘が原因で生じた糞便塞栓による不快感のために，自ら摘便する場合などです。個々の患者の行動分析が便失禁の対応に必要です。

また，介護者の対応が適切かどうか評価します。介護者が認知症患者の便失禁に対して怒ったり責めたりするなどの不適切な対応が行われると，自尊心が傷ついたり怒りにつながったりすることがあります。さらに，その不適切な対応に対する反発という形で便失禁を含めた行動症状が重度化することがあります[2]。

一方，認知症における便失禁の原因は多因子であり，行動分析のほかに，失語，失認，失行，感情鈍麻，抑うつなどの認知・心理機能や直腸支配神経の評価が必要です。弄便は，糞便であることの認知の欠如による場合があります。糞便塞栓は認知症や併存疾患である糖尿病や脳血管障害に伴う直腸感覚の鈍麻による可能性があります。また，便意の欠如のために直腸内に充満した便が流出する漏出性便失禁（溢流性便失禁）があります[3]。認知症患者の便失禁には直腸指診をすることで容易に糞便塞栓が診断可能です。

認知症での対応（表1）

行動分析と認知・心理機能の分析をもとにして，個々の患者に適切な対応を行います。トイレまでの案内表示，時宜を得たトイレへの誘導，照明の調節などの環境整備と，認知症患者への対応の見直しが基本です。排便日誌に便意にもとづく排便の時刻を把握しておくと，余裕をもってトイレに誘導することができます。

表1 ▶ 認知症患者の便失禁に対する対応

- 個々の患者に適切な対応
- トイレに至るまでの環境整備
- 放便の迅速な処理
- 糞便塞栓の予防
- 下剤の適正使用
- 介護者と患者との良好な関係

排便後のおむつは迅速な処理を心がけることが必要です。便で汚れた衣類を隠すなどの行為は，不潔行為に対する羞恥心が保たれている場合があるので，自尊心を尊重した対応が求められます。便をほかのものと間違えたり，便器の中にある便をいじるなどの弄便行為に対しては，患者を叱ったりせずに，さりげなく，落ち着いて処理することが必要です。糞便塞栓による不快感のために自分で便を取り出そうとしたり，いじったりする場合には，便秘を治療することで不潔行為を予防します。しかし，腸管刺激性下剤の不適切な使用は軟便・下痢便になりがちで，肛門機能の低下がある患者では，トイレまで我慢ができにくくなるので，下剤の適正使用に熟練する必要があります。

一方，介護者には精神的にも身体的にも負担が大きく，抑うつ状態に陥ることもあるので，介護者が孤立しないような体制や支援が必要です[4]。介護者に余裕をもたらし，認知症患者との良好な関係を築くことで便失禁を含めた行動症状の軽減につながります。

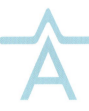

フレイル・寝たきり高齢者

▶ 家族や介護者から病状を聴取して治療可能な手段を探し，個々に適した治療を行います。慢性の軟便・下痢は便失禁の原因になるので改善が必要です。糞便塞栓に伴う漏出性便失禁の頻度が高いので，下剤，坐薬，浣腸などを適宜用いた計画的な排便が重要です。フレイルではトイレへの簡便な移動やポータブル便器の使用が勧められます。寝たきり高齢者では適宜，おむつのケアを行います。

● 解説

便失禁の原因

本症では加齢に伴う肛門機能の低下があり，慢性の軟便・下痢は便失禁の原因になります[5]。フレイルでは，脳卒中，認知症，糖尿病などの神経因性の便失禁が多いのが特徴ですが，移動の制限，視力障害，抑うつなども便失禁に関係します。糞便塞栓に伴う漏出性便失禁も高頻度です。糞便塞栓の原因は多く，臥床や坐位時間の長い生活，排便時の腹圧の低下，水分や食物繊維の摂取不足，消化管を抑制する薬剤の使用，脳梗塞やパーキンソン病などの神経性疾患などが挙げられます[6]。また，肛門手術の既往や分娩時会陰裂傷に伴う肛門括約筋損傷の影響で，晩年便失禁をきたすことがあります。その他，フレイルでよくみられる直腸重積，直腸瘤，直腸粘膜脱，直腸脱も原因となります。また，排便習慣に関する指導で見落としてはならないことは，温水洗浄便座の適正使用です。温水洗浄便座を過度に使用すると，洗浄水が直腸に入ってしまい，その後に糞便とともにもれてくることがあります[7]。

フレイル・寝たきり高齢者での評価

病歴と身体所見の把握で初期の治療方針を決めます[8]。病歴として，排便回数，

便性，便失禁の程度，併存疾患，手術歴，使用薬剤間の相互作用，乳糖不耐症，ソルビトール過量摂取などの調査などを行います。身体所見として，認知機能，視力，移動能などの評価を行います。また，直腸・肛門診で肛門の締まり具合や糞便塞栓の有無をみることが重要です。専門的な検査は専門的な治療方針の決定に必要な場合に行います[5]。

フレイル・寝たきり高齢者への対応（表2）

初期治療は基本的にガイドラインに準じて行います[1]。普段から軟便や下痢便にならないように，食生活，薬剤を調整することが重要です。一方，糞便塞栓の予防のために排便習慣の会得や下剤，坐薬，浣腸などを適宜用いた計画的な排便が必要です。介護施設における便失禁患者を対象としたRCTでは便性の調節と定期的な浣腸によって便失禁が有意に改善したとされています[9]。寝たきり高齢者では，適宜，おむつのケアをすることが必要ですが，便意が伝えられる場合にはベッド上で便器を利用して排泄するほうが介護者の負担が軽減します[10]。バイオフィードバックや手術などの特殊な治療は，エビデンスが不十分で適応は限定的です。

表2 ▶ フレイル・寝たきり高齢者の便失禁に対する対応

- 個々の患者に適切な対応
- 慢性下痢の改善
- 糞便塞栓の予防
- フレイルではトイレへの簡便な移動やポータブル便器の使用
- 寝たきり高齢者では，適宜おむつのケアを行う

● 文献

1) 日本大腸肛門病学会，編：Ⅷ便失禁の保存的療法. 便失禁診療ガイドライン2017年版. 南江堂, 2017, p50-57.
2) 加藤伸司，他：認知症の行動・心理症状（BPSD）としてとらえる排泄に関連した不潔行為. 日本認知症ケア学会誌. 2006;5(3):534-539.
3) 日本大腸肛門病学会，編：Ⅴ便失禁の臨床初期評価法. 便失禁診療ガイドライン2017年版. 南江堂, 2017, p18-20.
4) 日本認知症ケア学会，編：Ⅵ認知症ケアの原理・原則. 認知症ケアの基礎. ワールドプランニング社, 2004, p81-87.
5) Shah B, et al：Fecal incontinence in the elderly: FAQ. Am J Gastroenterol. 2012; 107(11):1635-1646.
6) Müller-Lissner S：General geriatrics and gastroenterology: constipation and faecal incontinence. Best Pract Res Clin Gastroenterol. 2002;16(1):115-133.
7) Tsunoda A, et al：Survey of electric bidet toilet use among community dwelling Japanese people and correlates for an itch on the anus. Environ Health Prev Med. 2016;21(6):547-553.

Q32 認知症・フレイル・寝たきり高齢者にどう対応すればよいのか？　**241**

8) Whitehead W, et al：Treatment options for fecal incontinence. DDis Colon Rectum. 2001；44(1)：131-142.

9) Tobin GW, et al：Faecal incontinence in residential homes for the elderly: prevalence, aetiology and management. Age Ageing. 1986；15(1)：41-46.

10) 沼田美幸, 他：認知症, ADL障害. 排泄リハビリテーション─理論と臨床. 穴澤貞夫, 他, 編. 中山書店, 2009, p372-374.

――― 角田明良

便失禁編

Q33 便失禁と尿失禁の関連はあるのか？

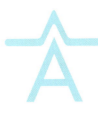

▶ いくつかの大規模な検討において，便失禁のリスク因子に尿失禁が挙げられており，便失禁と尿失禁の関連が示唆されます。また，両者ともに年齢とともに有症率が上昇します。

● 解説

便失禁／尿失禁の原因とリスク因子

『便失禁診療ガイドライン2017年版』によれば，便失禁の原因として表1が挙げられます[1]。また，リスク要因として表2が挙げられており[2]，尿失禁の併存がリスク要因として挙げられています。

女性尿失禁のリスク要因としては，わが国の検討では経産婦に腹圧性尿失禁が多く[3]，ブラジルの500例の妊娠女性を対象とした検討では，分娩回数，喫煙，便秘，コーヒー摂取が挙げられています[4]。このことより，出産は，便失禁，尿失禁の両者において共通のリスク要因となっており，便失禁と尿失禁の関連性が示唆されます。

一方，男性の下部尿路症状のリスク因子としては[5]，心疾患，糖尿病，高血圧，脂質異常症，肥満，飲酒，喫煙，運動が挙げられており，便失禁のリスク要因と比較すると糖尿病，肥満が両者共通のリスク因子となっています。

年齢と便失禁，尿失禁

Nakanishiら[6]の検討によれば，65歳以上の1473例に対する訪問インタビュー形式の調査で，男女ともに年齢が上昇するにつれて，尿失禁，便失禁の有症率が上昇し，多変量解析において，75歳以上，日常生活の活動性低下，脳卒中の既往が尿失禁，便失禁の独立したリスク因子となっていました。当院における国武ら[7]

表1 ▶ 便失禁の病態と原因

病　態	原　因
特発性肛門括約筋不全	加齢による内外肛門括約筋機能低下
外傷性肛門括約筋不全	分娩外傷（第3・4度会陰裂傷） 肛門手術（痔瘻，裂肛） 直腸癌手術（ISR） 肛門外傷（転落・交通事故 など）
神経原性肛門括約筋不全 （陰部神経，自律神経，脊髄神経）	分娩後の陰部神経障害 直腸癌手術（LAR）による自律神経損傷 糖尿病による自律神経障害 脊髄障害（脊髄損傷，脊髄腫瘍，二分脊椎，髄膜瘤 など）
先天性直腸肛門疾患	鎖肛術後 Hirschsprung病術後 など
後天性直腸肛門疾患	直腸脱 直腸瘤 直腸重積 など
便意感覚異常	多発性硬化症 認知症 脳梗塞 糖尿病 など
直腸リザーバー機能不全	直腸癌手術（LAR） 潰瘍性大腸炎手術（大腸全摘） 放射線照射 炎症性腸疾患（Crohn病の直腸病変 など）
便通異常（慢性下痢症など）	過敏性腸症候群 炎症性腸疾患 胆嚢摘出術後 コラーゲン性腸炎 機能性下痢症 下剤服用後の下痢 など
溢流性便失禁	糞便塞栓 小児遺糞症

ISR：肛門括約筋間直腸切除術，LAR：低位前方切除術
（「日本大腸肛門病学会編：便失禁診療ガイドライン2017年版，p.9, 2017, 南江堂」より許諾を得て改変し転載）

表2 ▶ 便失禁のリスク因子

1. 身体的条件
   高齢，女性，肥満，全身状態不良，身体制約

2. 併存疾患
   糖尿病，過敏性腸症候群，炎症性腸疾患（潰瘍性大腸炎，Crohn病），便秘症，尿失禁，過活動膀胱，骨盤臓器脱

3. 産科的条件
   分娩回数，自宅分娩，初回経腟分娩，鉗子分娩，胎児の大きさ（4000g以上），分娩第2期の遷延

（「日本大腸肛門病学会編：便失禁診療ガイドライン2017年版，p.14, 2017, 南江堂」より許諾を得て転載）

の60歳以上の講演会参加者2250人を対象としたアンケート調査の検討によると，便失禁に関連する因子は，多変量解析において男女ともに尿失禁が抽出されています。また，年齢とともに有症率が上昇し，80歳以上8.2%で，60～69歳4.1%，70～79歳4.8%と比較して有意に高率でした。

一方，尿失禁に関しても，『女性下部尿路症状診療ガイドライン』[8]，『男性下部尿路症状診療ガイドライン』[5]によれば，男女ともに80歳以上で急激に増加します（図1，2）。

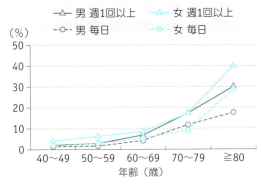
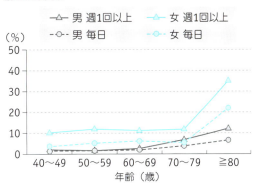

図1 ▶ 尿失禁と年齢の関係〈女性〉 （文献8より転載）

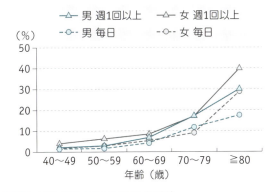
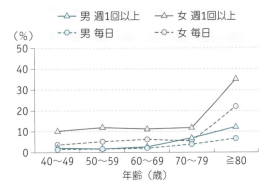

図2 ▶ 尿失禁と年齢の関係〈男性〉 （文献5より転載）

● 文 献 ●

1) 日本大腸肛門病学会，編：Ⅲ便失禁の病態と原因．便失禁診療ガイドライン2017年版．南江堂，2017, p9-11.
2) 日本大腸肛門病学会，編：Ⅳ便失禁の発症リスク因子．便失禁診療ガイドライン2017年版．南江堂，2017, p13-15.

3) 堀川重樹, 他：妊娠中および出産後における下部尿路症状の推移―IPSS/QOLと「尿失禁症状質問票」を用いた調査―. 泌尿器科紀要. 2009；55(6)：311-314.

4) Martin G, et al：Prevalence and risk factors for urinary incontinence in healthy pregnant Brazilian women. Int Urogynecol J. 2010；21(10)：1271-1277.

5) 日本排尿機能学会 男性下部尿路症状診療ガイドライン作成委員会, 編：疫学・QOL. 男性下部尿路症状診療ガイドライン. ブラックウェルパブリッシング, 2008, p11-19.

6) Nakanishi N, et al：Urinary and fecal incontinence in a community-residing older population in Japan. J Am Geriatr Soc. 1997；45(2)：215-219.

7) 国武ひかり, 他：高齢者における便失禁の有症率と関連因子. 日本ストーマ・排泄リハビリテーション学会誌. 2015；31(3)：72-82.

8) 日本排尿機能学会 女性下部尿路症状診療ガイドライン作成委員会, 編：疫学とQOL. 女性下部尿路症状診療ガイドライン, 2013.

—— 野明俊裕, 荒木靖三

便失禁編

Q34 便失禁患者に対するチーム医療はどのように行うのか？

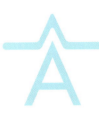

▶便失禁の診断とケアには，様々な分野の医療スタッフによる集学的な診療が求められます．業務を分担しつつも，排便ケアチームのメンバーとしてお互いに目的と情報を共有・連携し，目の前の便失禁患者の状況に的確に対応した医療を提供できるように努めるとともに，医療スタッフにとっても学びと経験の場になる方法を考えます．

● 解説

便失禁患者に対するチーム医療の内容

わが国の『便失禁診療ガイドライン』において，便失禁に対する初期診療と専門的検査・治療のアルゴリズムが示されています[1]．

まず，主治医（かかりつけ医）が対応を求められる便失禁の初期診療においては，大腸内視鏡検査による器質的疾患の除外を行った後に，食事・生活・排便習慣について患者への問診やその患者に見合ったアドバイスを，医師，看護師で連携しながら行います．また，薬物療法を行う際に，薬処方および併用薬の確認など院外薬局との連携が大切です．便失禁は，高齢者はもちろんのこと，若年者でも便性コントロールが困難な炎症性腸疾患を有する患者などが多く含まれ，普段から服用している薬内容を正確に確認することが非常に重要です．

便失禁の専門的診療においては，肛門括約筋機能を評価する直腸肛門内圧検査・感覚検査，排便時の直腸と骨盤底筋群の形態と動態を評価するための排便造影検査，治療に関しては食事指導，薬物療法，骨盤底筋リハビリテーション療法，仙骨神経刺激療法などが有用であるとされています[2〜4]．これらの専門的診療を医師一人で遂行することは困難であり，各分野の医療スタッフが集まって本診療に携わることが必要になります[5〜7]（図1）．排便診療に携わる職種とその役割について，表1に示します．

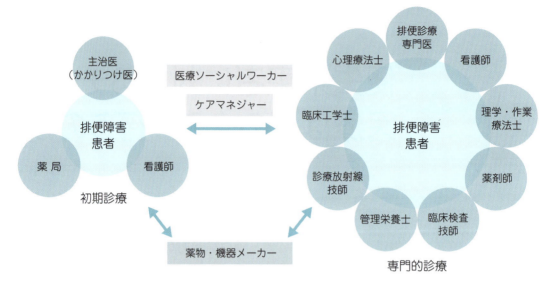

図1 ▶ 排便診療に携わる様々な職種

表1 ▶ 排便診療に携わる職種とその役割

職　種	役　割
主治医（かかりつけ医）	全身状態の管理，排便障害の初期診療，排便診療専門医との連携
排便診療専門医	排便に関する専門的診療のマネージメント，職種間連携の調整
看護師	排便に関するアセスメント，検査・治療に関する医療行為，カウンセリング，ストーマ管理
理学療法士	排便関連動作・運動機能に関するアセスメントと訓練，環境整備
作業療法士	排便関連動作・運動機能に関するアセスメントと訓練，排泄機器の選択・指導
薬剤師	排便に影響を与える薬剤の評価，服薬指導，併用薬の確認
臨床検査技師	直腸肛門内圧検査などの専門的検査（センサー・バルーン挿入は医師もしくは看護師施行）
管理栄養士	排便に関連する食事アセスメントと食事指導
診療放射線技師	排便造影検査，腸管輸送能検査などの専門的検査（造影剤の注入は医師施行）
臨床工学士	仙骨神経刺激療法など専門的治療機器管理
心理療法士	心理，精神，性格のアセスメント，カウンセリング
医療ソーシャルワーカー	自宅での生活状態のアセスメント・調整，病院間の連携調整
ケアマネジャー	排便障害患者の日常状態・ニーズの把握，専門診療施設との調整
薬物・機器企業	排便診療に関する情報提供，製品紹介，社会への提言事業

チーム医療を行う上での重要ポイントとアドバイス

① 病院の理解・協力

排便診療でのチーム医療を行うにあたり，患者への適切な診療は当然ですが，病院の本診療への理解や協力が不可欠です。尿失禁などの排尿ケアについては，排尿自立指導料の算定や排泄機能指導士が制定されていますが，便失禁や便秘などの排便ケアについては現状で認可されていません。よって，便失禁診療には保険収載が困難な検査や治療が多く含まれています。診療を受けた患者の喜びの声や，社会一般に排便ケアの重要性，学術的な発信を行うなどの取り組みが必要です。そうした行動の中で，病院の理解・協力を得ながら便失禁診療に興味を持ってくれる人材を発掘し"仲間"を増やしていく環境づくりが大切です。

② 医療スタッフへの教育・研修

排尿ケアについては，前述の排尿自立指導料の制定に伴い，関連学会での排尿ケアに関する研修会や講習会が多く開催され，また看護スタッフに関しては排尿ケアに関する所定の研修が義務づけられています[8]。一方で排便ケアに関しては所定の研修がなく，専門的知識を要する診療分野であるにもかかわらず医療スタッフの知識や経験の習得が困難なため，実質的には排便ケアを学ぶ機会を各々が自主的に求めざるをえません。筆者の施設では，本診療外来開設前に，すでに排便機能診療を行っている先駆者的な専門施設への研修をスタッフと共に積極的に行い排便外来新設時の参考としました。

③ 医療スタッフのモチベーション

様々な職種の医療スタッフが本チームの構成メンバーとなります。そこで，メンバーが便失禁診療に前向きに興味をもって取り組むことができるような環境づくりが大切です。当院では，排便関連学会や研究会への発表や聴講，他施設との排便診療合同勉強会の企画・参加など積極的に行うことによって"仲間"を増やし，新たな「横のつながり・排便診療ネットワーク」を作ることを心がけています。そのことが結果的に排便診療に関わる医療スタッフを増やし，排便診療の裾野を広げることにつながるのではと期待しています。表2に，排便機能障害に関連する主な学会・研究会を示します。

◎

排便診療に携わる医療スタッフが便失禁をはじめとした排便機能障害を有した患者の診療に主体的に取り組み，やりがいや充実感を得ることが大切であると考えます（図2）。

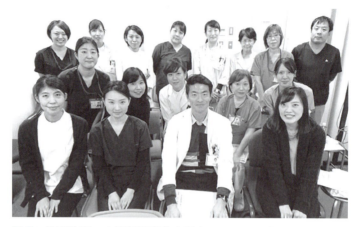

図2 ▶ 筆者施設での排便機能障害外来チームメンバー

表2 ▶ 排便機能障害に関連する主な学会・研究会

主 催	内 容
日本大腸肛門病学会	大腸肛門病学における研究,教育および診療の向上を目的とした学会の開催・教育セミナーの実施
日本ストーマ・排泄リハビリテーション学会	ストーマや排便・排尿障害など排泄をテーマにした学会の開催
大腸肛門機能障害研究会	大腸肛門機能障害・排便機能障害を主題とした研究会の開催
NPO日本コンチネンス協会	排泄障害ケアマネジメントの支援・教育・情報提供,社会への提言事業
便失禁・便秘薬や治療機器を扱うメーカー	排便診療に関する情報提供,製品紹介,講習会開催

● 文 献

1) 日本大腸肛門病学会,編:Ⅷ便失禁の保存的治療法.便失禁診療ガイドライン2017年版.南江堂,2017,p49-69.
2) Engel AF, et al:Relationship of symptoms in faecal incontinence to specific sphincter abnormalities. Int J Colorectal Dis. 1995;10(3):152-155.
3) Heymen S, et al:Biofeedback treatment of fecal incontinence: a critical review. Dis Colon Rectum. 2001;44(5):728-736.
4) 山名哲郎,他:便失禁に対する仙骨神経刺激療法 前向き多施設共同研究 日本大腸肛門病会誌/2014;67(6):371-379.
5) 西村かおる:アセスメントに基づく排便ケア.中央法規出版,2008.
6) 前田耕太郎:徹底ガイド 排便ケアQ&AナーシングケアQ&A.総合医学社,2006.
7) 高野正博:高齢者の排便障害Q&A.医歯薬出版,2006.
8) 鈴木重行,他:リハスタッフのための排泄リハビリテーション実践アプローチ.メジカルビュー社,2018.

錦織英知

便失禁編

Q35 便失禁患者に対する精神的サポートはどう行うのか？

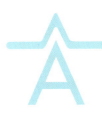

▶ まずは患者の問題を受容，理解し，信頼関係を構築します。その上で，排泄の自立を妨げず，自尊心を低下させない配慮が必要です。医療関係者だけでなく，家族や友人からの精神的サポートも必要です。

● 解説

エビデンス

現状では，便失禁患者に対する精神的サポートに関して，エビデンスのある文献や研究はほとんど認められません。

便失禁にケアが必要な理由

排便は心理的な影響を受ける自律神経でコントロールされているため，心理的なケアが不可欠です[1]。

便失禁治療の啓蒙を

これまでは，便失禁で病院に行ってもよいのか，どの診療科に相談すればよいのかがわからず，便失禁があっても誰にも相談できず，患者は一人で悩むことが多かったと思います[2]。仙骨刺激療法が日本で保険収載された際に，新聞などで便失禁に対する治療法などが取り上げられて認知度は多少上がったと思われますが，依然として不十分であることには変わりはありません。今後，便失禁治療についてのさらなる啓蒙活動が，便失禁を有する人々にとっての精神的サポートになります。

具体的にどうするか／何が必要か

①受容する態度を示す

まずは，患者の訴えを傾聴し，気持ちを受け止めることが大切です。患者の訴えの中から問題を整理するために，「コーンの危機・障害受容モデル」を用います。コーンの危機・障害受容モデルとは，障害（便失禁）を伴った患者が，それを乗り越え，時間をかけて障害を受け入れていくプロセスを，①ショック，②回復への期待，③悲嘆，④防衛/回復への努力，⑤適応，の5段階に分け，それぞれの段階で適した対応を行うことを言います[1]。

②認知行動療法

認知行動療法とは，患者が自身の否定的思考に気づき，思考を変えることで，気分を改善する療法です[1]。これは，信頼関係の構築や治療への積極的参加につながります。

③生活のケア

生活上で最も困っていることをできるだけ早く改善することが，心理的に良い影響を与えます。

④家族／友人によるサポート

可能であれば，家族やごく近しい友人など最小限度の周囲の人に告白して，理解と協力を得られるように支援します。ただし，その際には，不用意に障害を伝えないように注意を要します[1]。

小児の遺糞症

遺糞症による便失禁は，心理的ストレスから誘発される場合もあります（☞便秘編Q33参照）。遺糞症患者は，同胞の出現など家庭内でのストレスなどが引き金となることがあり，支持的精神療法などの心理的サポートや家族介入など家族のサポートが遺糞症治療に有用です。

● 文 献

1) 西村かおる：アセスメントに基づく排便ケア. 中央法規出版, 2008, p120-123.
2) 山名哲郎：排便障害に対するカウンセリング. 読んだら変わる！ 排便障害患者さんへのアプローチ. メディカ出版, 2007, p114-118.

髙野正太

索引

欧文

BMI *13*

CAS *40*

CC-TEST *40, 42*

CSS *40*

disimpaction *120*

DRESSスコア *37*

IAD-set *186*

IBAT ☞ 胆汁酸トランスポーター阻害薬

IBS ☞ 過敏性腸症候群

LARS *231*

　　── スコア *147*

outlet obstruction *91*

PAC-QOL *40*

PAC-SYM *40*

QOLの評価（便秘）*39*

S状結腸過長症 *106*

Wexnerスコア *146*

和文

あ

アナルプラグ ☞ 挿入型肛門用失禁装具

い

維持療法（小児便秘）*120*

一次性便秘 *96*

溢流 *140*

遺糞症 *252*

う

うつ・不安 *17, 76*

運動療法（便秘）*80*

え

エロビキシバット *55, 64, 116*

お

オピオイド（便秘）*101, 103*

嘔気・嘔吐 *13*

か

ガス失禁 *128*

過敏性腸症候群（IBS）*28, 62, 76*

　　便秘型 ── *3, 28, 62, 91, 96*

　　── 診断基準 *8*

加齢による影響（便秘）*10*

浣腸 *68, 167*

漢方薬 *55, 116, 124*

　　── 甘草 *55*

　　── 山椒 *55*

　　── 芍薬 *55*

　　── 大黄 *55*

関連疾患（便失禁）*134*

き

機能性便排出障害 *22, 29, 73*

機能性便秘 *28, 32, 62*

　　── 診断基準（RomeⅣ）*8*

逆行性洗腸法 ☞ 経肛門的洗腸療法

く

クロライドチャネル-2賦活薬 *61*

グアニル酸シクラーゼ受容体Cアゴニスト *62*

け

ケア用品（便失禁）*196*

経肛門的洗腸療法 *219*

警告症状（便秘）*13*

外科治療（便失禁）*210, 222, 226*

外科治療（便秘）*106*

下剤 *52, 102*

結腸運動機能不全 *106*

結腸無力症 *87*

血便 *13*

原因（便失禁）*134*

原因（便秘）*14, 33, 114*

原因薬剤（便秘）*14, 25, 34, 114*

検査（便失禁）*150, 212*

こ

抗うつ薬・抗不安薬 *76, 167*

硬便 *6*

肛門括約筋機能低下 *158, 169*

索引　**253**

高齢者　*26, 109, 113, 238*

骨盤底筋協調運動障害　*96*

骨盤底筋訓練　*178*

骨盤底筋体操　*180*

さ

在宅患者　*109*

坐剤　*68, 167*

酸化マグネシウム　*124*

山椒 ☞ 漢方薬

残便感　*5, 49*

し

ジッツマーク　*91, 98*

刺激性下剤　*54, 88*

姿勢　*172*

質問票（便秘）　*39*

芍薬 ☞ 漢方薬

重症度（便失禁）　*146*

出産後（便失禁）　*199*

種類（便失禁）　*161*

消化管運動賦活薬　*55*

症状（便秘）　*32*

症状（便失禁）　*129*

小児（便秘症・便失禁）　*118, 252*

上皮機能変容薬　*54, 61*

初期診療（便失禁）　*139, 153, 161*

初期診療（便秘）　*44, 49*

食事・栄養指導（便秘）　*83*

食事指導（便失禁）　*174*

食物繊維　*175*

処方継続率　*59*

新規治療薬（便秘）　*61*

身体診察（便失禁）　*139, 150, 154*

身体診察（便秘）　*36*

診断（便失禁）　*138*

診断（便秘）　*7, 9, 33*

浸透圧性下剤　*53*

心理的異常　*17*

す

スキンケア　*173, 191*

スキントラブル（失禁関連皮膚炎）　*185, 191*

せ

センノシド　*103*

生活習慣（便失禁）　*171*

生活習慣（便秘）　*79*

精神・心理療法（便秘）　*75*

精神的サポート（便失禁）　*251*

脊損患者　*234*

切迫性便失禁　*142*

仙骨神経刺激療法　*229*

専門医紹介のタイミング（便失禁）　*205, 206*

専門医紹介のタイミング（便秘）　*90, 93*

専門施設（便失禁）　*207*

専門施設（便秘）　*93*

専門的機能検査　*98*

専門的診療（便失禁）　*209, 212*

専門的診療（便秘）　*95*

そ

挿入型肛門用失禁装具（アナルプラグ）　*196, 217*

た

体重減少　*13*

大黄 ☞ 漢方薬

大腸癌　*19*

大腸機能障害　*96*

大腸精査　*20*

大腸通過正常型便秘　*22, 29*

大腸通過遅延型便秘　*22, 29, 73*

胆汁酸トランスポーター阻害薬（IBAT）　*55, 64*

ち

チーム医療　*247*

腸管運動（大腸運動）　*159, 163*

長期予後（便秘）　*19*

直腸癌（便失禁）　*231*

直腸機能障害　*96*

直腸肛門指診　*151*

直腸肛門内圧／直腸感覚検査　*99*

直腸脱／直腸瘤　*107*

直腸知覚低下　*96*

直腸糞便塞栓　*140*

治療（便失禁）　*138, 156, 162*

治療（便秘）　*46, 50, 96, 103*

治療薬（便失禁）　*165*

治療薬（便秘）　*52*

つ

通常検査（便秘）　*37*

て

デキサメタゾン　*103*

定義（便失禁）　*128*

定義（便秘）　*2, 71*

摘便　*68*

と

特発性便秘　*96*

な

ナルデメジン　*56, 102, 116*

難治性便秘　*87, 90*

軟便・下痢　*167*

に

二次性便秘　*97*

尿失禁　*243*

認知症　*113, 238*

妊婦（便秘）　*62, 123*

は

バイオフィードバック療法（便失禁）　*182*

バイオフィードバック療法（便秘）　*69, 70*

バルーン排出検査　*99*

パンテチン　*103*

排泄便造影検査　*99*

排便回数　*4, 49, 59*

排便困難　*4*

排便姿勢　*80*

排便習慣（便失禁）　*171*

排便日誌　*111*

排便パターン　*80*

発熱　*13*

ひ

ピコスルファート　*103, 124*

病態（便失禁）　*134*

病態（便秘）　*22, 95*

病歴聴取（便失禁）　*153*

貧血　*13*

頻度（便失禁）　*131*

ふ

フレイル　*113, 238*

ブリストル便形（性）状スケール　*51, 143*

プロバイオティクス　*52, 83*

腹痛（繰り返す）　*8*

腹痛（便秘）　*76*

腹部膨満　*87*

へ

併存疾患（便秘）　*25*

便失禁（便秘）　*168*

便性状　*158*

便排出障害　*99, 106*

ほ

ポリエチレングリコール　*116, 121*

ポリカルボフィルカルシウム　*166*

保存的治療法（便失禁）　*156, 202, 209*

膨張性下剤　*53*

ま

末梢性オピオイド受容体拮抗薬　*102*

慢性偽性腸閉塞　*92*

も

問診（便失禁）　*142, 146, 150*

や

薬物療法（便失禁）　*140, 165*

ゆ

有訴者率（便秘）　*4, 11, 110*

有病率（便失禁）　*131*

ら

ラキソベロン　*121*

ラモセトロン　*167*

り

リスク因子（便失禁）　*134*

リスク因子（便秘）　*13*

リナクロチド　*54, 62, 116*

る

ルビプロストン　*54, 61, 103, 115*

ろ

ロペラミド　*165*

漏出性便失禁　*142*

編著者紹介

総編集

中島　淳 なかじま あつし

横浜市立大学大学院医学研究科肝胆膵消化器病学教室 主任教授

1989年 大阪大学医学部卒業
1990年 4年社会保険中央総合病院内科
1991年 茅ヶ崎市立病院内科
1997年 東京大学第3内科 助手
1998年 Harvard University Brigham and Women's Hospital 客員研究員
2000年 横浜市立大学第3内科 講師
2000年 Harvard Medical School 客員准教授（～2003年）
2008年 横浜市立大学付属病院消化器内科 教授
2014年 横浜市立大学大学院医学研究科肝胆膵消化器病学教室 主任教授

**便失禁編
編集**

前田耕太郎 まえだ こうたろう

藤田医科大学病院国際医療センター 主任教授

1979年 慶応義塾大学医学部卒業
1979年 慶応義塾大学医学部外科学教室
1985年 慶応義塾大学伊勢慶応病院外科 手術室長
1987年 Lund University Malmo General Hospital 外科留学
1989年 Birmingham University 外科留学
1990年 社会保険埼玉中央病院外科 医長
1995年 藤田保健衛生大学医学部消化器外科 助教授
2004年 藤田保健衛生大学医学部消化器外科 主任教授
2018年 （改称により）藤田医科大学病院国際医療センター 主任教授

かかりつけ医のための
便秘・便失禁診療Q&A

定価（本体4,500円＋税）
2019年11月10日　第1版

編著者　中島　淳　前田耕太郎
発行者　梅澤俊彦
発行所　日本医事新報社　www.jmedj.co.jp
　　　　〒101-8718　東京都千代田区神田駿河台2-9
　　　　電話（販売）03-3292-1555　（編集）03-3292-1557
　　　　振替口座　00100-3-25171
印　刷　ラン印刷社

© Atsushi Nakajima 2019 Printed in Japan
ISBN978-4-7849-4848-2　C3047　¥4500E

• 本書の複製権・翻訳権・上映権・譲渡権・公衆送信権（送信可能化権を含む）は
　（株）日本医事新報社が保有します。

JCOPY　〈（社）出版者著作権管理機構 委託出版物〉
本書の無断複写は著作権法上での例外を除き禁じられています。複写される場合は，
そのつど事前に，（社）出版者著作権管理機構（電話 03-3513-6969，FAX 03-3513-6979，
e-mail:info@jcopy.or.jp）の許諾を得てください。

電子版のご利用方法

巻末の袋とじに記載されたシリアルナンバーで，本書の電子版を利用することができます。

手順①：日本医事新報社Webサイトにて会員登録（無料）をお願い致します。
（既に会員登録をしている方は手順②へ）

日本医事新報社Webサイトの「Web医事新報かんたん登録ガイド」でより詳細な手順をご覧頂けます。
www.jmedj.co.jp/files/news/20180702_guide.

手順②：登録後「マイページ」に移動してください。
www.jmedj.co.jp/mypage/

「マイページ」
↓
マイページ中段の「電子コンテンツ」より
電子版を利用したい書籍を選び，
右にある「SN登録・確認」ボタン（赤いボタン）をクリック

↓

表示された「電子コンテンツ」欄の該当する書名の
右枠にシリアルナンバーを入力

↓

下部の「確認画面へ」をクリック

↓

「変更する」をクリック

会員登録（無料）の手順

1 日本医事新報社Webサイト（www.jmedj.co.jp）右上の「会員登録」をクリックしてください。

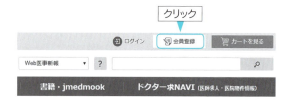

2 サイト利用規約をご確認の上（1）「同意する」にチェックを入れ，（2）「会員登録する」をクリックしてください。

3 （1）ご登録用のメールアドレスを入力し，（2）「送信」をクリックしてください。登録したメールアドレスに確認メールが届きます。

4 確認メールに示されたURL（Webサイトのアドレス）をクリックしてください。

5 会員本登録の画面が開きますので，新規の方は一番下の「会員登録」をクリックしてください。

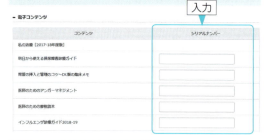

6 会員情報入力の画面が開きますので，（1）必要事項を入力し（2）「（サイト利用規約に）同意する」にチェックを入れ，（3）「確認画面へ」をクリックしてください。

7 会員情報確認の画面で入力した情報に誤りがないかご確認の上，「登録する」をクリックしてください。